"La solución del azúcar en la sangre *cambió mi relación con los alimentos...*"

He batallado con el control de mi peso desde la secundaria, y probé de todo: los programas usuales de pérdida de peso, los grupos de conversación en Internet y las dietas líquidas. Nada funcionó… de hecho, en muy pocas ocasiones tuve éxito con una dieta. Tenía hambre todo el tiempo. Hace unos años leí el libro *Ultrametabolismo* del Dr. Hyman, y decidí ir a verlo como paciente. Estoy convencida de que conocerlo salvó mi vida, mi autoestima y mi salud mental.

Corregimos varios problemas que nadie había diagnosticado antes, pero lo más difícil de controlar fue el síndrome metabólico, o prediabetes. Traté de seguir una dieta limpia y desintoxicante, y resolvimos mi hipotiroidismo. Perdí algunas libras, pero no lo suficiente. El Dr. Hyman me dijo que debíamos "reajustar mi insulina". Para lograrlo, hizo que adoptara una versión avanzada de *La solución del azúcar en la sangre* por ocho semanas. Como sabía que podía hacer cualquier cosa durante dos meses, me propuse seguir adelante. En el verano de 2011, a las ocho semanas del plan, había perdido 20 libras, y hasta este momento, he rebajado un total de 60 libras. Pero el mayor milagro es que ¡han desaparecido mis accesos de apetito! Y no me han molestado más.

Por primera vez en mi vida siento que tengo una relación sana con los alimentos, y pienso: "¡Así es como se siente la gente normal!". Honestamente, nunca creí que sentiría este tipo de paz en mi existencia.

— E., Wisconsin

"Le debo la vida al Dr. Hyman..."

Le debo mi salud al Dr. Hyman. Cuando lo vi por primera vez, estaba en la peor forma de mi vida: pasada de peso, con hipertensión, al borde de la diabetes, y, sobre todo, sintiéndome extremadamente miserable. Con el programa del Dr. Hyman, perdí 75 libras en un año, y dejé de tomar mis medicamentos para la presión. He cambiado mi estilo de vida y mis hábitos de alimentación, y estoy más consciente de mi salud. En la actualidad, me enorgullece decir que sigo practicando un estilo de vida sano y que ya no tengo que tomar medicamentos recetados. Le debo la vida al Dr. Hyman.

— Jane Grimm

"Mark Hyman me dio esperanza. Y mucho más: me dio resultados. En cuatro meses perdí 52 libras, y los análisis de sangre revelaron que dejé de ser diabética..."

Cuando fui a ver al Dr. Hyman, ya había tocado fondo. Mi peso era casi el más alto de toda mi vida, mi presión arterial y azúcar en sangre estaban fuera de control, y los medicamentos ya no podían manejar aquella carga. Mi endocrinólogo me sugirió que comenzara a usar insulina, pues mi nivel de azúcar en ayunas llegaba a 168, incluso con medicamentos por vía oral. Por su parte, mi cardiólogo incorporó medicinas al régimen existente para tratar de reducir mi presión arterial a un nivel cercano a lo normal. Ya hasta levantarme de la cama en la mañana era un desafío pues sentía rigidez, malestares, dolores, inflamación de las articulaciones y dolores de cabeza sin explicación aparente.

Cuando fui finalmente a su consulta, recuerdo que me senté frente a él mientras me pidió que le diera detalles de mi historia clínica básica. Luego me miró y dijo: «¿Qué está buscando?». Esperé a que mi esposo saliera de la habitación para confiarle la pregunta que más deseaba hacerle: «Necesito saber cuánto tiempo…». Estaba preparada para la muerte.

El Dr. Hyman miró la historia clínica y me dijo: «Depende. Pero sospecho que de seis meses a un año».

Cuando me oyó tomar aliento, miró hacia arriba, sorprendido. Yo contenía las lágrimas, pensando en cómo decirles a mis hijos que me quedaban meses de vida. Inmediatamente cambió su expresión, y me preguntó amablemente: «¿Pensó que se estaba muriendo?». Me limité a asentir con la cabeza cuando mi esposo regresó.

«Usted no se está muriendo, Parry», sonrió. «Cuando dije de seis meses a un año, me refería al tiempo que demorará en recuperar totalmente la salud.»

Mark Hyman me dio esperanza. Y mucho más: me dio resultados. En cuatro meses perdí 52 libras, los análisis de sangre revelaron que dejé de ser diabética y mi presión arterial era mejor que la normal. Me sentí como una persona diferente, y realmente lo era. El Dr. Hyman me brindó apoyo, comprensión y herramientas para recuperar el equilibrio y no perderlo.

— Parry Aftab

"El programa no sólo me ayudó a perder 26 libras (un promedio de 3 libras semanales) y a rebajar 6 pulgadas de cintura. También curó mi enfermedad periodóntica crónica; hizo que pudiera montar bicicleta nuevamente (algo que me encanta); y que me dejaran de doler las rodillas."

El simple hecho de ver cómo la balanza volvía a marcar casi 220 libras era preocupante. Una cifra que había visto ir y venir anteriormente, pero me había prometido que no volvería a ocurrir de nuevo. Los factores estresantes de la vida y las decisiones personales no sólo hicieron que aumentara de peso, sino también me subió el colesterol, y mi médico insistía en que tomara medicinas. Sabía que acceder no sólo sería una derrota personal, sino que además sería el comienzo de un ciclo de tratamiento de los síntomas, no del problema, que provocaría otros síntomas que a su vez necesitarían otros medicamentos, y así hasta la angustia. Sin embargo, acepté finalmente el hecho de que no tenía la fuerza de voluntad para encontrar soluciones y seguirlas por mi cuenta. Me prometía cambiar mis hábitos de alimentación, pero no podía resistir la tentación de un helado o una gaseosa. Dependía de la comida como medio de alivio, y me estaba matando poco a poco, con comodidad...

Fue entonces que tuve la oportunidad de conocer *La solución del azúcar en la sangre*.

Tenía muchas esperanzas puestas en que este programa sería diferente de los demás que había probado, y realmente confirmó mis expectativas. Me dio esperanza para volver a intentarlo, herramientas e información para lograr el éxito, y orientación en cada paso del camino. Al cabo de ocho semanas en el programa, mi calidad de vida mejoró incuestionablemente.

El programa no sólo me ayudó a perder 26 libras (un promedio de 3 libras semanales) y a rebajar 6 pulgadas de cintura. También curó mi enfermedad periodóntica crónica; hizo que pudiera montar bicicleta nuevamente (algo que me encanta); y que me dejaran de doler las rodillas. También me siento mucho menos cohibida después de haber perdido el peso y las pulgadas de cintura. Imagínense mi sorpresa después de haber usado pantalones de la talla 18 durante siete años, ¡cuando pude meterme finalmente en unos de la talla 12! Qué maravilla escuchar a mis familiares y amigos diciendo: «¡Te ves MARAVILLOSA!». ¡Qué maravilla tener energía y agilidad para volver a jugar a los escondidos con mis nietos!

¡Estoy TAN CONTENTA de haber elegido este programa!

— Joan Brinkley

"La solución del azúcar en la sangre me ha cambiado tanto que apenas puedo expresarlo."

El embotamiento mental es una discapacidad que me impedía mantener un empleo y disfrutar la vida. También perjudica la autoestima y hace que nos cuestionemos a nosotros mismos. Poder pensar con claridad es un regalo maravilloso que me ha hecho este programa. Ahora tengo dos empleos y ambos empleadores me valoran, y me enorgullece hacer un buen trabajo. Es algo que no pude lograr en quince años. También he perdido 17 libras y mis amigos han notado la diferencia.

Mi esposo y yo hemos disfrutado tanto los cambios que hemos hecho, que decidimos que éste será nuestro estilo de vida.

Es difícil decir con palabras la enorme diferencia que *La solución del azúcar en la sangre* marcó en mí. Recientemente, mi jefe me dijo: «Debes sentirte mejor después de cambiar tu dieta». Pero se quedó corto. Me ha cambiado tanto que apenas puedo expresarlo.

— Jill Allen

LA
SOLUCIÓN DEL AZÚCAR
EN LA SANGRE

LA
SOLUCIÓN DEL
AZÚCAR
EN LA SANGRE

El programa ultrasaludable
para perder peso, evitar enfermedades
¡y sentirse como nuevo a partir de ahora!

Mark Hyman, Médico

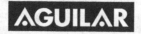

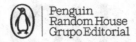

Título original: *The Blood Sugar Solution*
Publicado originalmente por: Little, Brown, and Company, New York, New York, USA.
Copyright © 2012 por Hyman Enterprises, LLC

La solución del azúcar en la sangre

Primera edición: abril de 2013

De esta edición:
© 2013 Santillana USA Publishing Company, Inc.
2023 N.W. 84th Ave.
Doral, FL, 33122
© 2024, Penguin Random House Grupo Editorial USA, LLC
8950 SW 74th Court, Suite 2010
Miami, FL 33156

Traducción: Jesús Vega
Diseño de cubierta: Lindsey Andrews
Foto de cubierta: Dorling Kindersley/Getty Images

Diabesity es una marca registrada propiedad de Hyman Enterprises, LLC.
El propósito de este libro es complementar, no sustituir, la asesoría de un profesional capacitado de la salud. Si usted sabe o sospecha que tiene un problema de salud, debe consultar con un profesional de la salud. El autor y la editorial se desvinculan específicamente de cualquier responsabilidad legal, pérdida o riesgo, ya sea personal o de otra índole, en los que se incurra como consecuencia, directa o indirecta, del uso y aplicación de cualquier contenido de este libro.

ISBN: 978-0-88272-081-4

Impreso en los Estados Unidos / Printed in USA

Para la primera generación de niños en la historia
que vivirá más enferma y morirá más joven
que sus padres. Por su bien y por el nuestro debemos
trabajar unidos para recuperar nuestra salud.

Contenido

PARTE III

LA SOLUCIÓN DEL AZÚCAR EN LA SANGRE: PREPARACIÓN

PARTE IV

EL PLAN DE ACCIÓN DE SEIS SEMANAS

PARTE V

RECUPERA TU SALUD

PARTE VI

PLAN DE ALIMENTACION Y RECETAS DE *LA SOLUCIÓN DEL AZÚCAR EN LA SANGRE*

Cómo usar este libro

Probablemente hayas seleccionado este libro por muchas razones.

Tal vez te interese comprender el alcance e impacto de nuestra epidemia global actual de obesidad y diabetes tipo 2, o lo que debería llamarse *diabesidad*.

Tal vez quieras comprender los factores sociales, políticos o económicos que siguen alentando esta epidemia, y lo que podemos hacer al respecto. Tal vez seas un legislador, organización de salud, educador o líder religioso en busca de una solución.

Tal vez seas una persona científicamente curiosa o un profesional de la salud que quiere comprender mejor la biología de la obesidad y la diabetes, y por qué es tan difícil encontrar una solución efectiva a pesar del progreso de la medicina moderna.

Quizás quieras crear o incorporarte a un grupo, o formar parte de un movimiento social de masas para cambiar el curso de esta epidemia.

O simplemente podrías estar buscando una solución y un programa práctico para perder peso y revertir tu propia diabetes tipo 2 o prediabetes.

Cualesquiera que sean tus razones, este libro es para ti.

Estamos enfrentando un problema que afectará a casi todos los habitantes del planeta. No es un secreto que estamos en medio de una explosiva epidemia de obesidad y diabetes tipo 2.

Como médico, científico, educador y ciudadano, me he esforzado por encontrar una solución integral. Eso fue lo que me motivó a escribir este libro, *La solución del azúcar en la sangre*.

Pero no sólo analiza el tema del azúcar en la sangre, su propósito también es llegar a la raíz del problema y ofrecer una solución a nivel personal, social, y económico.

Si bien este libro trata fundamentalmente de la obesidad y la diabetes tipo 2, también puede ser útil para diabéticos tipo 1 que quieren llevar adelante un estilo de vida de control sano del azúcar en sangre. La diabetes tipo 1 es una enfermedad autoinmune que provoca daños al páncreas y una **producción insuficiente de insulina**. La diabetes tipo 2 también es una enfermedad inflamatoria, donde el **exceso de insulina** provoca la insensibilidad de las células a la insulina que produce el organismo. Esto se conoce como **resistencia a la insulina,** y a menudo precede durante años o décadas la aparición de la diabetes tipo 2. Como este libro trata acerca de la diabetes tipo 2 y la resistencia a la insulina, cada vez que mencione la diabetes, me refiero a la diabetes tipo 2.

El libro inicia con un cuestionario simple para ayudarte a identificar si padeces de *diabesidad*. Como uno de cada dos estadounidenses confronta este problema, la respuesta probablemente sea positiva.

En el Capítulo 1 de la Parte I, "Comprender la plaga moderna", exploro el alcance de la epidemia en el planeta y su impacto, no sólo en los países ricos occidentales, sino también en las naciones en vías de desarrollo. En el Capítulo 2, analizaremos la causa biológica real de la epidemia —resistencia a la insulina— y por qué no funcionan nuestros métodos actuales para solucionar el problema.

En el Capítulo 3, desmiento los mitos médicos que nos impiden combatir la epidemia con efectividad. Por ejemplo, que la obesidad y la diabetes tipo 2 son genéticas; o que la diabetes tipo 2 no es reversible; o que la medicación es efectiva para la prevención o tratamiento de la diabetes y otras enfermedades relacionadas.

En el Capítulo 4, exploro nuevas investigaciones sobre la biología de la adicción a los alimentos, y por qué no eres culpable de las ansias de comer y los atracones. Esto provoca el cuestionamiento de nuestras prácticas de mercadeo de alimentos y su impacto en los niños y la obesidad infantil.

En el Capítulo 5, exploro cómo los grandes fabricantes de alimentos, productos agrícolas y medicinas estimulan la epidemia de obesidad, diabetes, y las enfermedades crónicas en el mundo, creando un ambiente "obesogénico", y explico qué podemos hacer colectivamente al respecto.

Cuestionario de ultrabienestar físico: Descubre las causas principales del aumento de peso y la diabetes

Este libro te ayudará a comprender y tratar las causas subyacentes de los problemas de peso y la diabetes, y de casi todo problema crónico de salud. Aquí encontrarás cuestionarios especiales que, en su conjunto, conforman el **Cuestionario de ultrabienestar físico**. Es la clave para descubrir la causa y la cura a todos tus problemas de salud y para crear un camino personalizado hacia el bienestar físico. La ciencia que lo respalda, medicina funcional o de sistemas integrales, te permite descubrir el origen real de tus problemas por medio de un grupo específico de cuestionarios.

Aunque puedes llenar el **Cuestionario de ultrabienestar físico** en el libro, te invito a visitar www.bloodsugarsolution.com para hacerlo, seguir tu **Puntuación de ultrabienestar físico**, e iniciar tu camino hacia una salud y una vitalidad duraderas.

En el Capítulo 6, presento un modelo basado en la nueva ciencia de la medicina de sistemas integrales, una hoja de ruta para tratar enfermedades crónicas en el siglo XXI llamada **medicina funcional**, que trata las causas biológicas subyacentes de la obesidad y la diabetes. Además, aplica los progresos de la medicina personalizada, la genómica y la biología de sistemas en un prontuario práctico para el diagnóstico, tratamiento y reversión de las enfermedades. Es medicina enfocada en causas y mecanismos, no en su ubicación en el organismo y los síntomas. Le damos tratamiento al sistema, no sólo a la sintomatología. Le damos tratamiento a la tierra o el terreno y no a la planta. Un método extraordinariamente efectivo contra la obesidad y la diabetes tipo 2.

En la Parte II, "Los siete pasos para el tratamiento de la diabesidad", explico los progresos científicos más recientes en nuestra comprensión de la biología de la obesidad y la diabetes; avances que nos permiten desentrañar las principales causas biológicas del problema. La obesidad y la diabetes son el resultado de muchas causas diferentes, incluyendo desequilibrios de índole nutricional, hormonal, inmunitario, inflamatorio y digestivo, así como de toxinas ambientales, disfunción metabólica y estrés. Cada uno de esos factores, ya sea por separado o colectivamente, puede influir en *tu* caso particular. Detectar qué tipo de problemas confrontas usando los cuestionarios de la Parte II, así como la personalización de tu método, es un paso vital para curarte.

En la Parte III, "La solución del azúcar en la sangre: Preparación", aprenderás a preparar tu mente, cuerpo y cocina para el programa de seis semanas; a reunirte para recuperar la buena salud creando o incorporándote a un pequeño grupo de apoyo; y finalmente, a medir tu salud con el cuestionario de *La solución del azúcar en la sangre* y los análisis de laboratorio, que te ayudarán a comprender la causa y gravedad de tu *diabesidad*.

La Parte IV, "El plan de acción de seis semanas" es un programa práctico de seis pasos y seis semanas que puedes hacer por tu cuenta, o en colaboración con tu proveedor de cuidados de salud. También te muestra cómo crear tu comunidad de apoyo. El apoyo y las opiniones de un grupo de personas hacen que el programa sea más divertido y efectivo, y que el cambio sea más sostenible.

El plan de acción de seis semanas resalta:
- Cómo identificar las causas ocultas de tu resistencia a la insulina y tu *diabesidad*
- Tratamientos terapéuticos personalizados de cuidado individual para que puedas hacerle frente a las causas ocultas particulares de tu *diabesidad*
- Cómo cambiar tu dieta para revertir el problema y usar la comida como medicina
- Un plan de menús deliciosos y fáciles con recetas y listas para la compra del mercado incluidas

- Qué suplementos y medicamentos debes tomar para mejorar y optimizar el funcionamiento de la insulina y el equilibrio del azúcar en sangre
- Cómo usar el ejercicio de forma más efectiva y eficiente
- Estrategias de reducción de estrés para revertir la *diabesidad*
- Cómo enfrentar y reducir tu contacto con las toxinas ambientales y su efecto en tu organismo
- Qué pruebas hacerte para determinar si tienes algún problema
- Cómo colaborar con tu médico para obtener la información, pruebas y tratamientos necesarios para resolver con efectividad el problema, y usar medicamentos inteligentemente cuando los necesites

---

Nota: El seguimiento de este plan de acción de seis semanas puede disminuir radicalmente el azúcar en tu sangre, y provocarte una bajada de nivel de azúcar si estás tomando medicamentos. Si ese es tu caso y quieres seguir el programa, es importante que monitorees atentamente tus niveles de azúcar en la sangre y trabajes con tu médico como sea necesario. Posiblemente tengas que reducir la dosis de medicamento que estás tomando, pero esos cambios sólo debes hacerlos con la ayuda y supervisión de tu médico.

- Instrucciones para aprovechar nuestras herramientas de apoyo y nuestra comunidad en www.bloodsugarsolution.com
- Cómo gozar de salud toda la vida

La Parte V es un manifiesto, una llamada a la acción, y un plan para que como personas, familias, comunidades, escuelas, centros de trabajo y grupos religiosos "recuperemos nuestra salud". La única manera de revertir con éxito esta epidemia es mediante un movimiento comunitario diverso. Esto hace falta si queremos no sólo ayudarnos a nosotros mismos, sino también a nuestros hijos y a los hijos de nuestros hijos. Parafraseando a mi amiga Hillary Clinton: "hace falta un pueblo" para estar saludables.

Únete hoy mismo a la comunidad de *La solución del azúcar en la sangre*

Este libro es sólo el principio de los recursos que he creado para ayudarte a estar saludable por el resto de tu vida. El sitio Web que acompaña al libro, www.bloodsugarsolution.com, también cuenta con un currículo, herramientas de perfeccionamiento, fuentes de información, educación continua y apoyo en línea.

Aprenderás que la comunidad es esencial, por lo que he creado una experiencia completa en línea para ayudarlos a lograr el bienestar físico juntos. El sitio Web te ayudará a encontrar a otras personas que buscan lo mismo, y así les brinda una vía para que se apoyen entre ustedes. A menudo es difícil cambiar, pero compartir tu experiencia y contar con el apoyo de los demás son medicinas poderosas que te garantizarán un éxito total. Yo también formaré parte de la comunidad, y me esforzaré para mantenerme en contacto contigo y apoyarte en el proceso.

Visita www.bloodsugarsolution.com y aprende a:

1. **Integrarte a un grupo.** Intégrate a un grupo en nuestra comunidad en línea, o en tu comunidad local.

2. **Hacer los cuestionarios.** Las versiones en Internet de los cuestionarios de *La solución del azúcar en la sangre* se crearon para ayudarte a autodiagnosticar la causa de tus problemas, y obtener el tratamiento adecuado.

3. **Aprovechar el curso de** *La solución del azúcar en la sangre.* El curso consiste en una fase de preparación de dos semanas, un programa de seis semanas, los pasos semana por semana, y educación y apoyo continuos para que te mantengas saludable toda la vida.

4. **Acceder a listas de comprobación en línea.** Usa nuestras listas de comprobación diaria y semanal para ayudarte a lograr el éxito en el programa.

5. **Usar los medidores de salud.** Accesa medidores de peso, altura, índice de masa corporal (BMI, por sus siglas en inglés) y de pruebas de laboratorio, en línea o por medio de tu teléfono móvil, para registrar con seguridad y privacidad los cambios que se produzcan en el curso del programa.

6. **Crear tu diario personal.** Para anotar tu experiencia y seguir con seguridad y privacidad el cumplimiento de tu dieta diaria y ejercicios.

7. **Conocer los suplementos que puedes tomar.** Te doy recomendaciones específicas de nutrientes y suplementos necesarios para tener éxito en el programa.

8. **Acceder a herramientas cuerpo-mente.** He creado algunos ejercicios en línea que son fáciles de seguir para relajar mente y alma, como ejercicios de respiración y yoga.

9. **Hacerte pruebas.** Conoce las fuentes disponibles de autoexamen y pruebas médicas.

10. **Usar nuestra consejería de salud y nutrición.** Aprovecha la consejería personal a cargo de nutricionistas capacitados que te ayudarán a tener éxito en tu programa.

11. **Obtener más recetas.** Con la ayuda de un chef profesional, hemos creado deliciosas recetas adicionales y recetas de comidas también para niños.

12. **Tomar clases de cocina en línea.** He creado un conjunto de lecciones de cocina sencilla en las que participo yo, ¡tu amable médico-chef!

13. **Acceder a recursos saludables.** Información para encontrar alimentos buenos, productos limpios y medioambientales, y herramientas y fuentes para el bienestar físico y el equilibrio mente-cuerpo.

14. **Acceder a artículos, videos y seminarios Web educativos.** Accesa videos, seminarios Web y educación continua para ayudarte en tu camino hacia la buena salud.

15. **Buscar un médico.** Enlaces a profesionales de salud, medicina funcional e integrativa en tu localidad.

16. **Incorporarse al movimiento para recuperar nuestra salud.** Medidas de acción específicas para adoptar en tu familia, hogar, escuela, centro de trabajo, comunidad religiosa, en nuestro sistema de salud y nuestra democracia.

17. **Dar a conocer tu éxito.** Un sitio donde colocar tus propias historias, e inspirar y ser inspirado por miles de personas.

Visita www.bloodsugarsolution.com para unirte a la comunidad.

¿Padeces de *diabesidad*?

Veamos ahora si padeces de *diabesidad* o corres riesgos de contraerla.

Si tu respuesta a cualquiera de estas preguntas es positiva, probablemente ya padezcas de *diabesidad* o vas en esa dirección. Es posible que no sepas las respuestas a todas las preguntas en este momento, pero en la Parte III hay un cuestionario más extenso con instrucciones para hacer las pruebas que te ayudarán a identificar la gravedad de tu *diabesidad*.

■ ¿Tienes historia de diabetes, enfermedades cardiacas u obesidad en la familia?   Sí _____ No _____

■ ¿Desciendes de padres que no son blancos (africanos, asiáticos, indígenas norteamericanos, isleños del Pacífico, hispanos, indios o del Oriente Medio)?   Sí _____ No _____

■ ¿Estás pasado de peso (BMI o índice de masa corporal mayor de 25)?
Ve a la página 199 para calcular tu BMI según tu peso y estatura.   Sí _____ No _____

■ ¿Tienes grasa adicional en el vientre? ¿La circunferencia de tu cintura es mayor que 35 pulgadas (si eres mujer) o mayor que 40 pulgadas (si eres hombre)?   Sí _____ No _____

■ ¿Sientes ansias de comer azúcar y carbohidratos refinados?   Sí _____ No _____

■ ¿Tienes problemas para bajar de peso con una dieta baja en grasa?   Sí _____ No _____

■ ¿Te ha dicho tu médico que tu nivel de

azúcar en la sangre en ayunas está un poco
alto (mayor que 100 mg/dl) o te han
diagnosticado resistencia a la insulina,
prediabetes, o diabetes?   Sí _____ No _____

■ ¿Tienes niveles altos de triglicéridos
(más de 100 mg/dl) o bajo HDL o colesterol
(bueno) (menos que 50 mg/dl)?   Sí _____ No _____

■ ¿Padeces alguna enfermedad cardiaca?   Sí _____ No _____

■ ¿Padeces de presión alta?   Sí _____ No _____

■ ¿Eres una persona inactiva
(menos de 30 minutos de ejercicio 4 veces
por semana)?   Sí _____ No _____

■ ¿Has padecido diabetes gestacional o
síndrome de ovario poliquístico?   Sí _____ No _____

■ ¿Sufres de esterilidad, poco apetito sexual
o disfunción sexual?   Sí _____ No _____

LA
SOLUCIÓN
DEL
AZÚCAR
EN LA SANGRE

Diabesidad: Lo que desconoces puede costarte la vida

¿Qué hay tras un nombre? En realidad, la resistencia a la insulina, síndrome metabólico, síndrome X, obesidad, prediabetes, diabetes "de adulto" o diabetes tipo 2 son esencialmente un solo problema. Algunos varían en gravedad, pero *todos* pueden tener consecuencias mortales. El diagnóstico y tratamiento de las causas ocultas o subyacentes que desencadenan todos esos trastornos son las mismas.

Diabesidad es un término más integral para describir el tránsito de un equilibrio óptimo de azúcar en la sangre hacia la resistencia a la insulina y a una diabetes pertinaz. Si tu respuesta a cualquiera de las preguntas del cuestionario de la página xxvi fue "Sí", es posible que ya padezcas de *diabesidad*.

Casi todas las personas pasadas de peso (más del 70 por ciento de los adultos estadounidenses) tienen "prediabetes" y corren riesgos significativos de enfermedades y muerte. Pero no lo saben. Peor aún: si bien la palabra *diabesidad* está compuesta por los conceptos de "obesidad" y "diabetes", hasta las personas que no sufren sobrepeso pueden confrontar ese problema. Se trata de las personas "flacas con barriga". O sea, son "fofas" (sin masa muscular suficiente) en vez de "pasadas de peso", y además tienen algo de grasa adicional alrededor de la parte central del cuerpo, o "grasa en el vientre". Actualmente no existen recomendaciones nacionales de pruebas médicas, normativas de tratamiento, medicamentos aprobados, ni reembolsos a proveedores de cuidados de salud para el diagnóstico y tratamiento de trastornos que no sean diabetes pertinaz. Piensa en eso. **No se espera, ni se capacita, ni se paga para que los médicos diagnostiquen y le den tratamiento a la principal enfermedad crónica en los Estados Unidos**, la cual, conjuntamente con el hábito de fumar, provoca casi todos los grandes problemas de salud del siglo XXI, incluyendo enfermedades cardiacas, derrames cerebrales, demencia e incluso cáncer. Pero la buena noticia es que en este libro hay una solución científicamente probada que he trazado para ti.

La práctica actual de la medicina no está a la par de nuestros conocimientos. En 2008, el Colegio de Endocrinología de los Estados Unidos y la Asociación de Endocrinólogos Clínicos de los Estados Unidos reunieron a veintidós expertos y, luego de revisar todos los datos científicos de la prediabetes y la diabetes, hicieron un llamado de alerta al público, a la comunidad de cuidados de la salud y a los gobiernos de todo el mundo.[1] Estas fueron sus conclusiones:

1. El diagnóstico de la prediabetes y la diabetes es arbitrario. Un índice de azúcar en la sangre en ayunas superior a 100 mg/dl es considerado prediabetes, y una lectura de azúcar en la sangre superior a 126 mg/dl es considerada diabetes. **Sin embargo, esos patrones no reflejan el amplio espectro de riesgo —como enfermedades cardiacas, cáncer, demencia, derrame cerebral, e incluso daños renales y nerviosos— que comienza con índices *mucho más bajos*, índices que la mayoría de las personas consideran normales.**

2. El estudio DECODE en el que participaron 22,000 personas[2] examinó la secuencia de riesgo medido no por los índices de azúcar en la sangre en ayunas, sino con los de azúcar en la sangre después de consumir una bebida con gran cantidad de azúcar (la mejor manera de diagnosticar el problema). El estudio descubrió que, incluso comenzando con niveles de azúcar en la sangre perfectamente nor-

males (95 mg/dl), se reportó un riesgo constante y significativo de padecer enfermedades cardiacas y complicaciones muy por debajo del nivel aceptado como "anormal" de menos de 140 mg/dl en la prediabetes, y mucho antes de que los participantes llegaran al patrón diabético de 200 mg/dl.

Conclusión: aunque tengas un nivel perfectamente normal de azúcar en la sangre, puedes estar sentado en una bomba de tiempo llamada *diabesidad*, que te impide perder peso y disfrutar de una larga vida saludable. La resistencia a la insulina es la causa principal de envejecimiento y muerte en el mundo desarrollado y en gran parte del mundo en vías de desarrollo. Este libro te ayudará a identificar y revertir esta situación explosiva, y traza un plan de acción integral para resolver este problema individual y colectivamente, recuperando juntos nuestra salud.

PARTE I

COMPRENDER
LA PLAGA MODERNA

Para lograrlo, debemos tomar lo antes posible, de forma automáti-ca y habitual, tantas medidas útiles como podamos, y protegernos del crecimiento en formas que podrían ser desventajosas para no-sotros, como deberíamos protegernos de la plaga.

— William James,
"The Laws of Habit", *The Popular Science Monthly* (Febrero 1887)

Lo que causa problemas no es tanto lo que no sabes, sino lo que sabes con certeza que no es.

— Mark Twain

1

Una epidemia oculta: Los Estados Unidos de la diabetes

La *diabesidad*, ese rosario de problemas de salud que abarca desde una ligera resistencia a la insulina y sobrepeso hasta obesidad y diabetes, es la principal epidemia global de nuestro tiempo. Es una de las causas fundamentales de enfermedades cardiacas, demencia, cáncer y muerte prematura en el mundo, y es provocada casi totalmente por factores medioambientales y de estilo de vida. O sea, que es aproximadamente un 100 por ciento evitable y curable.

La *diabesidad* afecta a más de 1.7 mil millones de personas en todo el mundo. Los científicos estiman, de forma conservadora, que aquejará a 1 de cada 2 estadounidenses en 2020, y el 90 por ciento de ellos **no serán diagnosticados.** Creo que ya afecta a más de 1 de cada 2 estadounidenses, y hasta a un 70–80 por ciento de algunos segmentos de la población.

La obesidad (relacionada casi siempre con la *diabesidad*) es la causa principal de muertes evitables en los Estados Unidos y el mundo. El sólo hecho de aumentar 11 a 16 libras duplica el riesgo de padecer diabetes tipo 2, mientras que un aumento de 17 a 24 libras lo triplica. **A pesar de esto, no existen recomendaciones nacionales por parte del gobierno o de organizaciones clave que sugieran realizar pruebas de diagnóstico o dar tratamiento para la prediabetes.** Estamos convirtiéndonos en los Estados Unidos de la diabetes.

El predominio de la diabetes tipo 2 en los Estados Unidos se ha triplicado desde la década de 1980. En 2010 se reportaron 27 millones de estadounidenses con diabetes (un 25 por ciento de ellos no fue diagnosticado) y 67 millones con prediabetes (un 90 por ciento de los cuales tampoco fue diagnosticado). Los afroamericanos, los hispanoamericanos, y las personas de origen asiático tienen índices de *diabesidad* mucho más altos que los caucásicos.[1] En 2015, en el mundo habrá 2.3 mil millones de personas con sobrepeso, y 700 millones de obesos. Además, la cifra de diabéticos aumentará, del índice actual de 1 de cada 10 estadounidenses, a 1 de cada 3 para mediados de este siglo.

UN PROBLEMA DE LA NIÑEZ

Quizás lo más perturbador es que esta epidemia está afectando cada vez más a nuestros niños. Estamos criando la primera generación de estadounidenses que vivirá más enferma y morirá más jóven que sus padres. La expectativa de vida está disminuyendo por primera vez en la historia del género humano.

Estas son algunas estadísticas escalofriantes:

- Uno de cada tres niños en los Estados Unidos padece de sobrepeso.
- La obesidad en la niñez se ha triplicado de 1980 a 2010.
- En la actualidad hay más de 2 millones de niños mórbidamente obesos por encima del 99 por ciento de su peso.
- En la Ciudad de Nueva York, el 40 por ciento de los niños están pasados de peso o son obesos.
- Uno de cada tres niños nacidos hoy será diabético.
- La obesidad en la niñez ejercerá más impacto en la expectativa de vida de los niños que todos los tipos de cáncer combinados.

UN PROBLEMA GLOBAL

La diabetes también está generalizada en otras partes del mundo: en 2007, se estimó que 240 millones de habitantes del planeta eran diabéticos, y se proyecta que la enfermedad afecte a 380 millones en 2030, superando en unas 10 veces la cifra de personas afectadas por el VIH/SIDA.[2] Lamentablemente, este es un enorme error de cálculo. Los estimados correspondientes al año 2011 elevaron la cifra mundial total a 350 millones. En China solamente, los índices de diabetes eran casi de cero hace 25 años, pero en 2007 se reportaron 24 millones de diabéticos en China, y los científicos proyectaron que para 2030 habría 42 millones de diabéticos en China. Sin embargo, para el 2010, había ya 93 millones de diabéticos y 148 millones de prediabéticos en China, y la gran mayoría no había sido diagnosticada previamente. Es como si se reportaran 148 millones de nuevos casos de SIDA en un solo país de la noche a la mañana.

Nota especial: Obesidad y diabetes infantil:
La solución del azúcar en la sangre para los niños

La mayor tragedia es la propagación global de la obesidad infantil y la aparición "adulta" de la diabetes tipo 2 en niños pequeños. Estamos viendo a niños de ocho años que padecen diabetes, otros con derrames cerebrales a los quince, y veinteañeros que necesitan una desviación coronaria. Aunque *La solución del azúcar en la sangre* es un programa fundamentalmente para adultos, es también potente y efectivo en los niños. Toda la familia debe ser parte de la solución, y tenemos que convertir nuestros hogares, comunidades y escuelas en sitio seguros para nuestros niños.

La solución del azúcar en la sangre contiene muchas recetas que pueden comer los niños. Y en lo tocante a suplementos, hay de todo y para todos, incluso infantes y niños. Cualquier niño de doce años con *diabesidad* puede seguir el plan básico del programa. Los niños menores de doce o los que sean elegibles para el Plan Avanzado deben consultar con un practicante experimentado de medicina funcional. Para enterarte de cómo puedes mejorar la salud de tu hijo si tiene sobrepeso o diabetes tipo 2, visita www.bloodsugarsolution.com.

Eventualmente, el sesenta por ciento de los diabéticos del mundo procederá de Asia ya que es la región más poblada del planeta. La cifra de personas con una tolerancia insuficiente a la glucosa o prediabetes incrementará sustancialmente debido a una mayor susceptibilidad genética a los efectos dañinos del azúcar y los alimentos procesados. Es un hecho interesante que los integrantes de esta población asiática (especialmente susceptible a la diabetes aunque no sean obesos) sufren una mayor afectación en la medida que adoptan una dieta occidentalizada. Las leyes y regulaciones de protección al medio ambiente, cada vez más relajadas, también los exponen a crecientes niveles de toxinas, los cuales, como veremos más adelante, son una causa significativa de *diabesidad*.[3]

Analiza lo siguiente: de 1983 a 2008, la cantidad de diabéticos en el mundo aumentó por siete, de 35 a 240 millones. En sólo tres años, de 2008 a 2011, se incorporaron 110 millones de diabéticos a nuestra población global. Tal vez la pregunta principal que debiéramos formularnos es *¿por qué está ocurriendo esto?*, y no *¿qué nuevo medicamento se puede crear para darle tratamiento?* Nuestro método debe ser innovador y ampliamente aplicable a bajo costo en todo el mundo. Se han malgastado miles y miles de millones tratando de encontrar "la cura con medicamentos" a pesar de que la solución no podía ser más evidente: esta es una enfermedad provocada por factores de estilo de vida y medioambientales que no se cura con medicamentos.

DIABESIDAD: CAUSA PRINCIPAL DE ENFERMEDADES CRÓNICAS Y MENOR EXPECTATIVA DE VIDA

La *diabesidad* es una de las causas principales de enfermedades crónicas en el siglo XXI, incluyendo trastornos cardiacos, derrame cerebral, demencia y cáncer.[4]

Considera lo siguiente:

- Está documentado que la tercera parte de la cifra total de diabéticos padece de enfermedades cardiacas.[5]

- Se estima que casi todos los que padecen de diabetes tipo 2 tienen enfermedades cardiovasculares no diagnosticadas.

- Los diabéticos son cuatro veces más propensos a morir de enfermedades cardiacas, y el índice de derrame cerebral es de tres a cuatro veces mayor en este segmento de la población.

- Los que tienen prediabetes son también cuatro veces más propensos a morir de enfermedades cardiacas.[6] Por tanto, tener prediabetes no implica ningún "pre" en términos de riesgo.

- Existe un riesgo cuadruplicado de demencia en los diabéticos.[7] Y la prediabetes es causa principal de "predemencia", o discapacidad mental leve.

- El vínculo entre la obesidad y el cáncer está demostrado fehacientemente, y su factor de origen es la resistencia a la insulina.[8]

- La *diabesidad* es la causa principal de presión alta en nuestra sociedad. El setenta y cinco por ciento de los diabéticos la padecen.

- La *diabesidad* es también la causa principal de insuficiencia hepática provocada por la EHNA (esteatohepatitis no alcohólica), también conocida como "hígado graso", la cual afecta al 30 por ciento de nuestra población general (unos 90 millones) y del 70 al 90 por ciento de los que tienen *diabesidad*. Las personas con hígado graso corren un riesgo mayor de ataque cardiaco y muerte.[9]

- La *diabesidad* es una causa importante de depresión y trastornos del estado de ánimo. Las mujeres que tienen diabetes son un 29 por ciento más propensas a padecer de depresión, y las que tomaron insulina son un 53 por ciento más propensas a deprimirse.[10]

- Daños al sistema nervioso afectan a un 60–70 por ciento de los diabéticos, provocando insensibilidad en manos y pies, digestiones lentas, síndrome del túnel carpiano, disfunción sexual y otros problemas. Cerca del 30 por ciento de los diabéticos mayores de cuarenta años tiene poca sensibilidad en los pies, lo cual provoca con frecuencia su amputación.

■ La *diabesidad* es además la causa principal de pérdida de la visión en personas de veinticuatro a setenta y cuatro años.

■ La *diabesidad* es la causa principal de insuficiencia renal, con un 44 por ciento de casos nuevos cada año.

■ Las personas que no controlan correctamente la diabetes son tres veces más propensas a padecer de graves enfermedades periodónticas o de las encías.

Un notable estudio reciente publicado en la revista *New England Journal of Medicine* que analizó 123,205 muertes en 820,900 personas, reveló que los diabéticos fallecieron en promedio seis años antes que los que no padecían de diabetes, y que el 40 por ciento de ellos no falleció por enfermedades cardiacas ni causas usuales relacionadas con la diabetes[11], sino por otras complicaciones no vinculadas obviamente con la diabetes; complicaciones que muchos no asociarían necesariamente con la enfermedad. Sin embargo, es perfectamente lógico, dado que la *diabesidad* es la causa oculta detrás de la mayoría de las enfermedades crónicas.

DIABESIDAD: GRAN AMENAZA GLOBAL AL DESARROLLO ECONÓMICO

Los costos directos de salud atribuibles a la diabetes y la prediabetes en los Estados Unidos durante la próxima década serán de $3.4 millones de millones, o uno de cada diez dólares invertidos en la salud. Los ciudadanos obesos le cuestan un 40 por ciento más al sistema de salud estadounidense que las personas de peso normal. En una muestra de 10 millones de personas con seguro comercial de salud, los que no padecían de diabetes costaron $4,000 al año, comparado con $11,700 que costaron los diabéticos y los $20,700 que costaron aquellos con complicaciones provocadas por la diabetes.

La *diabesidad* es una enorme carga económica para nuestra socie-dad. En 2007, los costos directos e indirectos de la diabetes en los Esta-dos Unidos totalizaron $174 miles de millones. El costo de la obesidad es significativo también, y asciende a $113 mil millones cada año. De 2000 a 2010, ambos trastornos nos costaron un total de $3 millones de millones. O sea, ¡tres veces el costo estimado para modificar todo nuestro sistema de salud![12]

¿Estamos rentabilizando el dinero que invertimos? ¿Está ganando nuestro método de acción la batalla contra esas enfermedades total-mente evitables y curables? Obviamente la respuesta es *¡no!*

El impacto de la diabesidad en las naciones en vías de desarrollo

La diabetes no es sólo un problema de países ricos con mucha comida. También es una enfermedad de la pobreza[13] que crece en los países en vías de desarrollo.[14] En la India, la diabetes implica un mayor riesgo de muerte que las enfermedades infecciosas. En Oriente Medio, cerca del 20 al 25 por ciento de la población es diabética. Cuando trabajé como voluntario en Haití (el país más pobre del Hemisferio Occiden-tal) después del terremoto de 2010, le pregunté al director del hospital principal de esa nación cuáles eran los principales problemas médicos antes del terremoto. Su respuesta me sorprendió: enfermedades cardia-cas, presión alta y diabetes, todas provocadas por la *diabesidad*.

En 2020, habrá menos de 20 millones de muertes a causa de enfer-medades infecciosas en el mundo, pero más de 50 millones vinculadas a enfermedades crónicas de estilo de vida que se pueden evitar: trastor-nos cardiacos, diabetes y cáncer, provocadas por los mismos factores de riesgo que se pueden prevenir, como presión alta, sobrepeso, inactivi-dad física, altos niveles de azúcar en la sangre, colesterol alto y tabaquis-mo. Sin embargo, sorprende saber que el 95 por ciento de las iniciativas y financiamiento público y privado se enfoca casi exclusivamente en combatir las enfermedades transmisibles o infecciosas.[15]

LA SOLUCIÓN: RECUPERAR NUESTRA SALUD

Hay una solución disponible que es accesible y ampliable para todos; que previene, da tratamiento y revierte la *diabesidad* a un costo extremadamente bajo. Este libro les ofrece esa solución a personas, comunidades y naciones. Por supuesto, exigirá cambios significativos a todos los niveles, pero cada uno de nosotros tenemos el poder de transformar este problema.

Además de curar la *diabesidad* en el ámbito individual, necesitamos crear un movimiento, al que llamo *Recuperar nuestra salud*, y, en la Parte V, explico cómo podemos unirnos todos y recuperar juntos la salud. Todo comienza por la persona, pero pasa a las familias, comunidades, centros de trabajo, escuelas y organizaciones religiosas, y se filtra por medio de nosotros a los gobiernos y corporaciones.

En el próximo capítulo, analizaremos las verdaderas causas de la *diabesidad* y las razones por las cuales los tratamientos actuales no funcionan.

2

Las causas reales de la *diabesidad*

Como fui médico de urgencias, sé que para una enfermedad aguda o un trauma no hay nada mejor que las herramientas y el conocimiento actual de la medicina convencional. Sin embargo, cuando se trata de enfermedades crónicas y de la epidemia de *diabesidad*, tenemos en nuestras manos un problema global masivo. Sabemos que nuestro enfoque actual de prevención y tratamiento no está funcionando porque cada año hay más millones de personas afectadas. Tratar la diabetes con medicamentos o insulina es comparable a secar el piso sin cerrar el grifo. Así era exactamente como trataban a Jane, ejecutiva empresarial afroamericana de cincuenta y tres años, hasta que vino a verme.

Revertir la diabetes: historia de una paciente

Jane, inteligente y realizada, tenía el tiempo y los medios para remediar su incontrolada diabetes, con una excepción: nadie le proporcionó el conocimiento ni las herramientas necesarias para evitar un tratamiento con insulina (el próximo paso que le recomendó su médico) o revertir sus problemas. De hecho, cuando los diabéticos comienzan a inyectarse insulina, usualmente aumentan de peso, sube su presión arterial y su colesterol, y se deprimen más. Eso sucede porque el exceso de insulina es el problema, no la solución: aunque ayudará a que descienda el nivel de azúcar en la sangre, nunca atacará las causas reales de la diabetes.

Jane comenzó a sufrir una lista completa de trastornos, incluyendo presión alta, bajos índices de colesterol HDL (bueno), altos niveles de triglicéridos y apnea del sueño. Cuando comencé a atenderla, Jane llevaba diez años con diabetes, y a pesar de consumir las dosis máximas de medicamentos contra la diabetes como metformina y gliburida, su índice de azúcar en la sangre estaba por encima de 300 mg/dl (lo normal es menos de 90 mg/dl), y su hemoglobina A1c, que refleja el nivel promedio de azúcar en la sangre en las últimas seis a ocho semanas, era de 10.3 (lo ideal es menos de 5.5; con diabetes es más de 6.0).

Jane se esforzaba por comer lo debido: avena en el desayuno, y pollo y ensaladas en el almuerzo y la cena. Sin embargo, en la noche, su apetito se descontrolaba y sentía ansias de comer azúcar, caramelos y helado. La mayoría de las noches regresaba a casa demasiado cansada para cocinar o hacer ejercicios. Estaba tan exhausta, de hecho, que iba a jubilarse antes de tiempo porque no podía enfocarse ni estar al día en su trabajo.

Los médicos le recetaron un bloqueador beta para la presión alta y Lipitor para el colesterol alto (ambos empeoran la diabetes y la resistencia a la insulina). Por supuesto, tenía algunos factores de predisposición a la diabetes: su padre falleció de un derrame cerebral a los cincuenta y cinco años (y probablemente tenía prediabetes), y su madre y tías padecían de diabetes tipo 2.

Jane era obesa, con cinco pies dos pulgadas, 190 libras y un BMI de 34. Su presión arterial era muy alta —164/104— a pesar de que tomaba medicamentos para controlarla.

Además, padecía de hígado graso a causa de la diabetes. Su colesterol parecía normal gracias al Lipitor, con un LDL de 100 mg/dl, aunque nadie verificó lo más importante: el tamaño de las partículas de su colesterol. Las partículas pequeñas son resultado de la resistencia a la insulina, son muy peligrosas y no mejoran con medicamentos de estatina. Un buen índice es menor que

600 partículas pequeñas, y Jane tenía 1,320. Por su parte, tenía muy poca vitamina D con 17 ng/dl (normal > 45 ng/dl), lo cual también contribuye a la *diabesidad*, porque trabajaba bajo techo, su piel es oscura y vive en el Nordeste.

También confrontó muchos problemas con sus mitocondrias, las "fábricas" que producen energía en las células, lo cual es un factor determinante en la resistencia a la insulina (ve el Capítulo 13), que indica la necesidad de la coenzima Q10, el ácido alfa lipoico y las vitaminas B que contengan biotina. Tenía bajos niveles de minerales como magnesio y cromo, importantes para el control del azúcar en la sangre. Y por si lo anterior fuese poco, padecía de estrés oxidativo y altos niveles de peróxidos lípidos, indicadores de grasas rancias en la sangre, todos vinculados a la diabetes.

Lo primero que hicimos fue controlar su apetito y recuperar su energía, enseñándola a comer alimentos reales y enteros (no empacados ni procesados) y a eliminar la harina y el azúcar. Para combatir las ansias de comer y reducir su apetito, le indicamos consumir proteínas en cada comida (incluyendo el desayuno), una merienda proteínica en la mañana y la tarde, y no consumir alimentos tres horas antes de irse a dormir. La dieta de Jane pasó a ser fundamentalmente orgánica con fuentes más puras de proteínas (carnes magras, pescado, huevos y proteína en polvo), barritas de proteínas de nivel glicémico bajo (poca azúcar), nueces, semillas, legumbres, frutas frescas, verduras y algunos granos enteros. Cuando comenzó el programa, se inspiró para eliminar todos los alimentos perjudiciales de los estantes de su cocina. Luego fue a comprar una amplia gama de productos en el mercado de alimentos naturales.

Jane confesó que siguió la dieta a la perfección durante una semana, y luego comenzó a hacer trampa. Pero cuando lo hacía, se dio cuenta de que ciertos alimentos le provocaban síntomas.

En particular, llegó a creer que los productos lácteos y azucarados empeoraban significativamente la fatiga que sentía en las horas de la tarde.

Volvió a cumplir al pie de la letra el plan de alimentación de *La solución del azúcar en la sangre* y en breve comenzó a sentirse mejor. Finalmente, sintió que podía comenzar a hacer ejercicios y le indiqué sesiones de fuerza de intervalos y resistencia, lo cual también contribuye a revertir la diabetes.

Corregimos sus deficiencias nutricionales de vitaminas B, vitamina D, cromo y magnesio, e incorporamos aceite de pescado. Asimismo, apoyamos su energía y el consumo de calorías en sus células con ácido alfa lipoico y coenzima Q10. También le administramos antes de cada comida una fibra súper especial conocida como PGX, que retarda la absorción de azúcar y grasa y da sensación de llenura para comer menos. En vez de avena azucarada para comenzar el día, le indiqué tomar un licuado de proteína medicinal. Está demostrado que todo lo anterior mejora el control del azúcar en la sangre y la corrección de la resistencia a la insulina.

Hicimos además que comenzara a tomar grandes dosis de niacina (vitamina B3) para aumentar el tamaño de sus partículas de colesterol y eliminamos el beta bloqueador y la gliburida para la diabetes, que aumenta los niveles de insulina. Este tipo de medicamento, conocido como hipoglicémico oral, lo que hace es empeorar las cosas con el tiempo, obligando al páncreas a bombear más insulina. Incluso la etiqueta del medicamento tiene una advertencia donde se alerta que *incrementa* el riesgo de ataques cardiacos, que es precisamente lo que se trata de evitar consumiendo la medicina para disminuir el azúcar en la sangre.

Al cabo de cuatro meses, la energía de Jane aumentó a niveles sin precedentes. Sus índices de azúcar en la sangre disminuyeron de más de 300 mg/dl a unos 90 mg/dl. Su presión arterial bajó de 164/104 a 127/79. La piel se le aclaró, y desaparecieron las ansias de comer. Hacía ejercicio todos los días, perdió 20 libras y la apnea del sueño desapareció.

Después de unos meses más llegó a perder un total de 30 libras. Sus pruebas de azúcar en la sangre, hemoglobina A1c, hígado, colesterol, y vitamina D volvieron al nivel normal. Incluso sus densas partículas de colesterol se aligeraron, se tornaron grandes y esponjosas, y pasaron de 1,320 a 615, mientras que la actividad de sus mitocondrias y su consumo de calorías incrementaron hasta llegar a niveles normales. Jane pasó de estar tan enferma que casi se jubila a sentirse empoderada en la vida y la salud y "en un punto mágico, feliz y disfrutando la vida".

LLEGAR A LA RAÍZ DEL PROBLEMA

Jane no necesitaba insulina, sino el conocimiento y el plan correctos. Los médicos tenemos la costumbre de indicar medicamentos o cirugía para resolver la diabetes (y las enfermedades en general), cuando entre las causas reales están una dieta de mala calidad, deficiencias nutricionales, desfases hormonales, alérgenos, microbios, desequilibrios digestivos, toxinas, problemas de energía celular y estrés. Creemos que tratar con medicamentos los factores de riesgo, como los altos niveles de azúcar en la sangre, el colesterol y la presión arterial, ayudará. Pero no aprendemos a identificar y tratar las causas *reales* de las enfermedades.

Los médicos (y pacientes) nunca hacen la pregunta más importante: ¿Por qué son tan altos tus niveles de azúcar en la sangre, presión arterial o colesterol en la sangre, y por qué tu sangre es tan pegajosa y propensa a la coagulación?

En realidad, la diabetes y el aumento del azúcar en la sangre, la presión arterial y el colesterol son simplemente síntomas resultantes de problemas de dieta, estilo de vida y toxinas medioambientales que interactúan con tus susceptibilidades genéticas únicas.

POR QUÉ BAJAR EL NIVEL DEL AZÚCAR EN LA SANGRE PUEDE SER MORTAL

Varios hallazgos nuevos y sorprendentes deberían hacer que cuestionáramos nuestro viejo método de tratar la diabetes disminuyendo simplemente los niveles de azúcar en la sangre con medicamentos o insulina. En el estudio ACCORD, publicado en la revista *New England Journal of Medicine* en 2008, participaron 10,000 pacientes con diabetes a quienes se les designó recibir terapia intensa o regular para disminuir el azúcar en la sangre.[1] Estos pacientes fueron monitoreados, y se evaluaron sus riesgos de infarto cardiaco, derrame cerebral y muerte.

Sorprendentemente, los pacientes cuyos niveles de azúcar en la sangre disminuyeron más fueron los que corrieron mayor riesgo de muerte. De hecho, los National Institutes of Health (NIH, por sus siglas en inglés) cancelaron el estudio al cabo de tres años y medio, pues resultó demasiado evidente que el descenso agresivo del azúcar en la sangre provocaba más muertes e infartos cardiacos.

¿Cómo pudo ocurrir esto si, como se cree, el nivel elevado de azúcar en la sangre es la causa de todos los males de la diabetes? ¿Por qué la *disminución* del nivel de azúcar en la sangre provocó peores resultados?

Tal vez te sorprenda leer esto, pero *muchos* de los métodos usados para disminuir los niveles de azúcar en la sangre, tales como la insulina o los medicamentos hipoglicémicos orales, empeoran el problema al incrementar los niveles de insulina. Contrariamente a la creencia popular, la diabetes tipo 2 y la *diabesidad* son enfermedades provocadas por exceso de insulina, no por defecto. La insulina es la verdadera fuente de los problemas de *diabesidad*.

RESISTENCIA A LA INSULINA: LA CAUSA REAL DE LA *DIABESIDAD*

Cuando tu dieta es abundante en calorías "vacías" y azúcares de absorción rápida, calorías líquidas (gaseosas, jugos, bebidas deportivas o aguas vitaminadas)[2] y carbohidratos refinados (pan, pasta, arroz y papas), tus células lentamente se van haciendo resistentes o insensibles a los efectos de la insulina, y necesitan más y más para mantener balanceados los niveles del azúcar en la sangre. Este problema se conoce como **resistencia a la insulina**. Un alto nivel de insulina es la primera señal de un problema. Lamentablemente, la mayoría de los médicos no hacen el análisis correspondiente. Mientras más altos sean tus niveles de insulina, mayor será tu resistencia a ella. A medida que empeora el problema, tu cuerpo comienza a perder músculo, a ganar grasa, a inflamarse, lo que provoca un rápido envejecimiento y deterioro. A propósito, la resistencia a la insulina es el fenómeno más importante que conduce a un envejecimiento rápido y prematuro y a todas las enfermedades resultantes, incluyendo enfermedades cardiacas, infarto, derrame cerebral, demencia y cáncer.[3,4]

Los altos niveles de insulina le indican a tu cuerpo a ganar peso en la cintura, y con el tiempo este va adoptando la forma de una manzana. La insulina, hormona de acumulación de grasa, también provoca más inflamación y estrés oxidativo, así como un gran conjunto de efectos consiguientes como presión arterial alta, colesterol alto, bajo HDL, triglicéridos altos[5], poco apetito sexual, esterilidad, espesamiento de la sangre, y un mayor riesgo de cáncer, Alzheimer y depresión.

La hipoglucemia (bajo nivel de azúcar en la sangre) es a menudo un síntoma precoz de resistencia a la insulina. Si te saltas ciertas comidas o ingieres demasiada azúcar o carbohidratos refinados, experimentarás variaciones en el nivel de azúcar en la sangre que te harán sentir ansioso, irritable, cansado, e incluso pueden causar palpitaciones y ataques de pánico. Comerse de un tirón un enorme pan de canela o beberse 20 onzas de gaseosa provocará notables subidas de azúcar e insulina y un rápido aumento de energía, al cual seguirá la colisión inevitable cuando descienda el nivel de azúcar en la sangre. Llega un momento en que tus células desarrollan tal resistencia a la insulina que el azúcar en tu sangre se mantiene siempre alta, y tu páncreas no puede producir suficiente insulina para combatir los altos índices de azúcar en la sangre y la insensibilidad de las células. En ese momento es cuando cruzas el límite que te separaba de la diabetes.

La *diabesidad* se puede evitar, tratar y revertir. Pero los medicamentos o procedimientos más recientes no son la solución. La *diabesidad* no se curará con píldoras ni cirugía. Los medicamentos populares como Avandia no cumplen su promesa y con frecuencia causan daños. La cifra anual de cirugías de desviación gástrica aumentó de 10,000 a 200,000 en la última década. Pero ¿cuántos de los 1.7 mil millones de ciudadanos del mundo con sobrepeso pueden someterse a esa operación? ¿Y cuántos de ellos recuperarán casi todo el peso que perdieron?

Las herramientas para solucionar el problema, los métodos de diagnóstico y la forma de dar tratamiento a los pacientes que tenemos hoy aún se basan en ideas sobre los orígenes de la enfermedad de los siglos XIX y XX, y pasan por alto la compleja red de la biología, así como las condiciones sociales, políticas y económicas que se encuentran en la raíz de nuestra actual epidemia de enfermedades crónicas.

Las enfermedades crónicas son el resultado de desbalances en nuestra biología que ocurren como consecuencia de las interacciones entre nuestros genes y nuestro entorno. Primeramente debemos enfocarnos en las causas (dieta, estrés, toxinas, microbios, alérgenos) que perturban todo nuestro sistema. Debemos comprender y trabajar con la red de nuestros sistemas biológicos que pierden su equilibrio debido a los efectos del medioambiente en que vivimos. Debemos usar un nuevo mapa para transitar las enfermedades crónicas basado en un nuevo modelo para tratar las enfermedades crónicas. Un mapa llamado **medicina funcional** (www.functionalmedicine.org). Es una manera de dar tratamiento a las causas, no sólo a los factores de riesgo; de tratar todo el sistema y no sólo los síntomas; de crear salud y no sólo dar tratamiento a la enfermedad. Si nos enfocamos en crear salud en vez de tratar la enfermedad, a menudo esta última se hace cargo de sí misma. La enfermedad desaparecerá como un efecto colateral de estar saludable.

3

Siete mitos acerca de la obesidad y la diabetes que nos mantienen enfermos

Muchos de los conceptos acerca de las enfermedades que consideramos verdaderos son en realidad ideas erróneas o falsedades. Esto se cumple especialmente en el caso de la diabetes y la obesidad. Antes de que podamos ir más allá del simple tratamiento a los síntomas y factores de riesgo, debemos examinar y desmentir los mitos acerca de la diabetes.

MITO 1: LA DIABETES ES GENÉTICA

Nos han hecho creer que la diabetes es un trastorno genético, que si existe una historia de diabetes en la familia tenemos propensión a padecerla, y que la diabetes es esencialmente un acontecimiento genético aleatorio sobre el cual no tenemos control.

Pero la verdad es bien diferente.

Como mencioné anteriormente, entre 1983 y 2008 la cantidad de personas que padecen diabetes en el mundo aumentó por siete, de 35 millones a 240 millones (y creo que esta cifra está muy por debajo de la realidad). Un cambio de tal magnitud no podría ocurrir con un trastorno puramente genético o hereditario en tan corto tiempo. El código genético de la población humana sólo cambia un 0.2 por ciento cada 20,000 años; no se altera de una generación a otra. Lo que muchas personas ignoran es que nuestros genes *son* afectados por nuestro entorno. Puede que nuestro código genético en sí no cambie, pero la forma en que esos genes se *expresan* está muy influida por el mundo que nos rodea. Y nuestro entorno ha cambiado más en los últimos cien años que en toda la historia humana que nos precede.

En verdad, la diabetes está casi totalmente inducida por factores medioambientales y de estilo de vida. Si bien existe alguna predisposición genética, estos genes se activan (o "expresan") sólo bajo condiciones de una dieta mala, un estilo de vida sedentario, estrés y contacto con toxinas del medio ambiente. Por tanto, la búsqueda del gen de la diabetes, el medicamento "curalotodo" o la terapia genética para darle tratamiento no nos llevarán a ninguna parte. Los científicos que han examinado el genoma humano buscando el gen de la obesidad y la diabetes han sufrido una decepción.[1] Si bien la comprensión de nuestros genes y sus predisposiciones puede ayudarnos a personalizar nuestro método con respecto al metabolismo y la pérdida de peso, también pueden desviar nuestro enfoque del objetivo más importante: el estilo de vida y los factores medioambientales modificables que están provocando esa epidemia. **Cómo comemos, cuánto ejercicio hacemos, cómo controlamos el estrés, nuestro contacto con las toxinas medioambientales y existentes en los alimentos, así como la violencia estructural o "ambiente obesogénico" que influye en estos factores, es lo que realmente está impulsando nuestra epidemia de obesidad**.

La colección de exposiciones medioambientales, de dieta y de estilo de vida que tiene cada cual se conoce como "exposoma".[2] En última instancia, el exposoma, que afecta nuestra expresión genética, pudiera ser mucho más importante que nuestro genoma real para determinar la salud o la enfermedad. Se está haciendo cada vez más evidente que el 90 por ciento de nuestros riesgos de enfermedad son provocados por diferencias medioambientales, no por los genes.[3] El análisis de todo lo que entra en contacto con nuestros genes proveniente de fuentes externas (aire, agua, dieta, medicamentos, contaminantes orgánicos, metales pesados, radiación y estresantes físicos o psicológicos) y de procesos internos (inflamación, producción de radicales libres y estrés oxidativo, alérgenos, infecciones e incluso la flora intestinal) nos da a conocer los orígenes y la cura de nuestra epidemia de enfermedades crónicas. Cambiar tu exposoma es la base de *La solución del azúcar en la sangre*.

El exposoma influye directamente en nuestros genes, lo cual tiene como resultado cambios en la función o expresión de los genes que conducen al estado biológico desorganizado de la *diabesidad*. El código genético como tal no cambia, pero *sí* cambia qué partes del código son expresadas. Esta es una idea importante. No podemos cambiar nuestros genes, pero podemos cambiar su funcionamiento y expresión. La experiencia colectiva de nuestras vidas —nuestro entorno intrauterino, dieta, toxinas, microbios, alérgenos, estrés, conexiones sociales, pensamientos y creencias— controla cuáles genes se activan o desactivan. También controla la calidad y el tipo de proteínas producidas por nuestro ADN, así como lo que les ocurre a esas proteínas y cómo funcionan una vez producidas.

Pero aun más sorprendente es el hecho de que si tu ADN es alterado por factores medioambientales, dichas alteraciones en la expresión genética se transmiten por varias generaciones. La forma en que nuestros genes son alterados, activados o desactivados por nuestro exposoma se conoce como "epigenética". El "epigenoma" se hace hereditario. Si tu abuela consumió mucha azúcar, fumó o tuvo contacto con mercurio por comer demasiado sushi, probablemente "activó" genes que provocan *diabesidad*. Su epigenoma, que lleva implícito un mayor riesgo de enfermedad, se transmitiría de generación en generación. Esto quiere decir que corres mayores riesgos, pero está muy lejos de ser una sentencia de muerte.

Tus genes constituyen el manual de instrucciones para todas las proteínas de tu organismo, las cuales controlan tu fisiología y tu biología. Si bien pudieras tener una predisposición genética a la diabetes o la obesidad, no estás predestinado a padecerlas. En cada momento, tienes el poder de transformar la expresión de tus genes y revertir enfermedades cambiando los mensajes e instrucciones que le envías a tu ADN. Tú puedes "desactivar" los genes que tu abuela "activó" hace varias generaciones.

Para los que no se han convencido y creen que la diabetes es genética, quiero contarles la historia de los indígenas Pima de Arizona. Después de vivir durante siglos en un ambiente desértico, a principios del siglo XX los introdujeron en una cultura y entorno alimenticio occidental. Su dieta tradicional se basaba esencialmente en plantas —granos enteros, calabacitas, melones, legumbres, frijoles y chile— suplementada por alimentos recolectados como mesquite, bellotas, cactos, chía, hierbas y pescado. Aunque la dieta tenía un alto contenido de carbohidratos, eran carbohidratos de baja carga glucémica, o sea, que se convierten en azúcar dentro del organismo con relativa lentitud y no conducen a niveles altos de azúcar en la sangre. En una generación, los Pima cambiaron a una dieta rica en azúcar, gaseosas, harina blanca, ácidos transgrasos y alimentos procesados. Una dieta a la que llamo "la amenaza blanca": azúcar blanca, harina blanca y grasa blanca (manteca). Pasaron de ser delgados y estar en buenas condiciones físicas, sin obesidad, diabetes, ni enfermedades cardiacas, a ser la segunda población más obesa del mundo. El ochenta por ciento de los Pima de Arizona padecen de diabetes para cuando cumplen los treinta años, y son afortunados si viven más allá de los cuarenta y seis. Los niños Pima contraen diabetes "adulta" desde los tres o cuatro años, y necesitan cirugía de desviación coronaria a los veinte.

La epidemia de *diabesidad* en los Pima no se debe a una mutación genética reciente; le enviaron un conjunto diferente de instrucciones a sus genes antiguos y desérticos. **La alimentación no se limita a calorías solamente. Es información**, y la dieta típica de alta carga glucémica en los Estados Unidos activó los genes de *diabesidad* en los Pima.

Ellos realmente no tuvieron demasiadas opciones sobre la situación. Pero tú sí. Esto no sólo afecta a las poblaciones pobres o indígenas estadounidenses, sino a todos nosotros. La obesidad le sustrae nueve años de vida a la persona promedio[4], y crea en los adolescentes el mismo riesgo de muerte prematura que en un fumador empedernido.[5]

No tengas la menor duda: la *diabesidad* no es un trastorno genético en el sentido más estricto. Si bien es cierto que los genes que heredaste de tus padres y abuelos pueden ponerte en una situación de mayor riesgo, eso no implica necesariamente que *por fuerza* vayas a padecer de *diabesidad*. El trastorno es el resultado directo de factores dietéticos, de estilo de vida y medioambientales que activan los genes que no deben. La cuestión reside en un "exposoma" malo, no en genes malos. Tú puedes desactivar esos genes, y *La solución del azúcar en la sangre* te mostrará cómo.

MITO 2: LA DIABETES ES IRREVERSIBLE

A la mayoría de nosotros se nos ha enseñado que la diabetes es irreversible, y que estamos destinados a sufrir un deterioro progresivo de nuestra salud, materializado en enfermedades cardiacas, insuficiencia renal, ceguera, amputaciones, derrames cerebrales y demencia. También creemos que es casi imposible darle tratamiento a la obesidad o ser capaces de mantener una pérdida de peso a largo plazo. Pensamos que las únicas opciones de tratamiento son limitar las consecuencias y reducir las complicaciones.

Sin embargo, hay claras evidencias en la literatura científica de que la diabetes *es* reversible, especialmente si se detecta en sus fases iniciales y se le da un tratamiento agresivo mediante la intervención en el estilo de vida y el apoyo nutricional, y ocasionalmente con medicamentos.[6] Incluso la diabetes en su fase más avanzada puede revertirse con cambios radicales de estilo de vida, medicamentos y suplementos.

Un estudio novedoso[7] demostró inequívocamente que incluso pacientes con diabetes tipo 2 avanzada, con un páncreas inactivo y daños en las células (beta) que producen insulina, pueden recuperarse y revertir su diabetes en sólo *una semana* con cambios dramáticos en la dieta (una de muy baja carga glucémica, pocas calorías y a base de plantas).

El azúcar en la sangre de los pacientes descendió rápidamente, así como el nivel de triglicéridos, y el páncreas se recuperó (fue medido con técnicas sofisticadas de MRI). Al cabo de sólo una semana se les retiraron los medicamentos, lo cual demuestra que la diabetes no es un trastorno progresivo ni incurable. Y la dieta resultó más poderosa que los medicamentos. Claro, se necesita un gran esfuerzo para revertir la diabetes, pero tu organismo puede sanar bajo las condiciones correctas. En *La solución del azúcar en la sangre*, te mostraré cómo hacerlo.

Sin embargo, la mayoría de los médicos no detectan la diabetes en sus fases iniciales pues analizan generalmente el azúcar en la sangre en ayunas, o sea, el nivel de glucosa presente en una muestra de sangre extraída como mínimo ocho horas después de la última comida del día. Un estudio reciente demostró que cualquier persona con un nivel de azúcar en la sangre en ayunas superior a 87 mg/dl corre un mayor riesgo de diabetes. Pero la mayoría de los médicos no se preocupan hasta que el azúcar en la sangre supera los 110 mg/dl o, peor, los 126 mg/dl, el nivel que señala técnicamente la diabetes. Para cuando se llega a este punto, el diagnóstico de problemas de resistencia a la insulina y el control del azúcar en la sangre se produce demasiado tarde. De hecho, **el azúcar en tu sangre es lo último en subir**. Tu insulina es **la primera en dispararse**, y a pesar de ser la manera más simple de detectar problemas a tiempo, los médicos raramente ordenan el análisis de tolerancia a la glucosa a las dos horas, que no sólo mide la glucosa, sino también los niveles de insulina en ayunas, y una y dos horas después de tomar una bebida azucarada, una forma mucho más eficaz de detectar problemas antes de la aparición de la enfermedad. (Para conocer los análisis que debes solicitar y cómo interpretarlos, ve la guía *How to Work with Your Doctor to Get What You Need* en www.bloodsugarsolution.com).

Yo le recomiendo un análisis temprano a toda persona con historia familiar de diabetes tipo 2, grasa en el vientre o incremento del diámetro de la cintura, o colesterol anormal. El cuestionario sobre el azúcar en la sangre al inicio del libro y el cuestionario más detallado sobre la *diabesidad* en la Parte III, podrán ayudarte a comprender tus riesgos y a actuar con anticipación. No esperes a que te suba el azúcar, pues sería demasiado tarde.

Si ya estás en la última etapa de la diabetes tipo 2, cuando tu páncreas está dañado, aún puedes experimentar extraordinarias mejoras de salud y vitalidad si acometes el problema con un método de sistemas integrales como el descrito en este libro. Recuerda: la diabetes puede ser revertida.[8]

MITO 3: LA PREDIABETES NO ES PROBLEMA HASTA QUE SE TRANSFORMA EN DIABETES PLENA

La idea más importante de este libro es que **la prediabetes *no* es "pre" de nada**. Es una enfermedad mortal que desencadena los más grandes asesinos: infartos cardiacos, derrames cerebrales, cáncer, demencia y tantos otros.

Un ataque cardiaco no es "pre" de nada: historia de un paciente

John, un vendedor de cuarenta y nueve años cuya vida laboral era un tránsito constante por diferentes centros de trabajo, se enteró de la verdad sobre la prediabetes de la manera más difícil. Un día, al cabo de diez años de consumir comida rápida en el camino, sintió un pavoroso y agobiante dolor en el pecho y el brazo izquierdo. El ataque cardiaco acaparó su atención, conjuntamente con el angiograma y la colocación de dos mallas de acero para abrirle las arterias obstruidas. John vino a verme preguntándose qué había sucedido. Se consideraba una persona saludable, aunque con un ligero sobrepeso. No padecía de presión alta ni diabetes y su colesterol era normal, en 173. Lo que no sabía era que padecía prediabetes, y su médico no lo había detectado durante el chequeo anual.

Su dieta era bastante típica para un hombre estadounidense: comida rápida, hamburguesas, papas fritas, gaseosas y chips, y bebía al menos dos cervezas diarias. Lo único "verde" que comía eran los chocolates M&M's de ese color. Durante un período de diez años, en los que sufrió una relación amorosa estresante y la muerte de su madre, aumentó 50 libras y su diámetro de cintura cambió de 32 a 36 pulgadas. Sus análisis de sangre presentaban un nivel normal de azúcar y colesterol, pero muy bajo colesterol "bueno" o HDL, de 34 mg/dl (lo ideal es más de 60 mg/dl). También tenía el hígado graso a causa de su dieta azucarada procesada. Cuando analizamos su caso con mayor profundidad, descubrimos que después de una bebida azucarada (la mejor manera de detectar la prediabetes y la diabetes), sus niveles de insulina y de azúcar en la sangre ascendieron vertiginosamente, como clara señal de prediabetes. También se nos reveló que tenía partículas pequeñas, densas y peligrosas de colesterol, incluso tomando Lipitor, y altos niveles de mercurio (vivía en la costa del Golfo y comía mucho pescado). Sus grasas omega-3 (EPA y DHA), que contribuyen a la normalización del azúcar en la sangre, mejoran la sensibilidad a la insulina y reducen el riesgo de enfermedades cardiacas, eran bajas a pesar de que comía pescado.

Cuando lo atendí, ya estaba bajo un copioso régimen de medicamentos, incluyendo un beta bloqueador (que le causaba cansancio) y una enorme dosis de 80 mg, ocho veces superior a la inicial, de Lipitor (que puede provocar más resistencia a la insulina e incrementar el riesgo de diabetes). Las estatinas como el Lipitor también reducen la coenzima Q10, necesaria para que las células produzcan energía y quemen calorías. Además, se le recetó una píldora para bajar la presión arterial (inhibidor ACE) y dos anticoagulantes (Plavix y aspirina). Perdió algunas libras después del ataque cardiaco, pero aún le faltaba bajar muchas más.

Lo sometí al régimen de *La solución del azúcar en la sangre*. En el transcurso de un año, pasó de ser un panzudo consumidor de comida rápida, gaseosas y píldoras, a ser un hombre delgado, en buenas condiciones físicas y saludable. Perdió 62 libras y ganó 30 años de vida. Comenzó a correr y se tornó cada vez más saludable. Le administramos nutrientes especiales para mejorar la sensibilidad a la insulina, como cromo, biotina, ácido alfa lipoico, vitamina D3, PGX (una fibra especial para bajar los niveles de azúcar en la sangre, la insulina y el colesterol), y aceite de pescado. También le di una alta dosis de niacina (vitamina B3) para elevar el colesterol "bueno" y convertir las partículas pequeñas, densas y peligrosas del LDL en ligeras, grandes y esponjosas. Corregí la deficiencia en la coenzima Q10. Estimulamos la desintoxicación de su hígado con n-acetilcisteína y ayudamos a que su organismo se deshiciera del mercurio y a que su sangre perdiera densidad con fluidificantes sanguíneos naturales.

Al cabo de un año, ya no tomaba ninguno de los medicamentos que solía consumir —Lipitor, medicinas para controlar la presión arterial, fluidificantes de la sangre— y todas las lecturas de índices estaban mejor que cuando estaba sometido al régimen de medicamentos. Su azúcar en la sangre estaba en 93, el total de colesterol bajó de 173 mg/dl con el Lipitor a 137 mg/dl sin tomarlo, mientras que su colesterol "bueno" subió de 34 mg/dl a 58 mg/dl, y todas sus partículas eran ligeras y esponjosas. Mejores resultados que los obtenidos con cualquier tipo de medicamento. Su hígado graso se curó y a sus cincuenta años John llegó a estar más saludable que nunca.

El ataque cardiaco de John se produjo a causa de su prediabetes. De hecho, un estudio reveló que alrededor de dos terceras partes de todos los pacientes atendidos en salas de emergencia por infarto cardiaco padecían de prediabetes o diabetes sin diagnosticar.[9] Otro estudio importante descubrió que el riesgo del ataque cardiaco se incrementa con cualquier aumento del promedio de azúcar en la sangre, incluso en quienes no padecen de diabetes.[10] Y tomar estatinas y bloqueadores beta, que en realidad son responsables de la resistencia a la insulina, no habrían solucionado la prediabetes en el caso de John.

Muchos creen que la prediabetes no es un problema hasta que se convierte en diabetes total y completa; que sólo se trata de una señal de alerta. Eso está muy lejos de la verdad, pues se trata de una etapa inicial de la *diabesidad* que trae consigo casi todos los riesgos de la diabetes. La prediabetes puede costarte la vida por infarto cardiaco, derrame cerebral y hasta cáncer, incluso antes de que padezcas de diabetes.

La prediabetes puede provocar hasta una "predemencia" o discapacidad cognitiva ligera, o sea, algo similar a las primeras etapas del Alzheimer.[11] Estudios recientes han demostrado que los diabéticos corren un riesgo cuatro veces mayor de padecer Alzheimer, y los pacientes con prediabetes o síndrome metabólico corren un riesgo mucho mayor de predemencia o discapacidad cognitiva ligera (MCI, por sus siglas en inglés). Ni siquiera tienes que padecer diabetes para sufrir daño cerebral y pérdida de la memoria debido a altos niveles insulina y resistencia a la insulina. El simple hecho de tener prediabetes puede llevarte a la predemencia. La enfermedad de Alzheimer es considerada actualmente como una diabetes tipo 3.[12] Estudios recientes revelan que en la medida en que aumenta el diámetro de tu cintura, disminuye el tamaño de tu cerebro.[13] Además, afecta tu funcionamiento cerebral. Un extraordinario estudio con imágenes del cerebro hecho por el Dr. Daniel Amen y sus colegas puso de manifiesto que la obesidad estaba asociada con un menor flujo sanguíneo en la corteza frontal (la porción del cerebro que controla la toma de decisiones ejecutivas como: "¿Me como esa rosquilla ahora mismo o no?").

Y como si lo anterior no fuera lo suficientemente malo, la prediabetes puede provocar impotencia en los hombres y esterilidad en las mujeres (puede estar vinculada al síndrome de ovario poliquístico).

Por tanto, si tu médico te diagnostica una prediabetes o un síndrome metabólico, no pienses que sólo correrás riesgo de "un problema futuro" como diabetes o infarto cardiaco. Los problemas están teniendo lugar ahora mismo.

MITO 4: UNA VEZ QUE COMIENZAS CON LA INSULINA, NO HAY VUELTA ATRÁS

El tratamiento con insulina en la diabetes es una pendiente resbaladiza, porque el aumento de las dosis de insulina con frecuencia provoca aumento de peso, presión alta y colesterol elevado. Recuerda que la insulina es una hormona de acumulación de grasa que también estimula el apetito y la inflamación. Los niveles de azúcar en la sangre mejoran, pero no el riesgo general de enfermedades cardiacas. Por esa razón la insulina debe ser el último recurso para el control del azúcar en la sangre y la diabetes. Y si tienes que someterte a un régimen de insulina, que sea con la menor dosis posible. Comer alimentos integrales, reales y frescos, y hacer ejercicio vigorosamente, reducirá tus niveles de azúcar en la sangre y la necesidad de insulina.

La buena noticia es que con una intervención agresiva del estilo de vida y cambios en la dieta, tú puedes revertir la diabetes y eliminar la terapia con insulina bajo la supervisión de tu médico.[14] Muchos de mis pacientes y de los pacientes de mis colegas han logrado eliminar con éxito la insulina. Entendiendo y tratando *todas* las causas ocultas de la diabetes, no sólo es posible eliminar el tratamiento con insulina, sino también revertir la diabetes y la resistencia a la insulina.

Esto no se ve tanto en la atención médica convencional, porque los consejos sobre el tipo de dieta e intervención en el estilo de vida no son adecuados ni están concebidos apropiadamente para crear una inversión de la diabetes. Esto es posible con un método de tratamiento idóneo basado en la medicina funcional, y en modelos nuevos de atención en grupo y apoyo comunitario que enseñen cambios sostenibles de conducta y destrezas nutricionales (como cocinar, hacer la compra del mercado, ejercitar y habilidades mentales-corporales).

MITO 5: BAJAR EL NIVEL DE AZÚCAR EN LA SANGRE CON MEDICAMENTOS EVITA LA MUERTE Y EL INFARTO CARDIACO EN LOS DIABÉTICOS

Avandia, el medicamento para la diabetes más popular en el mundo, contribuyó a la muerte de 47,000 personas por enfermedades cardiacas en los primeros once años de su uso (estos datos fueron ocultados al gobierno y al público en casi todo ese tiempo). Tenemos que abandonar la esperanza puesta en la píldora mágica que solucionará nuestros problemas.

Extensas pruebas de medicamentos han intentado probar que tratar los factores de riesgo como el colesterol o los niveles de azúcar en la sangre con medicamentos reduce el riesgo de enfermedades cardiacas, diabetes y muerte. A pesar de la inversión de millones de dólares en investigaciones durante muchas décadas, el tratamiento agresivo del factor de riesgo de los dos objetivos más importantes —colesterol y azúcar en la sangre— ha sufrido un fracaso continuo en la demostración de beneficios de prevención de enfermedades (aunque el tratamiento podría ser útil si ya la persona ha tenido un infarto cardiaco).

Pruebas masivas recientes publicadas en la revista *New England Journal of Medicine*[15,16,17,18] han confirmado que el tratamiento de los factores de riesgo con medicamentos no sólo es ineficaz en la prevención del infarto cardiaco, diabetes y muerte, sino que puede producir daño al ignorar las causas principales de la enfermedad. Las enfermedades crónicas no se producen por la deficiencia de un medicamento. El colesterol alto no es una deficiencia de Lipitor. Los niveles altos de azúcar en la sangre no son una deficiencia de Avandia. Aislar un factor de riesgo, o incluso tratar por separado múltiples factores de riesgo, fracasará hasta que no se haga en el contexto del tratamiento de los desencadenantes originales de la enfermedad.

A todos les encanta la idea de recurrir a una píldora para arreglar el problema. Los cardiólogos abogan por suministrar estatinas en los restaurantes de comida rápida. Tomar Lipitor mientras se come una hamburguesa con queso, papas fritas y una gaseosa no es la solución. Esos alimentos nos matan en formas que nada tienen que ver con el colesterol: nos convierten en resistentes a la insulina y no nos proporcionan la fibra, las vitaminas, los minerales y los antioxidantes que encontramos en la comida de verdad. Y lo peor es que nuevas investigaciones demuestran que las estatinas no son útiles en la prevención, aunque más del 75 por ciento de las recetas se hacen para prevenir enfermedades cardiacas. Funcionan en la prevención de un segundo infarto cardiaco, no para el primero. La institución independiente Cochrane Collaboration[19] realizó una revisión integral de las investigaciones que usaron estatinas para prevenir enfermedades cardiacas, examinando catorce estudios principales en los que participaron 34,000 pacientes con poco riesgo de infarto cardiaco. El resultado fue que hay muy pocos o ningún beneficio. Si no has sufrido un infarto cardiaco, esos medicamentos no te ayudarán a evitarlo, a pesar de los engañosos anuncios comerciales o consejos de los médicos.

Además de la Revisión Cochrane, muchos otros estudios también respaldan esta realidad y destacan los efectos colaterales frecuentes y significativos que trae el consumo de estos medicamentos.[20] En el 10 al 15 por ciento de los pacientes que los toman, provocaron daños musculares, calambres, debilidad y dolores; intolerancia al ejercicio[21] (incluso en ausencia de dolor y creatina fosfokinasa [CPK], o enzimas musculares, elevada); disfunción sexual; daños en el hígado y nervios; y otros problemas.[22] También pueden provocar lesiones celulares, musculares y nerviosas significativas, y muerte celular en la *ausencia* de síntomas.[23]

Un estudio publicado en *Journal of the American Medical Association* examinó cinco pruebas clínicas importantes sobre las estatinas, con la participación de 32,752 personas no diabéticas a lo largo de 4.9 años.

Durante el período del estudio, 2,749 pacientes (o un 8.4 por ciento) desarrollaron diabetes.[24] Por su parte, los que consumieron las dosis más altas de estatinas (que los médicos recetan cada vez más) presentaron el riesgo más alto de padecer diabetes. Si todos los médicos siguieran las normativas más recientes del tratamiento del colesterol, y todos sus pacientes tomaran los medicamentos de estatinas prescritos, tendríamos 3.5 millones de diabéticos más en los Estados Unidos. ¡Ups!

No es que carezcamos de investigaciones que cuestionen los beneficios de las estatinas. Lamentablemente, esas investigaciones no obtienen los miles de millones de dólares en mercadotecnia y publicidad que favorecen a las estatinas.

Pero, ¿entonces los diabéticos no deben tratar de controlar sus niveles de azúcar en la sangre? Sí, por supuesto. Está claro que los altos niveles de azúcar en la sangre provocan lesiones en los vasos pequeños que pueden provocar ceguera, daños renales, daños nerviosos y cataratas. Y las causas fundamentales de muerte en los diabéticos son las enfermedades cardiacas, los infartos y los derrames cerebrales. Pero estos problemas se resuelven mejor tratando las causas originales, no con medicamentos.

Los niveles elevados de insulina son los que desencadenan la presión arterial alta, el colesterol anormal y la inflamación, no los altos índices de azúcar en la sangre.

Bajar tus niveles de azúcar en la sangre sin resolver las causas ocultas o subyacentes te da una falsa sensación de seguridad, y te hace creer que estás haciendo algo bueno para prevenir el infarto cardiaco y la muerte prematura. Lamentablemente, la evidencia demuestra lo contrario.

Es trágico que los seguros médicos no cubran usualmente el tratamiento correcto: una terapia intensa de estilo de vida (aunque creo que esto cambiará pronto). Como nadie obtiene ganancias de la medicina de estilo de vida, no forma parte de la educación o la práctica médica. Debería ser la base de nuestro sistema de salud, pero los médicos la ignoran porque a ellos les pagan por administrar medicamentos y realizar operaciones quirúrgicas. Se les debería pagar por crear y llevar a cabo programas basados en la práctica y programas comunitarios sobre un cambio sostenible del estilo de vida.

El futuro de la atención médica debe ser el de transformar la orientación general del estilo de vida —los mandatos de consumir una dieta saludable y ejercitar regularmente que muchos médicos tratan de sugerirles a sus pacientes— en prescripciones de estilo de vida personalizadas, tanto para la prevención como para el tratamiento de las enfermedades crónicas.

Y llevar a cabo intervenciones en el estilo de vida mediante pequeños grupos es la forma más poderosa de crear cambios sostenibles de conducta. Recuerda, es más fácil recuperar juntos la salud. A menudo el estilo de vida es la mejor medicina cuando se aplica correctamente, y es lo único que logrará que emprendamos el camino para revertir esta crisis global de salud.

MITO 6: LA CIRUGÍA DEL CORAZÓN Y LA ANGIOPLASTIA SON BUENOS TRATAMIENTOS PARA DIABÉTICOS CON ENFERMEDADES CARDIACAS

Un estudio publicado en la revista *New England Journal of Medicine* demostró que la cirugía y la angioplastia practicadas en diabéticos con enfermedades cardiacas no funcionaron mejor que los medicamentos en la reducción del infarto y la muerte, y tienen mayores riesgos.[25]

Cómo pueden matarnos los tratamientos no probados: historia de un paciente

El padre de Dan era diabético y dispuso de la mejor atención médica, farmacéutica y quirúrgica disponibles. Sin embargo, su salud era pésima. En una ocasión fue a la sala de emergencias con un dolor en el pecho y lo llevaron rápidamente al laboratorio de cateterismo para hacerle un angiograma. Le dijeron que necesitaba una operación de desviación coronaria, aunque la evidencia de investigaciones no ha demostrado reducciones de mortalidad en la aplicación de desviaciones coronarias ni angioplastia en diabéticos. Una cosa es no ofrecer un tratamiento efectivo, pero proporcionar un tratamiento dañino, costoso e inefectivo es una falta de ética.

Después de la operación, al padre de Dan se le produjo una infección postoperatoria con MRSA (estafilococo mortal resistente a los antibióticos) en el esternón, que resultó en un mes en la unidad de cuidados intensivos; una cirugía plástica para reparar el defecto torácico que provocó la extirpación del esternón infectado; "miniderrames cerebrales" que le causaron una predemencia;[26] y una lenta recuperación después de la hospitalización, que requirió meses de atención en casa.

La cirugía y la terapia subsiguiente con fluidificantes de la sangre y medicamentos para bajar el colesterol y la presión sanguínea no mejoraron la calidad de su salud ni de su vida, puesto que su capacidad física y mental fue deteriorándose hasta su muerte por un derrame cerebral.

Al padre de Dan no se le ofreció el tratamiento que habría costado menos del 2 por ciento de los $400,000 de su atención, y habría creado sin duda una calidad de vida mucho mejor, al revertir realmente las causas subyacentes de su diabetes y su enfermedad cardiaca. Si se le hubiera dado simplemente la opción de un tratamiento diferente —un programa individual o de grupo para lograr un cambio sostenible e integral de estilo de vida, basado en los principios de *La solución del azúcar en la sangre*— quizás el padre de Dan seguiría vivo y nuestra deuda nacional sería de $400,000 menos. Deberíamos tener derecho al acceso a tratamientos demostrados que ofrecen mejor valor para las personas y el sistema de salud.

MITO 7: LA PÉRDIDA DE PESO ES NECESARIA PARA REVERTIR LA DIABETES

En la convención de la American Diabetes Association en la Ciudad de Nueva York, el expositor principal y central del salón presentó una novedosa "cura" para la diabetes: el tratamiento quirúrgico con desviación gástrica. Lamentablemente, he visto cómo muchos pacientes volvieron a recuperar el peso perdido, y más, después de someterse a esa operación. Por ejemplo, mi paciente Alan estuvo pasado de peso desde los seis años y nunca dejó de sentir un apetito voraz ni un solo día. A los cuarenta años fue sometido a una desviación gástrica, y bajó de 450 libras a 250, pero luego volvió a aumentar 100. A los sesenta años, se sentía enfermo y cansado, y tuvo que lidiar además con las complicaciones de la desviación gástrica.

La desviación gástrica está considerada como una solución para la obesidad. Muestra de ello es que la cantidad de operaciones de este tipo que se realizan cada año ha aumentado por diez en diez años, hasta llegar a 230,000 anuales, a un costo de $30,000 cada una. Si bien este método puede funcionar en algunos casos, claramente no es la respuesta a nuestra epidemia de *diabesidad*. Fracasa con frecuencia y puede causar numerosas complicaciones como vómitos y deficiencias nutricionales.

Reducir el estómago de una persona al tamaño de una nuez mediante una cirugía es una de las formas de combatir la obesidad, y probablemente sea la salvación para algunos, pero no se ocupa de las causas subyacentes. Además, muchos volverán a aumentar de peso porque no cambiaron cómo entienden sus cuerpos ni su relación con los alimentos.

Claramente, la pérdida de peso es vital e importante para lograr una salud óptima. Sin embargo, lo que estamos descubriendo en pacientes sometidos a una cirugía de desviación gástrica, es que incluso un cambio total de la dieta en un breve lapso de tiempo crea cambios metabólicos impresionantes. Todos los parámetros que creíamos vinculados a la obesidad, tales como altos niveles de azúcar en la sangre, colesterol alto, hipertensión, inflamación y obstrucción de arterias se reducen enormemente incluso *sin* una pérdida de peso significativa, debido a los rápidos efectos de los cambios de dieta que controlan qué genes se activan o desactivan.[27] Este proceso se conoce como *nutrigenómica*: la forma en que los alimentos dialogan con nuestros genes. Si bien la pérdida de peso es importante, lo *más* importante es la calidad de los alimentos que ingerimos. Los alimentos son la información que cambia rápidamente nuestro metabolismo y nuestros genes.

Lo contrario también es cierto, como aprendimos en un estudio publicado en la revista *New England Journal of Medicine*, donde se analiza el caso de una mujer a la cual se le extrajeron 20 kilogramos (más de 40 libras) de grasa abdominal con una liposucción.[28] La paciente no mostró cambios en ninguno de los marcadores metabólicos de obesidad, incluyendo el azúcar en la sangre, el colesterol, la presión arterial y la inflamación. A pesar de perder 20 kilogramos, siguió enferma.

La moraleja de todo lo anterior es que la *calidad de los alimentos* que incorporamos a nuestro organismo rige el funcionamiento de nuestros genes, metabolismo y salud en general. No se trata simplemente de una cuestión de peso o de calorías ingeridas/calorías quemadas. Consumir alimentos potentes, alteradores de genes, integrales, reales y frescos que tú cocinas puede cambiar rápidamente tu biología. Perderás peso al equilibrar tus sistemas, no al matarte de hambre. *La solución del azúcar en la sangre* es como someterse a una desviación gástrica sin el dolor de la cirugía, los vómitos y la desnutrición.

4

Adicción a la comida: Cómo reparar tu química cerebral

¿Qué ha ocurrido con la fuerza de voluntad que solíamos tener? Es de todos sabido que la epidemia de obesidad es una cuestión de responsabilidad personal. Debemos ejercer más autocontrol. Hay que dejar de comer en exceso, y reducir la ingestión de bebidas azucaradas y alimentos procesados. No hay alimentos buenos ni malos, sino que todos se deben consumir con moderación. ¿No es cierto?

En teoría suena muy bien, excepto por una cosa...

Nuevos descubrimientos de la ciencia demuestran que los alimentos procesados y abundantes en azúcar, grasa y sal —fabricados en una planta en vez de provenir de una planta (como diría Michael Pollan, autor de *In Defense of Food*)— son biológicamente adictivos.

¿Recuerdas el antiguo anuncio publicitario de papas fritas que decía "Apuesto a que no puedes comerte sólo una"? Yo apuesto a que no puedes imaginarte ese tipo de anuncios sobre un brócoli o una manzana. A nadie le da ansias de comer esos alimentos. Pero es fácil imaginarse una montaña de papas fritas, una bolsa entera de galletas o una pinta de helado desapareciendo rápidamente en un frenesí de apetito inconsciente y reptiliano. El brócoli no es adictivo, pero las papas fritas, las galletas, el helado y las gaseosas pueden serlo tanto como cualquier droga.

En los años ochenta, la entonces Primera Dama Nancy Reagan abogó por el método de "di que no" a las drogas. Lamentablemente, ese método no funcionó como se esperaba, y lo mismo se aplica a nuestra adicción a los alimentos industriales. Existen mecanismos biológicos específicos que rigen la conducta adictiva. Nadie se convierte en adicto a la heroína, la cocaína o la bebida por elección. Nadie escoge tampoco una adicción a la comida. Estas conductas surgen de centros primitivos de gratificación neuroquímica del cerebro que ignoran la fuerza de voluntad normal y, en el caso de la adicción a la comida, aplastan las señales biológicas comunes que controlan el apetito.

¿Por qué a los obesos les resulta tan difícil perder peso a pesar del rechazo social, de las consecuencias para su salud como la hipertensión, la diabetes, las enfermedades cardiacas, artritis e incluso el cáncer, y del deseo intenso de bajar de peso? No es porque *quieran* ser gordos.

Se debe a que en la gran mayoría de los casos, ciertos tipos de alimentos —los procesados hechos con azúcar, grasa y sal, combinadas en formas que la industria alimenticia mantiene en el más estricto secreto— son adictivos. Estamos biológicamente "conectados" para desear esos alimentos y comerlos tanto como podamos.

¿ERES ADICTO?

Aunque algunos de nosotros podamos estar genéticamente predispuestos a las propiedades adictivas de los alimentos (o de la heroína o el alcohol), si examinamos nuestra propia conducta, y nuestra relación con el azúcar en particular, descubriremos que nuestra conducta hacia el azúcar se corresponde perfectamente con el porqué no podemos controlar la *diabesidad*. Usa la escala que viene a continuación, creada por los investigadores del Rudd Center for Food Policy and Obesity de Yale,[1] para determinar si padeces adicción a la comida.

Si tu calificación es de 3 o más, o respondes "Sí" a más de dos de las preguntas, podrías estar padeciendo adicción a la comida.

De acuerdo a estos criterios psicológicos y a nuevas investigaciones neurológicas, muchos de nosotros, incluyendo la mayoría de los niños obesos, son "adictos" a los alimentos de origen industrial.[2]

Revisemos algunos de los hallazgos científicos que confirman que la comida puede ser realmente adictiva:

1. El azúcar estimula los centros de placer o gratificación del cerebro mediante el neurotransmisor dopamina, exactamente como cualquier otra droga adictiva.[3]

2. Las tomografías cerebrales (PET scan) demuestran que los alimentos con alto contenido de azúcar y grasa funcionan en el cerebro de la misma forma que la heroína, el opio o la morfina.[4]

Encierra en un círculo el número que mejor se corresponda con tu nivel de conducta:
0 = nunca, 1 = una vez al mes, 2 = dos a cuatro veces al mes, 3 = dos a tres veces a la semana, y 4 = todo el tiempo.

1. Cuando como ciertos alimentos, termino consumiendo más de lo planificado.	0 1 2 3 4
2. Sigo comiendo ciertos alimentos aunque no tenga apetito.	0 1 2 3 4
3. Me preocupa dejar de comer o reducir el consumo de ciertos alimentos.	0 1 2 3 4
4. Cuando me faltan ciertos alimentos hago todo lo posible por conseguirlos. Por ejemplo, voy a comprarlos al mercado aunque tenga otras opciones en casa.	0 1 2 3 4
5. Ha habido ocasiones en que he consumido ciertos alimentos con tanta frecuencia o en cantidades tan grandes que he dedicado mi tiempo a comer en vez de trabajar, pasar tiempo con la familia o amigos, o disfrutar de otras actividades importantes o recreativas que me agradan.	0 1 2 3 4

(Continúa)

6. Cuando dejo de comer o reduzco la cantidad de ciertos alimentos, me da ansiedad u otros síntomas físicos. *(No incluyas los síntomas provocados por la reducción de bebidas con cafeína como gaseosas, café, té, bebidas energéticas, etc.)*		0 1 2 3 4
7. He consumido ciertos alimentos para no sentir ansiedad, agitación u otros síntomas físicos que comenzaban a aquejarme. *(No incluyas el consumo de bebidas con cafeína como gaseosas, café, té, bebidas energéticas, etc.)*		0 1 2 3 4
8. Mi conducta respecto a los alimentos y el hábito de comer me causa un desasosiego significativo.		0 1 2 3 4
9. Padezco problemas significativos para funcionar con eficacia (rutina diaria, trabajo/escuela, actividades sociales y familiares, dificultades de salud) a causa de los alimentos y el hábito de comer.		0 1 2 3 4
EN LOS ÚLTIMOS 12 MESES	No	Sí
10. El consumo de comida me ha provocado problemas psicológicos significativos como depresión, ansiedad, sentimientos de odio hacia mí mismo o de culpa.	0	1
11. El consumo de comida me ha provocado problemas físicos significativos o empeorado los ya existentes.	0	1
12. He descubierto que, con el tiempo, necesito comer más y más para sentir lo que quiero, ya sea reducir las emociones negativas o más placer.	0	1
13. He tratado de reducir la cantidad o dejar de comer ciertos alimentos.	0	1
TOTAL		

3. Las tomografías cerebrales (PET scan) demuestran que las personas obesas y los drogadictos tienen menor cantidad de receptores de dopamina, lo cual los hace más propensos a desear cosas que estimulen esa sustancia en su organismo. Una situación que es, en parte, determinada genéticamente.

4. Los alimentos con alto contenido de grasa y dulce estimulan la descarga de los opioides (sustancias químicas como la morfina) del organismo en el cerebro.

5. Los medicamentos que usamos para bloquear los receptores de heroína y morfina en el cerebro (naltrexona) también reducen el consumo y preferencia por los alimentos dulces y con alto contenido de grasa, tanto en personas de peso normal como en los obesos que comen exageradamente.

6. Los seres humanos (y las ratas) desarrollan una tolerancia al azúcar: necesitan más y más para satisfacerse. Lo mismo ocurre con drogas como el alcohol o la heroína.

7. Las personas obesas siguen consumiendo grandes cantidades de alimentos perjudiciales, a pesar de sus graves consecuencias negativas sociales y personales, al igual que los adictos y los alcohólicos.

8. Los animales y los seres humanos experimentan un "síndrome de abstinencia" cuando reducen súbitamente el consumo de azúcar, tal como les ocurre a los adictos cuando están desintoxicándose de las drogas.

9. Al igual que las drogas, después del período inicial de "disfrute" de los alimentos, la persona no los consume para experimentar el mayor placer, sino para sentirse normal.

¿Recuerdas la película *Súper engórdame**, en la cual el cineasta independiente Morgan Spurlock hacía tres comidas diarias en McDonald's? Lo que me impresionó no fue que aumentara 24.5 libras, o que aumentara su nivel de colesterol, ni siquiera que comenzara a padecer de hígado graso. Lo sorprendente fue el retrato de la cualidad adictiva

---

Super Size Me, comercializada en español como *Súper engórdame* (2004).

de la comida que logró reflejar. Al comienzo del documental, después de disfrutar de su primera comida "supergrande", tuvo que vomitar como lo haría un adolescente que bebe demasiado alcohol en su primera fiesta. Sin embargo, al final, sólo se sentía "bien" cuando consumía esa comida chatarra. El resto del tiempo se sentía deprimido, exhausto, ansioso e irritable, y perdió el apetito sexual, tal y como les ocurre a los adictos o fumadores cuando se abstienen de su droga. La comida era claramente adictiva.

El problema de la adicción a la comida se complica con el hecho de que los fabricantes de alimentos se niegan a revelar datos internos sobre cómo combinan los ingredientes para elevar al máximo el consumo de sus productos, a pesar de reiteradas solicitudes de los investigadores. En su libro *The End of Overeating*, el Dr. David Kessler, exdirector de la Food and Drug Administration o FDA, describe la ciencia de cómo la comida se transforma en droga: por medio de la creación de alimentos hiperapetecibles que propician la adicción neuroquímica.

EL CASO ESPECIAL DE LAS CALORÍAS LÍQUIDAS

Las calorías del azúcar líquido son uno de los "alimentos" más adictivos de nuestra dieta. Las bebidas azucaradas son una categoría única. Aparte de ser la fuente principal de azúcar adicional en la dieta, estimulan más la diabetes y la obesidad que la comida sólida (incluso la comida chatarra).[5] Y muchas de esas bebidas también vienen cargadas de cafeína, lo que aumenta sus propiedades adictivas.

¿Por qué las bebidas azucaradas son tan perjudiciales?[6] Estas son algunas buenas razones:

1. Si ingieres tus calorías en bebidas azucaradas, no reducirás las calorías sólidas para compensar. Por tanto, no son solamente calorías "vacías", sino calorías adicionales que no comerías normalmente.

2. Entre 1977 y 2002, el consumo de calorías en bebidas azucaradas se duplicó, y es la fuente principal de calorías adicionales de azúcar en nuestra dieta.

3. En ese mismo período, se duplicaron los niveles de obesidad en niños de dos a once años, y se triplicaron en adolescentes de doce a diecinueve años.[7]

4. Más del 90 por ciento de los niños estadounidenses bebe gaseosas todos los días. Las calorías líquidas componen del 10 al 15 por ciento del consumo diario total de calorías del adolescente promedio.

5. El consumo promedio de bebidas azucaradas es de 175 calorías diarias. Como esas calorías se incorporan como añadido a las que provienen de los alimentos sólidos, eso equivaldría a una ganancia anual de 18 libras en el peso de una persona promedio.

6. Cada lata de gaseosa que los niños consumen por día incrementa el riesgo de sobrepeso en un 60 por ciento.[8] Las gaseosas son la fuente principal de azúcar adicional en las dietas de los niños. Investigadores del Children's Hospital de Harvard demostraron en una prueba aleatoria que, si se les proporciona acceso fácil a sustitutos para las bebidas azucaradas, los niños reducirían su ingestión en un 82 por ciento y experimentarían una pérdida de peso significativa.[9]

7. En el estudio realizado por Nurses' Health donde participaron 91,249 mujeres, las que consumieron una bebida azucarada tuvieron un 82 por ciento más de riesgo de diabetes en cuatro años. Por su parte, las que consumieron ponche de frutas duplicaron su riesgo de contraer diabetes.[10]

8. Otros estudios también vinculan las bebidas azucaradas a la prediabetes, la diabetes (particularmente en los afroamericanos)[11] y enfermedades cardiacas.[12]

9. Una revisión de más de 30 estudios, publicada en la revista *American Journal of Clinical Nutrition*, encontró claras evidencias de que el consumo de bebidas azucaradas propicia el aumento de peso.[13]

En resumen: cuando obtienes calorías en forma líquida, no sientes llenura, por lo que terminarás comiendo más.

Un extenso estudio realizado por científicos de Harvard y financiado por los Centers for Disease Control o CDC y la Robert Wood Johnson Foundation, reveló que si bebiéramos agua en vez de gaseosas, consumiríamos 225 menos calorías al día (equivalente a una gaseosa).[14] En un año, eso equivale a 82,123 calorías menos. Y a una pérdida de peso de 24 libras al año con el simple hecho de cambiar a bebidas no endulzadas.

¿Qué debemos beber entonces? Agua. Agua del grifo. Fíltrala, enfríala, exprímele un poco de jugo de limón, y disfrútala. Se nos ha lavado el cerebro de forma tal que consideramos impropio beber agua sola, pero en realidad es lo que forma parte de nuestro cuerpo, y nos ayudará a perder peso. A propósito, un grupo de investigadores descubrió que beber agua antes de las comidas incrementa la pérdida de peso en un 44 por ciento aproximadamente.[15]

Existen abundantes pruebas de que las bebidas azucaradas son perjudiciales para nuestra salud. Pero aunque no lo fueran, ¿no deberían demostrar los fabricantes de esos productos que consumirlas es seguro, en vez de esperar que sean los científicos con escasos fondos quienes demuestren que son dañinas?

Ha habido algunos estudios que afirman que hay poca o ninguna asociación entre el aumento de peso y las bebidas azucaradas.[16] Sin embargo, gran parte de ellos fueron financiados por la industria alimenticia, incluyendo la American Beverage Association (conocida antiguamente como American Soft Drink Association). En 2007, de hecho, una revisión de más de 206 estudios científicos reveló que si la industria alimenticia era quien financiaba el estudio, éste era ocho veces más propenso a mostrar hallazgos favorables a dicha industria.[17]

Un hecho poco conocido es que numerosos colosos de la industria alimenticia se agruparon para formar el Center for Consumer Freedom,[18] que ha creado una campaña de comunicación donde se afirma que la epidemia de obesidad es un engaño, y nos dicen: "No crean lo que ven. Créannos a nosotros". Debido a "preocupaciones de privacidad", el sitio Web de dicha campaña no revela de dónde procede su financiamiento. Varios investigadores descubrieron que Coca-Cola, PepsiCo, Kellogg, Kraft y otras compañías estaban detrás de la iniciativa pero quisieron permanecer en el anonimato porque, según se reportó en el sitio Web, le temen a los fascistas de los alimentos: esos grupos de milicias vegetarianas y creadoras de huertos orgánicos. ¡Dios mío!

Bebidas de dieta: ¿beneficiosos o dañinos?

Si piensas que las bebidas de dieta son la respuesta, piénsalo de nuevo. Su consumo se ha incrementado en un 400 por ciento desde 1960. Aunque pueden o no provocar cáncer, hay cada vez más evidencias de que propician el aumento y no la pérdida de peso. Quienes consumen bebidas de dieta tienen un por ciento de riesgo 200 veces mayor de sufrir aumento de peso; un riesgo 36 por ciento mayor de padecer prediabetes o síndrome metabólico, y un 67 por ciento de incremento de riesgo de tener diabetes. Un estudio en el que participaron más de 400 personas reveló que quienes beben dos gaseosas de dieta al día experimentan cinco veces más incremento en circunferencia de cintura que quienes no las consumen.

Aparentemente no podemos ser más listos que la Madre Naturaleza. Engañar al cerebro para que piense que comemos algo dulce afecta el metabolismo. Los endulzantes artificiales desestabilizan las señales hormonales y neurológicas normales que controlan el apetito y la saciedad (sensación de llenura). Un estudio con ratas alimentadas con comida endulzada artificialmente descubrió que el metabolismo disminuyó su ritmo, y obligó a los animales a consumir más calorías y ganar más peso que las ratas que comieron alimentos endulzados con azúcar real.[19]

En otro alarmante estudio, las ratas a las que se les dio la opción de elegir entre cocaína y endulzantes artificiales, prefirieron siempre los endulzantes, incluso cuando se les programó previamente para ser adictas a la cocaína. Según el autor del estudio, "[l]a preferencia absoluta por la dulzura en el gusto puede conducir a una reorganización en la jerarquía de los estímulos potencialmente adictivos, con dietas endulzadas... adquiriendo predominio sobre la cocaína y posiblemente otras drogas de abuso".[20]

El uso de endulzantes artificiales, así como la "pornografía alimentaria", o sea, la experiencia sensual de lo dulce, la grasa y lo salado en la boca, altera nuestras preferencias por los alimentos. El paladar pasa de poder disfrutar de las frutas, las verduras y los alimentos enteros a desear sólo lo sensual.[21]

Mi consejo es renunciar a la stevia, aspartame, sucralosa, a los alcoholes de azúcar como el xylitol y el malitol, y a todos los demás edulcorantes de uso y mercadeo excesivo, a menos que quieras disminuir el ritmo de tu metabolismo, aumentar de peso y convertirte en un adicto.

Bajo el programa de cupones para alimentos (SNAP, por sus siglas en inglés), el U.S. Department of Agriculture gasta $4 mil millones anualmente en gaseosas para los pobres. Una cifra que equivale a comprar casi 30 millones de raciones diarias o más de 10 mil millones de raciones al año de bebidas endulzadas con sirope de maíz. El gobierno (o mejor, los impuestos que pagamos los contribuyentes) paga por esos gastos tanto ahora como después, a través de los costos inflados de Medicaid y Medicare por concepto de obesidad y enfermedades provocadas por la diabetes. Pero no revisan esa política porque dicen que es discriminatorio impedir la compra de gaseosas. ¿A quién se discrimina, a los pobres, a los alimentos industriales o a la agricultura?

EL "IMPUESTO A LAS GASEOSAS"

Thomas Frieden, director de los Centers for Disease Control (CDC) y Kelly Brownell de la universidad de Yale redactaron un artículo que se publicó en la revista *New England Journal of Medicine* abogando por un impuesto a las bebidas azucaradas de un centavo por onza, conocido en todo el país como "impuesto a las gaseosas". Se estima que, del mismo modo que el impuesto a los cigarrillos que ha reducido el tabaquismo, este arancel reduciría el consumo de gaseosas en un 23 por ciento al año. Los ahorros por concepto de gastos de salud en diez años ascenderían a $50 mil millones. Además, el aumento de ingresos para los gobiernos estatales carentes de fondos sería de $150 mil millones al año.

Aunque imponerle un arancel a las bebidas azucaradas no erradicaría la obesidad, las calorías líquidas han demostrado ser un claro objetivo para la intervención de salud pública. Hacerlo generaría ingresos para programas de prevención y tratamiento de la obesidad y reduciría el consumo de refrescos. Además, se podrían destinar fondos de esa iniciativa para programas comunitarios que se enfocaran en la obesidad en adultos y niños, especialmente para los pobres.

Esto no costaría nada y tendría un impacto inmediato. Además, podría "superengordar" las iniciativas de Michelle Obama, quien sólo dispone de $400 millones para combatir la obesidad infantil. La American Beverage Association, liderada por Coca-Cola y Pepsi, gastó un millón de dólares en cabildeo contra esta idea en el 2000. En 2009, gastaron $20 millones. Si no pensaran que afectaría la política o el consumo, no lo estarían peleando. Sus propios estudios internos revelan que cuando Coca Cola incrementó sus precios en un 12 por ciento, las ventas bajaron un 14.6 por ciento.

Nosotros *podemos* alterar las condiciones existentes en nuestro medio que fomentan y propician la *diabesidad* y las conductas adictivas. Es simplemente una cuestión de voluntad pública y política. Si no lo hacemos, enfrentaremos una continua epidemia de obesidad y enfermedad en la nación y en el planeta.

Si se les obliga, los grandes fabricantes de productos agrícolas pueden comenzar a cultivar alimentos sanos para nutrir a la nación, mientras que los colosos de la fabricación de alimentos pueden crear soluciones innovadoras que satisfagan a los consumidores, y proporcionen comida sana, económica, conveniente y deliciosa para nuestro mundo. Sin embargo, esas industrias *no* se vigilarán a sí mismas. Y si los alimentos que comercializan son adictivos, ¿cuáles son las implicaciones éticas, legales y morales de permitir a estos traficantes de comida el acceso sin restricción a nuestros niños?

5

Cómo nos están matando los grandes fabricantes de alimentos, productos agrícolas y medicinas

¿Cuál es la fuerza impulsora tras los productos baratos y de escasa calidad que no son más que combinaciones de grasa, azúcar y sal, que, como leímos en el capítulo anterior, se ha demostrado que son tan adictivos como cualquier droga?

La "comida chatarra" producida a partir de y sustentada con subsidios gubernamentales como la Ley Agrícola de 2010 (2010 Farm Bill) es comercializada intensamente (por un total de $30 mil millones al año) por megacorporaciones de alimentos como Altria (conocida anteriormente como Philip Morris–Kraft), ConAgra, Cargill, Tyson, Sara Lee, Unilever, General Mills, Kellogg, Coca-Cola y PepsiCo. El subsidio del gobierno propicia que un dulce esponjoso conocido como "Twinkie", hecho con treinta y nueve ingredientes diferentes y un enorme presupuesto de mercadeo, pueda costar menos que un retoño de brócoli.

Nuestra población, cada vez más ancha de cintura, consume de buen agrado estos alimentos procesados, lo cual propulsa los niveles de obesidad hasta casi tres de cada cuatro estadounidenses. Mientras más comen, más engordan. Y mientras más gordos están, más propensión tienen de padecer enfermedades cardiacas, diabetes, cáncer, y otros tantos trastornos crónicos. Mientras más enferma esté nuestra población, más medicinas venderán las grandes compañías farmacéuticas para el colesterol alto, diabetes, hipertensión, depresión y muchas otras enfermedades relacionadas con el estilo de vida. Uno de los principales productos de la industria alimenticia de los Estados Unidos es un ejército de pacientes para la industria de la salud. La triada tóxica de los grandes fabricantes de productos agrícolas, alimentos y medicinas obtiene ganancias de una nación de ciudadanos enfermos y obesos. Esencialmente, el gobierno te acompaña en la fila de las cadenas de comida rápida para ayudarte a comprar hamburguesas de queso, papas fritas y gaseosas.

Sin embargo, en la sección de verduras y vegetales de tu supermercado, no te ayudará nadie. El Farm Bill de 2010 proporcionó subsidios por $42 mil millones a los grandes fabricantes de productos agrícolas para la producción de azúcar barata (de maíz), y grasas (de los frijoles de soya), pero no les brindó ayuda a los agricultores para que cultivaran frutas, verduras o alimentos sanos y enteros. Aparte de los subsidios al maíz, azúcar y trigo, la legislación no mueve un dedo en apoyo de la producción de productos agrícolas enteros, frescos, locales, de temporada u orgánicos.

Por esa razón adondequiera que miremos —mercados, escuelas e instituciones gubernamentales y programas de alimentos— encontraremos alimentos procesados baratos (o "sustancias semejantes a alimentos") repletos de calorías y deficientes en nutrientes. Cada vez se hace más difícil evitar elegir alimentos que provocan obesidad, especialmente cuando el precio de las frutas y las verduras ha incrementado a una velocidad cinco veces mayor a la de las bebidas azucaradas.

No es una coincidencia que en nuestro país los estados más pobres, como Mississippi, son también los más obesos. Las carencias económicas imposibilitan la toma de mejores decisiones de alimentación, y los niveles de pobreza son mucho mayores de lo que han sido en una generación. Y los alimentos más sanos no sólo son siempre más caros, sino que con frecuencia no están disponibles en los barrios más pobres.

Esta combinación de factores es un vínculo directo con la obesidad y la diabetes.

Nuestro gobierno no ha sido muy útil en estas áreas. Se ha enfocado en la educación (o sea, en la pirámide de los alimentos o la nueva iniciativa "mi plato") y en estimular la responsabilidad personal, en vez de controlar a los grandes fabricantes de alimentos. Sus acciones son anémicas, en el mejor de los casos. En 2011, la Federal Trade Commission (FTC) y otras agencias gubernamentales anunciaron nuevas normativas de comercialización de alimentos.[1] Querían que los grandes fabricantes se abstuvieran de anunciarles a los niños alimentos con grasas transgénicas o con más del 15 por ciento de grasa saturada, 210 miligramos de sodio, o 13 gramos de azúcar añadida por ración. Pero esto fue sólo una sugerencia de normativas que la FTC puso a consideración de la industria de los alimentos para su implementación en cinco años. Es como sugerirle a las tabacaleras que consideren no comercializar cigarrillos a los niños en cinco años. Necesitamos políticas más exigentes, en vez de someternos a los intereses de los cabildos.

La industria alimenticia ha decidido evitar cualquier regulación que les ofrezca a los consumidores información real y creíble sobre los efectos causantes de enfermedades o que promueven la salud en sus productos. A solicitud de los Centers for Disease Control, el Institute of Medicine, una institución científica independiente, elaboró recomendaciones para las etiquetas de los alimentos que se concretaron a finales de 2011. Por tal razón, a principios de 2011, dos importantes asociaciones comerciales de la industria alimenticia, la Grocery Manufacturers of America (GMA) y el Food Marketing Institute, anunciaron un nuevo sistema voluntario de rotulados de nutrición. Las principales compañías de alimentos y bebidas lo usarán en la parte frontal de los envases "para ayudar a los consumidores ocupados a tomar decisiones informadas". O más bien para confundirlos totalmente. El sistema relaciona el porcentaje de varios nutrientes a voluntad. La mayoría de los expertos en nutrición confrontaría dificultades para determinar si el alimento es sano o no, y ésa es la intención. En Europa, el sistema de rótulos rojo, amarillo y verde les proporciona a los consumidores una forma fácil de evaluar rápidamente sus opciones de alimentos. Pero el mantra de la industria alimenticia es que no hay alimentos malos. Eso no tiene sentido. La ciencia se ha expresado claramente: las grasas transgénicas y el sirope de maíz rico en fructosa lo son, al igual que las dosis farmacológicas de azúcar.

Aparentemente, el público en general también prefiere que el gobierno no regule lo que comemos. Si aceptamos que el gobierno decrete regulaciones de seguridad vehicular, y que la FDA supervise la seguridad de los medicamentos, ¿por qué somos tan reacios a supervisar las industrias alimenticia y agrícola? Después de todo, una dieta insuficiente causa muchas más muertes que los accidentes automovilísticos. No podemos dejar de ninguna manera, que la Triada Tóxica se vigile a sí misma. Si no funcionó con las grandes tabacaleras ¿por qué funcionaría en su caso?

LAS CAUSAS DE UN AMBIENTE OBESOGÉNICO

Existe una tendencia de culpar a la víctima en todo esto e ignorar las condiciones ambientales que propician la obesidad y las enfermedades y conduce a lo que se conoce en la actualidad como ambiente "obesogénico". Hay cinco factores fundamentales:

1. **La comida chatarra, la comida rápida y la comida procesada industrialmente son adictivas**. Como hemos visto, estos alimentos son biológicamente adictivos y estimulan el consumo excesivo de calorías.
2. **La influencia de los grandes fabricantes de productos agrícolas incrementa la obesidad en el mundo.** El excedente de los cultivos de los Estados Unidos se les vende barato a los países pobres, lo cual destruye las economías agrícolas locales y saca de la circulación a los agricultores, creando desempleo y haciendo que las naciones en vías de desarrollo dependan de alimentos y sirope de maíz importados.

3. **La mercadotecnia amoral y manipuladora de los alimentos influye en los hábitos de comer.** El gobierno ejerce muy poco control sobre las prácticas de mercadeo de los grandes fabricantes de alimentos, especialmente en lo referente a los niños. Otorga licencia para el uso de espacios en la radio y la televisión, pero no los vigila.

4. **Las familias han dejado de comer juntas alimentos cocinados en casa.** La hora de la comida familiar ha desaparecido paulatinamente en gran parte de los Estados Unidos. Aunque hay muchas razones para ello, se debe en gran medida a la proliferación de comidas de conveniencia o rápidas. Y esto ha hecho surgir una generación de estadounidenses que tiene problemas para reconocer verduras y frutas en su forma original y no sabe cocinar en otro aparato que no sea el horno microondas.

5. **Abundancia de toxinas medioambientales.** Las mismas contribuyen al aumento de peso, obesidad, y diabetes. No sólo tenemos que preocuparnos por lo que comemos, sino además por la abundancia de plásticos, metales y contaminantes que, según se ha demostrado, envenenan y desaceleran nuestro metabolismo y causan el aumento de peso.

Para cambiar realmente nuestro ambiente obesogénico, es necesario crear opciones más sanas para todos. Debemos enfocarnos en medidas específicas personales y políticas, así como comunitarias, para transformar nuestro panorama alimenticio.

PRÁCTICAS DE COMERCIALIZACIÓN DE ALIMENTOS: ¿SON ÉTICAS, MORALES O LEGALES?

Los grandes fabricantes de alimentos se aprovechan de la abundancia de alimentos procesados en nuestro país para elevar sus ganancias con el uso de las tecnologías de medios de comunicación. Aparte del consumo de bebidas azucaradas, la cantidad de horas ante la pantalla es el factor principal relacionado con la obesidad. El estadounidense promedio está nueve horas y media al día ante una pantalla, especialmente la del televisor. Además del efecto hipnótico de ver televisión, que también desacelera el metabolismo, la incesante publicidad de alimentos dirigida a los niños es uno de los factores fundamentales que provocan este problema. Aunque el niño promedio de dos años puede identificar, por su nombre, las marcas de comida chatarra en los supermercados, muchos alumnos de enseñanza primaria no puede diferenciar inmediatamente una papa de un tomate (algo que Jamie Oliver demostró en su programa de televisión *Food Revolution*).

Piensa en esto: si las comidas procesadas y chatarra son adictivas, y estamos incitando a nuestros niños a consumirlas, ¿cuáles son las implicaciones morales, éticas y jurídicas de esta situación?

La Robert Wood Johnson Foundation es la principal organización dedicada a luchar contra la epidemia de obesidad infantil, e invierte $100 millones al año en educación y programas públicos. ¿En cuánto tiempo crees que la industria alimenticia gasta esa cantidad en el mercadeo de comida procesada y chatarra dirigido a los niños? En cuatro días. El cuatro de enero de cada año, la mayor institución que financia la batalla contra la obesidad se queda sin fondos, debido a lo cual la industria alimenticia dispone del resto de ese año para traficar sus "drogas".

El niño promedio ve anualmente 10,000 anuncios de comida chatarra. La industria alimenticia gasta $13 mil millones al año en la mercadotecnia de sus productos dirigida a los niños. Pero además del ataque televisivo, hay nuevas colocaciones de productos en juguetes, juegos, materiales educativos, canciones y películas; en representación de celebridades y campañas clandestinas orales, por mensajes de texto y la Internet. La industria alimenticia usa con orgullo términos como mercadotecnia "furtiva", "viral" y "de guerrilla" para describir sus prácticas en Facebook, YouTube, y Twitter, así como en colocaciones de productos en programas televisivos populares como *American Idol*, durante los cuales los miembros del jurado beben Coca Cola, gracias a contratos multimillonarios. Mientras peor sea el alimento, más gastarán las compañías en su mercadeo.

Estas actividades burlan las normas del mercadeo convencional, y los controles de la sociedad y de los padres. Ni hablando con tu hijo sobre lo que es una alimentación sana antes de cada comida podrías competir con el ataque continuo de mensajes coercitivos de la industria. Un estudio realizado por la universidad de Yale reveló que los niños que vieron anuncios de alimentos comieron un 50 por ciento más de las meriendas que se les pusieron delante. El estímulo visual activa el cerebro para comer más. Las meriendas o *snacking* (un invento de los Estados Unidos) se considera algo divertido, apasionante y en última instancia una fuente de felicidad.

El Dr. Kelly Brownell y su grupo del Rudd Center for Food Policy and Obesity de Yale, publicaron datos que demuestran que los cereales para el desayuno con el peor valor nutritivo tuvieron la mayor cantidad de anuncios (www.cerealfacts.org). Si logramos detener la publicidad de Joe Camel*, es necesario que hagamos lo mismo con este tipo de mercadeo. En el mejor de los casos es injusto. En el peor, tráfico de drogas.

Sin embargo, el gobierno es débil a la hora de regular la publicidad de los alimentos. En 1978, la FTC decretó que los anuncios publicitarios de bebidas azucaradas no eran éticos, porque fomentaban el deterioro dental. Los fabricantes de refrescos cabildearon en el Congreso, y éste, por su parte, decidió no darle subsidios ese año a la FTC, debido a lo cual la comisión no pudo seguir adelante al faltarle fondos para impulsar esa legislación. ¿Resultado? En los Estados Unidos, la publicidad de alimentos dirigida a los niños es casi ilimitada; sin embargo, en otros países como Suecia, Noruega y Gran Bretaña, está prohibida.

El Center for Science in the Public Interest presentó una demanda judicial contra Coca-Cola por prácticas engañosas en el mercadeo de su

---

*Mascota oficial de la marca de cigarrillos Camel, eliminada de los anuncios en 1997. (N. del t.)

producto "Vitamin Water". La compañía contrató a celebridades como Kobe Bryant y Lebron James para divulgar sus efectos saludables. La minúscula cantidad de vitaminas existente en una botella de 125 calorías (beberse una al día implica un aumento de peso de unas 10 libras al año), es irrelevante en comparación con su contenido de azúcar. La demanda se fundamentó en la "Regla de la gominola" (Jelly Bean Rule), que prohíbe a las compañías comercializar como sana la comida chatarra con beneficios mínimos de salud. Los abogados de Coca-Cola se defendieron afirmando que "ningún consumidor podía ser confundido razonablemente y pensar que Vitamin Water es un producto sano". Asombroso. Se defienden diciendo que nadie es lo suficientemente estúpido como para creer sus anuncios de que es realmente una bebida sana. Que les pregunten a unos cuantos adolescentes promedio.

En 2005, el Institute of Medicine (IOM) publicó su informe *Food Marketing to Children and Youth: Threat or Opportunity?* [2]. Revisaron más de 123 estudios analizados por colegas sobre los vínculos entre el mercadeo de alimentos y las preferencias, solicitudes, consumo, aumento de peso y diabetes en los niños. Al IOM no se le permitió revisar ninguna investigación interna realizada por la industria alimenticia, por lo cual realizó investigaciones enfocadas en niños, entre los cuales había alumnos de enseñanza preescolar, para determinar los desencadenantes psicológicos de las opciones de alimentación. El informe resultante del IOM documenta el esfuerzo integral y deliberado de la industria alimenticia para buscar formas de aprovecharse de la naturaleza sugestionable de los niños. Recuerda que no sólo venden Nintendos, sino también sustancias que son causas demostradas de obesidad, diabetes, enfermedades cardiacas y cáncer.

La conclusión del IOM es que necesitamos "derivar las fuerzas de mercadeo de comidas y gaseosas hacia mejores dietas para los niños y jóvenes de los Estados Unidos". Algunos fabricantes de alimentos promueven programas de salud y ejercicios, y limitan el acceso a bebidas azucaradas en las escuelas, pero "distan mucho de alcanzar su máximo potencial". Aunque la industria alimenticia aceptó retirar las bebidas azucaradas de las escuelas bajo la presión de la Clinton Foundation, modificaron el acuerdo posteriormente para permitir la venta de "aguas vitaminadas" y "bebidas deportivas", anulando los progresos logrados para que las escuelas fueran más sanas.[3] Un estudio reciente descubrió que el reemplazo de las gaseosas por "bebidas deportivas" en las máquinas expendedoras de las escuelas no ejerció impacto alguno en el peso ni en la salud. Fue una buena iniciativa de relaciones públicas, pero sólo condujo a mayores ganancias de los grandes fabricantes de alimentos y a cinturas más anchas en los chicos. Los grandes fabricantes de alimentos no sacrificarán sus ganancias ni cambiarán sus prácticas publicitarias voluntariamente. Su método fundamental de aumentar los ingresos es hacer que la gente coma más. Y el IOM aconseja que "el Congreso debe aprobar leyes que decreten el cambio [en las prácticas de comercializar los alimentos]".

La respuesta de los grandes fabricantes de alimentos y del gobierno a estudios como el anterior es que la "opción individual" guía las decisiones, y que el público puede escoger por sí mismo cuántos alimentos perjudiciales puede o debe consumir. Sin embargo, esa posición tiene problemas significativos. En primer lugar, los alimentos procesados son adictivos. Y las investigaciones de economía conductual demuestran que incluso cuando la gente piensa que toma decisiones libres y racionales, no es así.[4] La biología adictiva, la publicidad dominante, los bajos precios y otros factores sociales y medioambientales se conjugan para conformar nuestras preferencias de alimentación.

Los estadounidenses respaldan el cambio: el 72 por ciento de los neoyorquinos aprueba un impuesto a las bebidas azucaradas si la recaudación se usa para prevenir y darle tratamiento a la obesidad; un 69 por ciento apoya cambios en la nutrición escolar; y un 51 por ciento, la prohibición absoluta de la publicidad de comida chatarra.[5]

QUÉ PODEMOS HACER PARA CREAR UNA NACIÓN Y UN MUNDO MÁS SANO

Nuestra crisis global económica y de salud se achaca a los pecados personales de pereza, glotonería y falta de voluntad. La evidencia científica y un análisis más profundo de los principios y conductas políticas y empresariales no respaldan que se acuse al individuo. O sea, que aunque padezcas de *diabesidad*, no es culpa tuya. No se trata de que te falte simplemente la fuerza de voluntad. La solución de estos problemas exige cambios comunitarios, sociales y políticos que fomenten y estimulen opciones sanas.

Todo comienza con la acción personal y la organización comunitaria. La creación de un mundo más sano es un acto revolucionario que puede empezar en este mismo instante. Recuerda las palabras de Margaret Mead: "Nunca dudes que un pequeño grupo de ciudadanos conscientes y comprometidos pueda cambiar el mundo. De hecho, es lo único que lo ha logrado".

En el próximo capítulo conocerás un nuevo modelo de salud basado en las ciencias, llamado "medicina funcional", que puede ser el impulsor de un cambio monumental en la forma de tratar las enfermedades y recuperar nuestra salud, acometiendo las causas de los desfases en nuestros sistemas biológicos y sociales, estrechamente interconectados.

6

Medicina funcional: Un nuevo método para revertir la epidemia

La forma en que opera la medicina moderna es como tratar de diagnosticar qué le ocurre a tu coche escuchando los ruidos que hace, en vez de inspeccionar bajo el capó. A menudo ignoramos problemas que tenemos justo delante. La mayoría de los médicos garantizarían un 100 por ciento que no padeces de prediabetes si tienes un índice normal de azúcar en la sangre (menos de 100 mg/dl) o un resultado normal en la prueba de tolerancia a la glucosa (donde se evalúa el azúcar en la sangre 2 horas después de ingerir una bebida azucarada). Lamentablemente, están equivocados en un 100 por ciento porque no miran bajo el capó.

Muchos de mis pacientes tienen un nivel perfectamente normal de azúcar en la sangre, pero tienen los niveles de insulina por las nubes y todas las demás fallas metabólicas que acompañan a la prediabetes, sin embargo, cuando vienen a verme, a la mayoría no se le ha diagnosticado prediabetes. Incluso con el limitado método convencional de diagnosticar prediabetes como un índice de azúcar en la sangre por encima de los 100 mg/dl, y una tolerancia a la glucosa cada 2 horas superior a los 140 mg/dl, al 90 por ciento de las personas que padecen esta condición no se les diagnostica. Esto sucede porque los médicos no miden el nivel de insulina.

Piensa en ello por un minuto: la enfermedad crónica más común en los Estados Unidos, el país con la "mejor" atención médica en el mundo, *no* es diagnosticada en el 90 por ciento de las personas que la padecen.

MEDICINA FUNCIONAL: EL FUTURO

Mi propósito en la medicina es ayudar a proporcionar una manera de navegar y seleccionar la información de salud, basándonos en una forma totalmente nueva de pensar sobre la salud y la enfermedad. Quiero encontrar el tratamiento adecuado para cada persona, independientemente de cuál pueda ser. Si una medicina es el mejor tratamiento, optaré por esta. Si lo que funciona es un cambio en la dieta, suplementos, hierbas o estilo de vida, eso será lo que escogeré. Debemos aprender a dar tratamiento a la persona, no a la enfermedad; *al sistema*, no sólo a los síntomas. Esto es medicina personalizada, la medicina del futuro.

La comprensión de los sistemas básicos del organismo, cómo se descontrolan y cómo hacer que recuperen el equilibrio, nos permite crear un programa individualizado para cada persona. El Dr. Ralph Snyderman, de la universidad Duke, lo califica como "Medicina P4" o "Medicina potencial": personalizada, preventiva, predictiva y de participación (o sea, que tienes que participar activamente en tu atención).[1]

También se conoce como cuidado de salud centrado en el paciente, en lugar de medicina enfocada en las enfermedades, y es un sostén fundamental de la **medicina funcional**, una forma nueva y revolucionaria de comprender las causas subyacentes u ocultas de cómo interactúan nuestros genes, nuestro medioambiente, y nuestro estilo de vida para determinar la salud o la enfermedad.

En la medicina funcional, queremos responder a la pregunta "¿Por qué?", no sólo "¿Cuál es el medicamento adecuado para esta enfermedad?". La pregunta no es "¿Qué enfermedad padeces?", sino "¿Qué sistema o sistemas de tu organismo están desequilibrados?". El propósito es comprender qué perturba el funcionamiento normal de estos sistemas, y cómo podemos crear un funcionamiento óptimo. No estoy tan interesado en ayudar a que los pacientes tengan resultados de laboratorio perfectos, porque, como hemos visto, no revelan la historia completa. Estoy interesado en ayudarles a identificar cómo los sistemas particulares de sus organismos están o no funcionando, y luego cómo podemos hacerlos recuperar el equilibrio.

Esto se debe hacer dándole tratamiento al sistema en su totalidad, no al síntoma. Es como tratar la tierra, no la planta. Al igual que no hay necesidad de fertilizantes ni pesticidas si la tierra está saludable, no hay necesidad de medicamentos si tu organismo también lo está.

LA SECUENCIA CONTINUA DE LA ENFERMEDAD: UNA FORMA MÁS ÚTIL DE DIAGNOSTICARLA

En la actualidad, gran parte de los campos de la medicina se basan en diagnósticos escuetos de "sí" o "no", que pasan por alto con frecuencia las causas ocultas y las manifestaciones más sutiles de las enfermedades. A la mayoría de los médicos convencionales se les enseña que el paciente está enfermo o no lo está; que se tiene diabetes o no. No hay áreas grises.

Esta práctica de la medicina es totalmente errónea, porque ignora una de las leyes más fundamentales de la fisiología, la biología y las enfermedades: **el concepto del ciclo continuo**. Existe un tránsito continuo de la salud óptima al desfase oculto, a la disfunción grave y a la enfermedad. Podemos intervenir y revertir el proceso en cualquier momento de ese ciclo continuo. Y mientras más pronto se haga, mejor.

Por ejemplo, en lo tocante a la *diabesidad*, la mayoría de los médicos se concentra en el nivel de azúcar en la sangre, que sólo aumenta en etapas muy avanzadas del proceso de la enfermedad. Si tu nivel de azúcar en la sangre es de 90 ó 110, no tienes diabetes. Si supera 125, entonces padeces de diabetes. Pero tales distinciones son completamente arbitrarias, y no ayudan en nada al tratamiento de problemas inminentes. Recuerdo a Daren, uno de mis pacientes, quien vino a verme con un nivel ligeramente elevado de azúcar en la sangre. Le pregunté si había consultado acerca de esto con su médico, y me respondió que sí. Luego le dije: «¿Qué te dijo tu médico?». Según Daren, la respuesta fue: «Vamos a esperar y ver si aumenta más el nivel de azúcar en la sangre, para darle tratamiento con medicamentos para la diabetes».

Una actitud absurda y dañina, mucho más cuando conocemos los problemas que tienen lugar incluso en ausencia de una diabetes plena. Y una ignorancia total de indicaciones más sutiles de síntomas y señales de enfermedad, que pudieran revelar desfases metabólicos subyacentes (especialmente cuando se hacen más análisis). Esos desfases se pueden remediar con un tratamiento apropiado, que no se enfoque en la enfermedad sino en el equilibrio del sistema y elimine los factores que alteran o dañan el funcionamiento del organismo al tiempo que aporta cosas que lo mejoren, lo optimicen y lo normalicen.

Esa actitud también es la causa de por qué el diagnóstico y tratamiento de la *diabesidad* son tan penosos e inadecuados, y dejan a millones de estadounidenses sufriendo síntomas crónicos innecesariamente.

LA IMPORTANCIA DE UN DIAGNÓSTICO TEMPRANO

Lo cierto es que el camino a la diabetes puede comenzar en la niñez.[2] A propósito de ello, en la actualidad se está produciendo una epidemia de diabetes tipo 2 en niños hasta de ocho años.[3] Las consultas de especialistas en diabetes pediátrica, quienes durante años sólo trataron la diabetes tipo 1, una enfermedad autoinmune, ahora tienen sus consultas inundadas de pacientes con diabetes tipo 2, un trastorno medioambiental y de estilo de vida. Para cuando te diagnostican diabetes, tienes problemas con la insulina y el azúcar en la sangre que podían haberse detectado 20 ó 30 años antes. Por supuesto, si supieras dónde buscar, algo para lo cual no están entrenados la mayoría de los médicos.

La resistencia a la insulina y la *diabesidad* asociada vienen acompañadas a menudo de un incremento de la grasa en el vientre, fatiga después de las comidas, deseos de consumir azúcar, cambios bruscos en los niveles de azúcar en la sangre o hipoglucemia, triglicéridos altos, HDL bajo, presión arterial alta, poco apetito sexual, problemas con la coagulación de la sangre y un incremento en la inflamación. A menudo, estas indicaciones se pueden detectar mucho antes de que la persona padezca de diabetes, y podrían ayudar a prevenirla totalmente. Si tienes un historial familiar de obesidad (especialmente en el vientre), diabetes, enfermedades cardiacas precoces, o incluso demencia o cáncer, eres aún más propenso a este problema.

Por fortuna, muchas personas que padecen prediabetes nunca llegan a la diabetes. Pero, lamentablemente, corren los mismos enormes riesgos de enfermedad y muerte.

El hecho es que tanto los síntomas como las complicaciones a largo plazo de la diabetes y la resistencia a la insulina se superponen entre sí. Los clásicos síntomas de sed, micción y pérdida de peso excesivas, son específicos de la diabetes, pero *todas* las demás señales de alerta (desbalances del azúcar en la sangre y la insulina, por ejemplo) existen durante muchos años antes de que surjan esos síntomas reveladores. Podríamos eliminar gran parte de las complicaciones a largo plazo de la *diabesidad* si simplemente les hiciéramos caso a estas señales de alerta y diagnosticáramos el problema mucho antes en el proceso.

Todos los fenómenos que vemos en la *diabesidad* son los resultados de la misma cosa: desfases en los siete sistemas claves del organismo que forman la red o conexión de tu biología. La comprensión de esta red es la base de la medicina funcional,[4] un método de tratamiento enraizado en un campo científico totalmente nuevo, conocido como biología sistémica (o biología de sistemas), cuyo propósito es entender cómo los sistemas del organismo están interconectados, en vez de simplemente analizar órganos y partes del cuerpo separadas que no tienen relación entre sí. La perspectiva de la especialización médica —la organización de la medicina por órganos y enfermedades, por geografía (ubicación) y síntomas— es defectuosa y ha colocado a la medicina moderna en una situación de crisis.

Nuestra forma de pensar sobre las enfermedades es obsoleta y no aprovecha los más recientes avances científicos. La medicina funcional, por otra parte, implementa lo mejor de la ciencia actual y el pensamiento sistémico.

LOS SIETE PASOS EN POS DEL ULTRABIENESTAR

En los últimos veinte años, los conocimientos científicos emergentes que conforman la base del método de la medicina funcional, han indicado varios factores que son los verdaderos desencadenantes de la *diabesidad* y de todas las enfermedades crónicas. Sin embargo, no son los factores que, según creemos usualmente, causan esos trastornos.

Hay siete sistemas fundamentales en nuestro organismo que pueden descontrolarse. Para curarnos de la *diabesidad*, o vencer cualquiera de las demás enfermedades crónicas que podamos padecer, es preciso volver a equilibrar estos siete sistemas fundamentales. En la Parte II, exploraremos los desbalances de estos sistemas y las formas de corregirlos:

- Paso 1: Estimula tu nutrición
- Paso 2: Regula tus hormonas
- Paso 3: Reduce la inflamación
- Paso 4: Mejora tu digestión
- Paso 5: Maximiza la desintoxicación
- Paso 6: Perfecciona el metabolismo energético
- Paso 7: Tranquiliza tu mente

En las Partes III y IV, te proporcionaré un programa integral para recuperar el equilibrio de esos sistemas. Este método personalizado, conjuntamente con mi plan para *Recuperar nuestra salud* (Parte V), te permitirá aprovechar los progresos más recientes de la ciencia para curarte de esta plaga moderna.

PARTE II

LOS SIETE PASOS PARA EL TRATAMIENTO DE LA *DIABESIDAD*

Entre la atención médica que tenemos actualmente, y la que podríamos tener no existe una brecha, sino un abismo.

— Committee on Quality of Health Care in America,
Institute of Medicine, 2001

No podemos resolver problemas pensando de la misma manera que cuando los creamos.

— Albert Einstein

7

Comprender los siete pasos

A menudo digo en tono de broma que soy un médico "integral" porque atiendo a pacientes con una "lista integral" de problemas. Generalmente, cuando alguien tiene múltiples afecciones y le pregunta a su médico sobre ellas, la respuesta es: «En esta visita sólo podemos resolver un problema a la vez». O los refieren a media docena de especialistas diferentes: uno para la erupción de la piel, otro para el dolor de las articulaciones, otro para el reflujo, uno para las migrañas y así sucesivamente. Pero nadie pregunta: "¿Cómo se vinculan todos esos males?". No por azar el paciente promedio de Medicare tiene seis médicos y toma cinco medicamentos.

La clave está en ver las conexiones. Cuando los siete sistemas están desequilibrados se producen enfermedades, ya sea aumento de peso, diabetes, problemas cardiacos, cáncer, o cualquier otro mal que forme parte de tu "lista integral". Lo importante es no darle tratamiento a ninguno por separado, sino buscar y atacar las causas subyacentes fundamentales.

En la prediabetes, la diabetes, y todas las demás enfermedades, se producen desfases, síntomas y trastornos debido a sólo unos cuantos factores que provocan la enfermedad.

LAS CAUSAS REALES DE LAS ENFERMEDADES

Además de los trastornos genéticos de un solo gen, sólo hay **cinco causas de todas las enfermedades**: dieta insuficiente, estrés crónico, microbios, toxinas, y alérgenos. Todos influyen en nuestro ADN y provocan cambios en la expresión de nuestros genes, activando o desactivando diferentes genes y mensajes que afectan nuestro metabolismo. Las cinco causas interactúan con los siete sistemas fundamentales del organismo. Cuando esos sistemas pierden su balance, se producen síntomas y los médicos diagnostican enfermedades.

Y sólo se necesitan **unos pocos "ingredientes"** para que un ser humano tenga salud: alimentos reales, enteros, frescos; nutrientes (vitaminas y minerales), luz, agua, aire, sueño, movimiento, ritmo, amor, conexión, significado y propósito.

Cuando eliminamos lo dañino e incorporamos lo beneficioso, el organismo sabe lo que debe hacer y crea salud. Las enfermedades desaparecen como un efecto colateral de la creación de salud.

El método que la medicina funcional adopta ante la enfermedad no es un nuevo tratamiento, modalidad, especialidad o técnica. Tampoco es medicina integrativa ni alternativa. Es el futuro de la medicina: aplicar nuevos descubrimientos de la biología acerca de cómo nos enfermamos realmente y cómo podemos crear salud. Es darle tratamiento a todo el sistema y no al síntoma solamente. Además, aplica la ciencia más avanzada en un método clínico práctico al servicio de nuestra salud. Es una forma de pensar que se enfoca en la pregunta de "¿por qué?", o sea, la causa; y no sólo en "¿qué?", o el nombre de la enfermedad.

Los nombres de las enfermedades pasan a ser irrelevantes cuando comprendemos las causas. De hecho, un factor puede provocar decenas de "enfermedades". Tomemos como ejemplo la celiaquía, una reacción alérgica y autoinmune al gluten, que puede manifestarse como artritis reumatoide, diabetes, enfermedades cardiacas, cáncer, enfermedad inflamatoria intestinal, depresión, autismo, osteoporosis, y más. Por otra parte, una enfermedad como la demencia, puede tener muchas causas, incluyendo la deficiencia en vitamina B12, virus, resistencia a la insulina y alta toxicidad provocada por metales.

Imagínate que vas al médico y le dices que no tienes energía, que te sientes triste, desvalido, desesperanzado, que no puedes dormir y que has perdido el interés en la comida y en las relaciones sexuales.

Probablemente tu médico te dirá: «Ya sé lo que te ocurre. Estás deprimido. Necesitas un antidepresivo». Pero la "depresión" es sólo un nombre que le damos a ese conjunto de síntomas, que nada dice acerca de su causa.

Los síntomas de depresión pudieran ser resultado de un trauma emocional; una reacción autoinmune al gluten que afecta el funcionamiento de la tiroides; deficiencia de vitamina B12 porque estás tomando un bloqueador de ácido que evita su absorción; deficiencia de vitamina D porque vives en Seattle; inflamación intestinal por tomar demasiados antibióticos que matan la flora normal; grandes cantidades de mercurio en el organismo porque te encanta el pescado; deficiencia de omega-3 porque detestas el pescado; o resistencia a la insulina porque consumes demasiada azúcar. El diagnóstico y tratamiento de cada una de esas causas es muy diferente. Lo mismo se cumple en la obesidad, la diabetes y cualquiera de los miles de síntomas clasificados como "enfermedades" en nuestros libros de medicina.

Ahora tenemos un sistema de clasificación de enfermedades basado en la ubicación o geografía del cuerpo (cabeza, articulaciones, estómago) y por síntomas. En la actualidad hay más de 12,000 diagnósticos, y en el nuevo sistema de clasificación tendremos 155,000 enfermedades diferentes. Eso no tiene sentido. La medicina funcional reconoce que casi todas las enfermedades surgen a partir de desfases en los pocos sistemas claves de tu organismo (los siete pasos) que ocurren cuando tienes demasiadas cantidades de algo (toxinas, microbios, alérgenos, dieta insuficiente, estrés) o cantidades insuficientes de algo (alimentos reales y enteros, nutrientes [vitaminas y minerales], luz, agua, aire, sueño, movimiento, ritmo, amor, conexión, significado y propósito).

En el caso de Evelyn, mi ayuda consistió en ver las conexiones e identificar las causas reales de enfermedad.

La historia de Evelyn: ver las conexiones, identificar las causas

Evelyn, una mujer de cuarenta y ocho años, recorrió todo el país desde el norte de Canadá en busca de ayuda, porque después de consultar con doce médicos durante más de diez años, y de recibir veintidós diagnósticos de "enfermedades" diferentes, ni obtuvo mejores respuestas ni mejoró su salud. Pesaba más de 237 libras y su BMI era de 37 (35 se considera obesidad mórbida).

Evelyn tenía una "lista integral" de problemas que encontramos cuando "miramos bajo el capó". En vez de organizarlos por enfermedad o especialidad médica, por ubicación o por síntomas, los organizamos en base a la comprensión del cuerpo como un sistema completo.

Todos sus síntomas estaban conectados, pero nadie pudo definir la conexión. Evelyn padecía de:

- Síndrome de colon irritable
- Reflujo
- Hipertensión
- Hipoglucemia
- Síndrome metabólico
- Obesidad
- Hipotiroidismo
- Síndrome ovárico poliquístico (PCOS, por sus siglas en inglés)
- Alergias medioambientales/secreción postnasal
- Alergia al látex
- Frecuentes infecciones fúngicas (micosis)
- Osteoartritis
- Migrañas

- Fibromialgia
- Dolor crónico
- Síndrome de fatiga crónica
- Dolor de cabeza
- Frecuentes fluctuaciones de peso
- Bulimia y anorexia
- Compulsión a comer exageradamente
- Cálculos renales
- Gota
- ADD
- Asma
- Sinusitis crónica
- Apnea del sueño
- Psoriasis
- Depresión/ansiedad
- Infertilidad

Lo que tenía en realidad, eran algunos desbalances básicos provocados por su dieta. Estaba consumiendo demasiado gluten (un alérgeno), tenía demasiados hongos y bacterias tóxicas en el intestino (microbios) y varias deficiencias de nutrición. Esto provocó una inflamación sistémica, que a su vez dio lugar al aumento de peso y prediabetes, así como una enfermedad autoinmune de la tiroides que no se le había diagnosticado.

Me di a la tarea de organizar sus síntomas mediante los siete sistemas claves, y luego averigüé qué estaba causando esos desfases.

Evelyn padecía **de desbalances hormonales/metabólicos/de neurotransmisores:**

- Resistencia a la insulina (prediabetes) y obesidad
- Hipoglucemia
- Hipertensión
- Frecuentes fluctuaciones de peso

- Bulimia y anorexia
- Compulsión a comer exageradamente
- Síndrome ovárico poliquístico (PCOS)
- Hipotiroidismo
- Toxicidad de los estrógenos
- Menstruación irregular
- Síndrome premenstrual
- Fibromas uterinos
- Depresión y ansiedad
- Migrañas
- Gota
- ADD
- Apnea del sueño
- Infertilidad

Así como **desbalances inmuno/inflamatorios**:

- Alergias a los alimentos
- Sinusitis crónica y secreción postnasal
- Alergias medioambientales
- Asma
- Rosácea
- Psoriasis
- Infecciones vaginales/micosis
- Contacto con moho
- Edema o inflamación de las piernas
- Osteoartritis

Desbalances digestivos:

- Síndrome de colon irritable
- Inflamación después de las comidas
- Síndrome de sobrecrecimiento bacteriano intestinal
- Sobrecrecimiento de hongos
- Reflujo

Desbalances de desintoxicación:

- Fibromialgia

- Fatiga crónica
- Múltiples sensibilidades químicas
- Edema
- Gran cantidad de toxinas y mercurio en el organismo
- Empastes dentales con mercurio
- Cálculos renales

Desbalances de energía:

- Dolor crónico

Y **desbalances nutricionales:**

- Deficiencia de Vitamina D
- Deficiencia de magnesio
- Deficiencia de zinc

Comencé tratando los cinco sistemas en los que experimentaba desbalances, en vez de las veintinueve enfermedades por separado.

Empezamos por "limpiar" su dieta, comenzando una dieta de alimentos enteros de baja carga glucémica, sin gluten ni productos lácteos. Eliminamos las bacterias perjudiciales en sus intestinos con antibióticos y los hongos con antifúngicos. Le administré algunas enzimas digestivas y probióticos para normalizar su funcionamiento intestinal.

Además, la ayudé a recuperar el equilibrio hormonal. Sospechaba que tenía problemas en el funcionamiento de la tiroides, aunque los médicos le habían asegurado que los resultados de sus análisis eran normales (en la facultad de medicina me enseñaron a tratar al paciente, no a los análisis) por lo que le indiqué una dosis pequeña de Armour® Thyroid, una especie de terapia de reemplazo de hormona natural. Sus síntomas de síndrome premenstrual, grandes hemorragias y fibromas me indicaron demasiados estrógenos y cantidades insuficientes de progesterona, por lo que le indiqué magnesio, vitamina B6, y hierbas para equilibrar las hormonas. Además le brindé apoyo para mejorar sus índices de azúcar en la sangre e insulina con PGX (una superfibra), multivitamina con cromo adicional, biotina y ácido alfa lipoico, y le receté altas dosis de vitamina D3 (5,000 unidades al día porque vive en el norte de Canadá).

A las seis semanas recibí los resultados de sus exámenes de laboratorio, que confirmaron lo que pensaba: tenía anticuerpos muy altos ante el gluten, lo cual provocaba inflamación y una reacción autoinmune en su organismo, incluyendo su glándula tiroides. Además, los niveles de ácido úrico eran altos, lo cual provoca la gota, y es resultado de un consumo exagerado de azúcar y sirope de maíz con alto contenido de fructosa.[1] O sea, una señal clásica de resistencia a la insulina y prediabetes. Sus análisis de sangre revelaron índices muy elevados de insulina y azúcar en la sangre a las dos horas de una bebida azucarada, y sus hormonas sexuales estaban fuera de balance. Además, tenía índices muy bajos de vitamina D, con 16 ng/dl.

En nuestra llamada de la sexta semana, Evelyn me dijo que se sentía de maravillas. Le leí la lista de síntomas esperando la continuidad de algunos problemas, pero, luego de una lucha de diez años, dejó de mostrar más síntomas. *Cero*. No más fibromialgia, síndrome de fatiga crónica, agotamiento mental o depresión. Tampoco más problemas de sinusitis ni congestión; ni colon irritable ni reflujo. Ni más migrañas, ni síndrome premenstrual, sangrado menstrual abundante, ni sensaciones constantes de cansancio ni frialdad. Incluso la psoriasis y la rosácea desaparecieron. Y como un magnífico efecto colateral, ¡perdió 21 libras sin siquiera proponérselo! Las mismas cosas que nos enferman nos engordan, por lo que cuando se tratan las causas subyacentes de enfermedad, la pérdida de peso es automática.

No todos mis pacientes tienen una lista tan extensa como la de Evelyn, pero el método es el mismo: enfocarse en la identificación y tratamiento de las causas ocultas de enfermedad, y ayudar a los sistemas del organismo. Con eso, la enfermedad (y la pérdida de peso) se encargarán de sí mismos.

DESCUBRIR TUS DESBALANCES: PERSONALIZAR LA SOLUCIÓN DEL AZÚCAR EN LA SANGRE

En cada capítulo de la Parte II, ofrezco cuestionarios para ayudarte a identificar los sistemas de tu organismo que confrontan desfases. ¿Hormonas, intestinos, sistema inmunitario? ¿Toxicidad? ¿Cuál es el sistema que te causa más problemas? Esos cuestionarios se basan en tres factores:

1. Décadas de experiencia clínica y análisis a más de 10,000 pacientes
2. Revisión de miles de documentos científicos
3. Colaboración con muchos de los médicos que están en la vanguardia de la medicina funcional y la ciencia.

Los cuestionarios te ayudarán a identificar dónde está ubicado el desbalance, y te guiarán en la recuperación del equilibrio de cada uno de esos sistemas.

Todo el que padece *diabesidad* debe incorporarse al programa básico fundacional de dieta y estilo de vida de *La solución del azúcar en la sangre* como se destaca en la Parte IV. Sin embargo, según las respuestas a los cuestionarios de la Parte II, es posible que necesites algunos pasos adicionales de "autoatención" para personalizar el programa. Esto lo harás en la Semana 6. Si lo haces, sigue la personalización recomendada de tu plan en la Parte IV. Para la mayoría, *La solución del azúcar en la sangre* y un poco de autoatención les resolverá sus problemas. Podrás cumplir estos pasos por tu cuenta o con otras personas por medio del programa y las normativas de apoyo en Internet para crear respaldo social que se detalla en la Parte IV. También puedes informarte más sobre nuestra comunidad de Internet y tener acceso a un conjunto de recursos gratuitos que te ayudarán en el programa (incluyendo una versión en línea de los cuestionarios de la Parte II) en www.bloodsugarsolution.com.

Posiblemente algunos caigan en el rango "atención médica" de los cuestionarios. En ese caso, deberán llevar a cabo el programa básico y de autoatención de *La solución del azúcar en la sangre* que comienza en la Semana 6. Luego hay que volver a responder los cuestionarios al cabo de otras seis semanas en el plan de autoatención. Si tu puntaje todavía indica "atención médica" o no ves la mejoría que deseas, significa que confrontas problemas más profundos que requieren más pruebas de diagnóstico y tratamiento médico. En este caso, tengo a tu disposición una guía complementaria detallada titulada *How to Work with Your Doctor to Get What You Need*. Esta guía, que encontrarás en el sitio Web www.bloodsugarsolution.com, te proporciona información para hacerte las pruebas especiales de laboratorio necesarias, a fin de confirmar o investigar desbalances sospechados, y normativas para corregirlos. También tengo fuentes de ayuda para buscar un médico conocedor o experto en medicina funcional, el cual puede ayudarte, también en www.bloodsugarsolution.com.

Te invito insistentemente a visitar ahora mismo el sitio Web, y aprovechar toda la información, recursos y apoyo comunitario disponible cuando comiences tu viaje a la curación.

Ahora, exploremos los siete sistemas biológicos claves en la raíz de la *diabesidad*, comenzando con la nutrición.

8

Paso 1: Estimula tu nutrición

Nuestra dieta actual en los Estados Unidos es un problema, tanto por su contenido —demasiada azúcar, grasas procesadas, sal, aditivos, hormonas, pesticidas y proteínas inflamatorias alteradas genéticamente— como por lo que le falta: grasas omega-3, fibra, magnesio, zinc, vitaminas B y D, antioxidantes y más. Con la excepción de la mayoría de las grasas omega-3, lo demás procede de las plantas. Las plantas contienen casi todas las vitaminas, minerales, antioxidantes, fitonutrientes y fibra de nuestra dieta. Son esenciales para mantener el equilibrio de nuestra biología y, en particular, para regular nuestro metabolismo y peso.

La paradoja actual es que gran parte de los niños y adultos más obesos también padecen deficiencia nutricional.[1] Ahora los niños obesos padecen raquitismo y escorbuto. Muchos de nosotros no nos damos cuenta de que mientras más calorías consumamos, más nutrientes necesitaremos. Las vitaminas y los minerales son la grasa que lubrica las ruedas de nuestro metabolismo y ayudan a que todas las reacciones químicas se produzcan adecuadamente, incluyendo las de regulación del azúcar y eliminación de grasa. Nuestra dieta actual es densa en energía (demasiadas calorías) pero escasa en nutrientes (no tiene las vitaminas y minerales suficientes). Todas esas "calorías vacías" que consumimos afectan negativamente el metabolismo y hacen que florezcan las enfermedades y la obesidad.

La causa principal de la *diabesidad* es nuestra Dieta Estadounidense Estándar (SAD, por sus siglas en inglés). Los alimentos enteros, reales y frescos que te cocinas son la medicina más potente que puedes usar para prevenir, tratar y revertir la *diabesidad*.

Sobrealimentados pero desnutridos: historia de una paciente
Sarah, una chica de diecinueve años, llegó a mi consulta con una "lista integral" de quejas como obesidad, fatiga, y dolores musculares. Estaba enferma y obesa desde los ocho años. Si bien numerosos factores eran los responsables de su mala salud, la escasa calidad de su dieta (demasiada azúcar, comida chatarra, comidas rápidas llenas de grasas transgénicas y sirope de maíz con alto contenido de fructosa) ocasionó deficiencias nutricionales que complementaron sus problemas de salud y de peso. El único alimento con color que consumía eran los Cheetos. El azúcar y la cafeína de las gaseosas acabaron con sus niveles de magnesio. Y como había odiado el pescado durante toda su vida, tenía una grave deficiencia de grasa omega-3. Se sentía tan cansada y enferma que nunca salía de su casa. Y estar sentada continuamente en el sofá viendo televisión le produjo una seria deficiencia de vitamina D.

Poco a poco eliminamos de su dieta la comida chatarra, azúcar y cafeína. Corregimos sus deficiencias nutricionales con dieta y suplementos de magnesio, aceite de pescado y vitamina D. En el curso de seis meses, desaparecieron los dolores musculares, recuperó su energía y perdió 54 libras.

Nuestra dieta escasa en nutrientes y abundante en calorías es el factor principal que desencadena la epidemia de *diabesidad*, y ha contribuido al surgimiento de una nación de habitantes sobrealimentados pero desnutridos. En este capítulo analizaremos algunos de los cambios dietéticos más importantes que han provocado la epidemia de *diabesidad*. Luego explicaré la nueva y apasionante ciencia **nutrigenómica**, que promete ayudarnos a curar el problema considerando la comida no sólo como calorías o energía que debemos quemar, sino también como una **información** que le da instrucciones a nuestros genes para aumentar o perder peso, enfermarnos o estar saludables.

Pero antes, responde los cuestionarios siguientes para determinar cuáles son tus desbalances nutricionales. Responde todos los cuestionarios de la Parte II antes de comenzar el programa, y una vez más al término de las seis semanas, para evaluar el cambio en tu salud "antes y después". Es posible que necesites apoyo individualizado adicional dependiendo de los resultados. Esto lo explico en la Semana 6 del plan (lee el Capítulo 24).

ESTIMULA TU NUTRICIÓN: CUESTIONARIOS

Hay varias deficiencias nutricionales importantes que provocan la *diabesidad*. Los cuestionarios siguientes te ayudarán a determinar cuáles padeces.

Cuestionario del magnesio

El magnesio es el mineral de relajación y contribuye a regular el azúcar en la sangre. El siguiente cuestionario te ayudará a saber si tienes deficiencia de magnesio. Marca cualquier síntoma que experimentaste el mes pasado en la casilla "Antes". Luego determina la gravedad de tu problema usando la escala de puntos que hay debajo. Marca la casilla "Después" cuando hayas completado el programa de seis semanas para ver cuánto has mejorado.

	Antes	Después
Consumo pocas cantidades de verduras de hojas verde oscuro, salvado o germen de trigo, almendras, anacardos o alforfón.		
Me canso con frecuencia.		
Tengo problemas para dormir o padezco de insomnio.		
Me molestan los ruidos intensos.		
Evacúo el vientre menos de dos veces al día.		
Padezco de asma.		
Tengo contracciones musculares.		
Tengo calambres en los pies o las manos.		
Tengo frecuentes dolores de cabeza o migrañas.		
Casi siempre tengo síndrome premenstrual.		
A veces tengo dificultad para tragar.		
Tengo síndrome de piernas inquietas.		
Tengo reflujo ácido.		
Estoy irritable con frecuencia.		
Siento depresión.		
Siento ansiedad.		
Tengo trastorno de deficit de atención.		
Tengo mucho estrés en mi vida.		
Padezco de autismo.		
Tengo cálculos renales.		
Tengo aleteo cardiaco, arritmia o palpitaciones.		
Padezco de trastornos o insuficiencia cardiaca.		
Tengo prolapso de la válvula mitral.		
Tengo diabetes.		
TOTAL		

Puntos	Gravedad	Plan de atención	Medidas que debes tomar
0–3	Podrías tener un nivel ligeramente bajo de magnesio.	*La solución del azúcar en la sangre*	No necesitas personalización. Sólo termina el programa *La solución del azúcar en la sangre*.
4–12	Podrías tener un nivel moderadamente bajo de magnesio.	Autoatención	Termina *La solución del azúcar en la sangre* y optimiza tus niveles de magnesio siguiendo las medidas del Capítulo 24.
13+	Podrías tener un nivel seriamente bajo de magnesio.	Atención médica	Toma las dos medidas anteriores y consulta con un médico para obtener ayuda adicional si no mejoras después de las primeras seis semanas del programa.

Cuestionario de la Vitamina D

Más del 80 por ciento de los estadounidenses confrontan deficiencias de vitamina D. El cuestionario siguiente te ayudará a determinar si tienes un nivel bajo de vitamina D. Si experimentaste algún síntoma el mes pasado, marque la casilla "Antes". Luego determina la gravedad de tu problema usando la puntuación. Marca la casilla "Después" cuando hayas terminado el programa de seis semanas para ver cuánto has mejorado.

	Antes	Después
Trabajo bajo techo.		
Casi nunca salgo a tomar el sol.		
Casi siempre uso bloqueador antisolar.		
Padezco de trastorno afectivo de temporada (SAD) o "depresión de invierno".		
Vivo al norte de la Florida.		
Soy de piel oscura (cualquier raza no caucásica).		
Tengo sesenta años o más.		
No consumo pescados grasos pequeños como macarela, arenque, sardinas (fuentes dietéticas principales de vitamina D).		
Siento dolor o debilidad muscular.		
Tengo debilidad ósea. (Presiona tu tibia o espinilla, si te duele, tienes deficiencia de vitamina D).		
Padezco de osteoartritis (la deficiencia de vitamina D debilita los huesos y provoca su deterioro).		

(Continúa)

	Antes	Después
Tengo osteoporosis.		
Se me han fracturado más de dos huesos o la cadera.		
Mi agilidad mental y/o memoria no son las de antes.		
Tengo enfermedad autoimmune (ejemplo, esclerosis múltiple).		
Aparentemente tengo más infecciones que las personas a quienes conozco.		
Tengo cáncer de próstata.		
TOTAL		

Puntos	Gravedad	Plan de atención	Medidas que debes tomar
0–3	Podrías tener un nivel bajo de vitamina D.	La solución del azúcar en la sangre	No necesitas personalización. Sólo termina el programa La solución del azúcar en la sangre.
4+	Podrías tener un nivel seriamente bajo de vitamina D.	Atención médica	Toma la medida anterior y consulta con un médico para obtener ayuda adicional si no mejoras después de las primeras seis semanas del programa.

Cuestionario de ácidos grasos esenciales omega-3

Más del 90 por ciento de los estadounidenses padecen de deficiencia de grasas omega-3, vitales para el control de la inflamación, el azúcar en la sangre y el metabolismo. El cuestionario siguiente te ayudará a determinar si necesitas un "cambio de aceite". Si experimentaste algún síntoma el mes pasado, marca la casilla "Antes". Luego determina la gravedad de tu problema usando la puntuación. Marca la casilla "Después" cuando hayas terminado el programa de seis semanas para ver cuánto has mejorado.

	Antes	Después
Tengo la piel seca, irritada, escamosa o descascarada.		
Tengo las uñas blandas, agrietadas o quebradizas.		
Tengo caspa.		
Tengo cera dura en los oídos.		

(Continúa)

	Antes	Después
Tengo pequeñas protuberancias en la parte trasera de los brazos o en el tronco.		
Tengo sed casi siempre.		
Me duelen o se me engarrotan las articulaciones.		
Evacúo el vientre menos de dos veces al día.		
Mis deposiciones son duras, de color claro o con mal olor.		
Tengo depresión, ADD/ADHD, y/o pérdida de memoria.		
Mi procedencia genética es irlandesa, escocesa, galesa, escandinava o índigena norteamericana de la costa.		
Tengo senos fibroquísticos.		
Padezco de síndrome premenstrual casi todos los meses.		
Mi presión arterial es más alta de lo debido.		
Mi colesterol LDL es muy alto, el HDL muy bajo, y los triglicéridos altos.		
TOTAL		

Puntos	Gravedad	Plan de atención	Medidas que debes tomar
0–4	Podrías tener una deficiencia ligera de ácidos grasos.	*La solución del azúcar en la sangre*	No necesitas personalización. Sólo termina el programa *La solución del azúcar en la sangre.*
5–7	Podrías tener una deficiencia moderada de ácidos grasos.	Autoatención	Completa el programa *La solución del azúcar en la sangre* y optimiza tus niveles de ácidos grasos siguiendo los pasos de personalización del Capítulo 24.
8+	Podrías tener una deficiencia seria de ácidos grasos.	Atención médica	Toma las dos medidas anteriores y consulta con un médico para obtener ayuda adicional si no mejoras después de las primeras seis semanas del programa.

Ahora que has identificado tres de las deficiencias de nutrición más comunes de nuestra vida moderna y aquellas particularmente importantes para el metabolismo y el control del azúcar en la sangre, veamos cómo resolvemos este terrible desastre de estar sobrealimentados y desnutridos a la vez.

CAMBIO NUTRICIONAL 1:
AZÚCAR EN TODAS SUS FORMAS

Nuestra dieta ha cambiado de forma extraordinaria en los últimos cien años. Y lo ha hecho con mucha más intensidad en los últimos treinta a cincuenta años. El mayor cambio ha sido el incremento en el consumo de azúcar. Nuestros antepasados del Paleolítico consumían 22 cucharaditas de azúcar al año.[2] A comienzos del siglo XIX, la persona promedio consumía 10 libras al año. Y en la actualidad, el estadounidense promedio devora entre 150 y 180 libras anuales. O sea, ¡casi media libra azúcar por persona por día![3] El azúcar es perjudicial cuando se consume en esas dosis farmacológicas. Cuando una gaseosa, bebida deportiva o té de veinte onzas, endulzados con sirope de maíz con alto contenido de fructosa, tienen el equivalente a 17 cucharaditas de azúcar (y el adolescente promedio consume a menudo más de veinte onzas diarias), estamos realizando un experimento en gran medida incontrolado de una "droga" en la especie humana.

En los últimos treinta años, las calorías de azúcar que consumimos a partir del sirope de maíz con alto contenido de fructosa (HFCS, por sus siglas en inglés) han incrementado del cero al 66 por ciento, sobre todo en forma de calorías líquidas de refrescos y otras bebidas endulzadas. Y sabemos que esas calorías líquidas en forma de azúcar incrementan más el peso que las sólidas. A continuación, cuatro razones por las que es necesario eliminar el HFCS de nuestra dieta:

1. El HFCS y el azúcar de caña no son bioquímicamente idénticos ni son procesados de la misma manera por el organismo.

El sirope de maíz con alto contenido de fructosa es un alimento industrial que dista mucho de ser "natural", pues se extrae del tallo del maíz por medio de un proceso químico, y da por resultado un compuesto bioquímicamente novedoso, más dulce y más barato que el azúcar de caña (sacarosa).

Como no existe vínculo químico entre la glucosa y la fructosa que conforma el HFCS, no necesita ser digerido y es absorbido con mayor rapidez en el torrente sanguíneo. La fructosa va directo al hígado y desencadena la *lipogénesis* (producción de grasas como los triglicéridos y el colesterol), que conduce a una causa importante de daños al hígado —conocida como hígado graso— que afecta a 70 millones de personas en este país. La glucosa absorbida rápidamente provoca grandes subidas de insulina. Ambas características del HFCS llevan a mayores perturbaciones metabólicas que incrementan el apetito, aumento de peso, diabetes, enfermedades cardiacas, cáncer, demencia y otros trastornos.

Un estudio realizado en el Children's Hospital Oakland Research Institute reveló que cada molécula de fructosa libre del HFCS* requiere más energía para ser absorbida por los intestinos y absorbe hasta dos moléculas de fósforo de trifosfato de adenosina (ATP, fuente de energía del organismo). Esto agota el ATP necesario para mantener la integridad de nuestro recubrimiento intestinal.

Las pequeñas conexiones, "uniones estrechas" o "uniones ocluyentes", entre las células intestinales cimentan la integración de las células entre sí, evitando que se "filtren" alimentos y bacterias por la membrana intestinal y desencadenen una reacción inmune e inflamación del organismo. Se ha demostrado que las grandes dosis de fructosa literalmente abren orificios en el recubrimiento intestinal, permitiendo la penetración de subproductos perjudiciales de bacterias intestinales y proteínas de alimentos parcialmente digeridos en el torrente sanguíneo, lo cual produce inflamación. La fructosa que surge de forma natural en las frutas es parte de una red compleja de nutrientes y fibra, y no causa los mismos efectos biológicos que las grandes cantidades de fructosa existentes en el azúcar de maíz.

El azúcar de caña y lo que se conoce eufemísticamente como "azúcar de maíz", producida de forma industrial, no tienen las mismas características

---

* Normalmente, en el azúcar de mesa las moléculas de glucosa y fructosa están unidas en un vínculo químico y no son "libres". En el sirope de maíz con alto contenido de fructosa, toda la fructosa es "libre" y actúa de forma muy diferente en el organismo, causando más daños.

bioquímicas ni fisiológicas, a pesar de los millones de dólares que ha invertido la industria del maíz en comerciales televisivos afirmando lo contrario.

2. El HFCS contiene contaminantes como el mercurio, que no se regulan ni son medidos por la FDA.

Una investigadora de la FDA les pidió a los productores de maíz que le enviaran un barril de sirope de maíz con alto contenido de fructosa para detectar contaminantes. Sus repetidas solicitudes fueron denegadas hasta que les dijo que representaba a un nuevo fabricante de refrescos. Enseguida le enviaron un enorme tanque de HFCS, el cual usó en un estudio donde se reveló que el HFCS contiene a menudo niveles tóxicos de mercurio, debido a los productos cloralcalinos que se usan en su fabricación.[4] Ciertamente, el azúcar envenenada no es natural.

Cuando el HFCS se pasa por un analizador químico o un cromatógrafo se observan extrañas subidas químicas que no son glucosa ni fructosa. ¿Qué son? ¿Quién sabe? Lo cierto es que ponen en duda la pureza de esta forma procesada de superazúcar. La naturaleza, efectos y toxicidad exactos de este compuesto no se han explicado a cabalidad, pero ¿no debíamos estar protegidos de la presencia de sustancias químicas no examinadas en nuestros alimentos, especialmente cuando la comida contaminada conforma del 15 al 20 por ciento de la ingestión calórica diaria del estadounidense promedio?

3. Expertos independientes de medicina y nutrición no apoyan el uso del HCFS en nuestra dieta, a pesar de las afirmaciones de la industria del maíz.

Los sitios Web de apariencia feliz www.cornsugar.com y www.sweetsurprise. com de la industria del maíz, defienden que el azúcar de caña y el azúcar de maíz son lo mismo y citan (citan mal, quiero decir) a los expertos.

El Dr. Barry M. Popkin, PhD, profesor del Departamento de Nutrición de la universidad de North Carolina en Chapel Hill, ha publicado numerosos artículos acerca de los peligros de las bebidas azucaradas y su contribución a la epidemia de obesidad. En una revisión del HFCS publicada en la revista *American Journal of Clinical Nutrition*,[5] explica el mecanismo por el cual la fructosa libre podría contribuir a la obesidad:

> La digestión, absorción y metabolismo de la fructosa difieren de los de la glucosa. El metabolismo hepático de la fructosa favorece la "lipogénesis de novo"*. Además, a diferencia de la glucosa, la fructosa no estimula la secreción de insulina ni amplía la producción de leptina. Como la insulina y la leptina actúan como señales aferentes (transmisoras) claves en la regulación de la ingestión de alimentos y el peso corporal [para controlar apetito], esto sugiere que la fructosa dietética podría contribuir a un incremento en la ingestión de energía y el aumento de peso. Además, las bebidas endulzadas calóricamente pueden incrementar el sobreconsumo de calorías.

Popkin concluye diciendo que "el incremento en el consumo de HFCS tiene una relación temporal con la epidemia de obesidad y el sobreconsumo de HFCS en bebidas endulzadas calóricamente puede desempeñar un papel en la epidemia de obesidad".

La industria del maíz saca sus comentarios de contexto para respaldar su posición de que "todos los azúcares son iguales".

Es cierto que grandes dosis de azúcar de cualquier tipo son dañinas, y al final, las dosis farmacológicas de cualquier tipo de azúcar pueden matarte. Pero la bioquímica y los efectos en la absorción, apetito y metabolismo son diferentes, y el Dr. Popkin lo sabe.

---

*La lipogénesis de novo o LDN es la síntesis de ácidos grasos a partir de la glucosa. N. del T.

4. El HFCS es casi siempre un marcador de productos alimenticios industriales o "sustancias semejantes a alimentos" de mala calidad, con escasos nutrientes y desencadenantes de enfermedades.

La última razón y la más importante para evitar productos que contengan HFCS es que son un marcador de alimentos de mala calidad, llenos de calorías vacías e ingredientes artificiales. Si lees en la etiqueta "sirope de maíz con alto contenido de fructosa" o el nuevo término "azúcar de maíz", puedes estar seguro de que no son alimentos enteros, reales, frescos y plenos de fibra, vitaminas, minerales, fitonutrientes y antioxidantes. Evítalos si quieres mantenerte saludable. Debemos reducir nuestro consumo general de azúcar, pero con este simple cambio dietético (la eliminación del HFCS), puedes reducir radicalmente los riesgos y mejorar tu salud general.

CAMBIO NUTRICIONAL 2:
NUESTRA DIETA BAJA EN FIBRA

En la medida que ha aumentado nuestro consumo de azúcar, nuestra ingestión de fibra ha disminuido enormemente. Nuestros antepasados del Paleolítico consumían de 50 a 100 gramos de fibra al día. En la actualidad, consumimos menos de 15 gramos al día.[6]

La fibra es importante porque desacelera la absorción en el torrente sanguíneo del azúcar proveniente de los intestinos, nos hace sentir llenos y reduce el colesterol. La fibra en nuestra dieta procede predominantemente de alimentos de plantas como frutas y verduras, incluyendo nueces, semillas, granos enteros y frijoles. Todo el que consuma una dieta refinada y procesada en cajas, paquetes o latas, ingiere generalmente menos fibra que quienes comen alimentos enteros y reales.

La falta de fibra en nuestra dieta tiene enormes implicaciones en nuestra salud, pues contribuye al padecimiento de enfermedades cardiacas, diabetes, obesidad, cáncer y otras enfermedades crónicas.[7] De hecho, varios estudios demuestran que la incorporación de altos niveles de fibra a la dieta es tan efectivo como los medicamentos contra la diabetes para reducir el azúcar en la sangre, sin ninguno de los efectos colaterales.[8]

CAMBIO NUTRICIONAL 3: UNA EPIDEMIA DE DEFICIENCIAS EN LA NUTRICIÓN

En los Estados Unidos, estamos comiendo más que nunca pero nuestra nutrición es más que deficiente. Como resultado, somos víctimas de la epidemia de *diabesidad* y muchas otras enfermedades crónicas.

Varios nutrientes son particularmente importantes en la prevención y tratamiento de la *diabesidad*, como la vitamina D,[9] cromo,[10,11] magnesio,[12] zinc,[13] biotina,[14] grasas omega-3,[15] y antioxidantes como ácido alfa lipoico.[16] Son necesarios para un control y equilibrio adecuado de la insulina y el azúcar en la sangre. Cuando hay deficiencia de nutrientes nuestra maquinaria bioquímica se desacelera y puede llegar a detenerse. Nos hacemos más resistentes a la insulina, se descontrola nuestro nivel de azúcar en la sangre y aumentamos de peso.

SOLUCIÓN NUTRICIONAL: LA CIENCIA NUTRIGENÓMICA

Generalmente consideramos la comida como forma de obtener energía, un medio de proporcionarle a nuestro organismo el combustible necesario para funcionar. Sin embargo, la nueva ciencia ha demostrado que los alimentos "dialogan", literalmente, con nuestros genes. La información que recibe tu organismo a partir de los alimentos que consume, activa y desactiva tus genes. La misma le da a tu organismo instrucciones para controlar tu metabolismo a cada momento y cada día, cada vez que ingiere una porción de alimento. Ésta es la ciencia **nutrigenómica**, o sea, cómo los alimentos "hablan" con tus genes, y es el método nutricional en el que se fundamenta *La solución del azúcar* *en la sangre*. De hecho el Dr. Dean Ornish demostró que después de sólo tres meses de un programa intensivo de estilo de vida que incluía una dieta de alimentos enteros procedentes de plantas, se afectaron positivamente más de 500 genes que regulan el cáncer, ya sea desactivando los genes que provocan cáncer o activando los que protegen del cáncer.[17] Ningún medicamento puede lograr eso. Recientemente, un grupo de científicos descubrió el material genético de las plantas en la sangre de seres humanos. Piénsalo un minuto: los genes de las plantas les "dicen" a nuestros genes lo que tienen que hacer... un hecho revolucionario.

Para ilustrar cuán poderoso es este método, quiero compartir contigo un notable estudio que demuestra con cuánta rapidez y potencia la calidad de la comida que comes afecta a tus genes, independientemente de las calorías, carbohidratos, proteína, grasa o fibra. Este estudio se enfocó en participantes con prediabetes divididos en dos grupos. Cada uno de ellos consumió exactamente la misma cantidad de calorías, con cantidades equivalentes de proteína, grasa, carbohidratos y fibra, a lo largo de 12 semanas.[18]

La única diferencia entre ambos grupos fue la siguiente: a uno de ellos se les proporcionó pan de centeno de grano entero y pasta de centeno; al otro, avena, trigo y papas como fuentes de carbohidratos. Al cabo de 12 semanas, los investigadores realizaron una biopsia de grasa subcutánea, analizaron la expresión genética y les dieron a los participantes del estudio un reto de glucosa para evaluar cómo esos cambios dietéticos afectaban sus niveles de azúcar en la sangre e insulina.

Los resultados fueron revolucionarios. Notablemente, los participantes del grupo que consumió centeno contaban con células de grasa más inteligentes, pequeñas y sensibles a la insulina. Los genes de reversión de la *diabesidad* se activaron por la información contenida en el centeno (fitonutrientes conocidos como "lignanos"), independiente de las calorías o los gramos de carbohidratos consumidos. En otras palabras, no importó cuántas calorías o gramos de carbohidratos consumió ese grupo, sino el *tipo* de carbohidratos. La calidad de nuestra comida es tan importante como la cantidad que consumimos.

Pero lo más sorprendente fue cuánto cambiaron sus genes en tan corto tiempo. Se desactivaron decenas de genes que contribuyeron a la obesidad y diabetes de los participantes, y se activaron decenas de genes que los ayudarían a mantenerse saludables y delgados. En el grupo que consumió centeno, se desactivaron setenta y un genes que fomentaban la resistencia a la insulina y la muerte celular. Los alimentos que consumieron afectaron positivamente sus genes, desactivando los mismos genes que los predispusieron a la *diabesidad*.

Por otro lado, en el grupo que consumió avena, trigo y papas se activaron 62 genes que fomentan la *diabesidad*, lo cual provocó un mayor número de moléculas de estrés, mayor inflamación y estrés oxidativo, o radicales libres. Todo esto, a su vez, causa *diabesidad*.

Recuerda que esos dos grupos consumieron *exactamente* la misma cantidad de calorías y exactamente el mismo porcentaje de grasa, proteína, carbohidratos y fibra. La única diferencia estribó en el *tipo* de carbohidratos que consumieron. Este estudio (entre muchos otros que apuntan a las mismas conclusiones) demuestra que la comida no es simplemente cuestión de calorías. **La comida es información**.

Si quieres desactivar los genes que llevan a la *diabesidad* y activar los genes que conducen a la salud, la clave está en **la calidad y el tipo** de alimentos que consumas, y no necesariamente en la cantidad de calorías que ingieres o la proporción de proteína con respecto a la grasa y carbohidratos en nuestra dieta.

Tienes que poner tus genes a dieta. Como ha dicho David Ludwig, uno de los principales investigadores de la obesidad de Harvard Medical School: "Los caminos moleculares vinculados con las acciones hormonales [como la resistencia a la insulina] han sido el objetivo de iniciativas multimillonarias de investigaciones farmacéuticas. Sin embargo, muchos de esos caminos podrían estar normalmente bajo regulación dietética. Los resultados del presente estudio [de nutrigenómica] enfatizan la experiencia de años de 'usar la comida como medicina'. En este caso, para la prevención y tratamiento dirigidos de la obesidad, la diabetes y las enfermedades cardiacas".[19]

El cambio de una dieta insuficiente en nutrientes a una rica en nutrientes y abundante en alimentos provenientes de plantas como frutas, verduras, nueces, semillas, frijoles y granos enteros mejora la expresión de cientos de genes que controlan el funcionamiento de la insulina y la obesidad. Una dieta óptima para prevenir y dar tratamiento a la *diabesidad* también incluye grasas sanas como aceite de oliva, nueces, aguacates y grasas omega-3, así como modestas cantidades de proteína animal magra. Esto se conoce comúnmente como "dieta mediterránea".[20] Es una dieta de alimentos enteros, reales, frescos, preparados en una cocina, no en una fábrica. Se ha demostrado que esta forma de comer ha prevenido e incluso revertido la *diabesidad*. Tiene amplios beneficios para nuestra salud y afecta positivamente toda nuestra fisiología, estimulando la desintoxicación, reduciendo la inflamación, equilibrando las hormonas y proporcionando una poderosa protección antioxidante. O sea, lo que arregla las causas subyacentes de enfermedad.

Lo que pones en tu tenedor es la medicina más potente que puedes tomar para corregir las causas principales de las enfermedades crónicas y la *diabesidad*.

Además de estos cambios dietéticos, también necesitas un complemento pleno de vitaminas y minerales, y podrías tener que corregir deficiencias específicas como niveles insuficientes de cromo, biotina, vitamina D,[21] magnesio,[22] zinc, ácido alfa lipoico[23] y grasas omega-3.[24, 25] Necesitamos esos nutrientes adicionales porque nuestros sistemas de tratamiento de terrenos, prácticas agrícolas, y el procesamiento y distribución de alimentos producen alimentos carentes de nutrientes.

Sir Albert Howard, iniciador del movimiento de la agricultura orgánica, afirmó en su histórico libro *El suelo y la salud**, que debemos

---

The Soil and Health: A Study of Organic Agriculture. Schocken Books (1972)

"considerar todo el problema de salud del suelo, las plantas, los animales y las personas como una gran unidad".

Incluso con una dieta perfecta, la combinación de nuestros suelos agotados, el almacenaje y transportación de nuestros alimentos, las alteraciones genéticas de las especies tradicionales y el creciente estrés y demandas nutricionales resultantes de un medioambiente tóxico, nos impiden obtener las vitaminas y minerales necesarios en los alimentos que consumimos.[26] Las evidencias muestran que no podemos ignorar la necesidad de suplementos nutricionales.[27]

En la Parte IV, conocerás precisamente cómo necesitas comer y los suplementos que debes tomar para revertir la *diabesidad*. Por ahora, ten en cuenta que la idea generalizada de que los alimentos no son más que una fuente de energía es muy limitada. La nutrigenómica es el futuro de la medicina, y nos ayudará a comprender y darle un tratamiento exitoso a la *diabesidad*.

9

Paso 2: Regula tus hormonas

Este libro se enfoca principalmente en la hormona insulina, pero para curarte, también es importante el equilibrio de *todas* las hormonas, incluyendo las sexuales, adrenales o del estrés, así como las de la tiroides. Todas están interconectadas, e interactúan entre sí como una gran sinfonía. Pero cuando la sinfonía está desafinada, surgen los problemas.

Para vencer la *diabesidad*, debes identificar y darles tratamiento a los desbalances de la tiroides que controlan tu metabolismo; las hormonas hiperactivas del estrés que aumentan la resistencia a la insulina y el azúcar en la sangre; y el desbalance de insulina y sus efectos dañinos en tus hormonas sexuales. Veamos cómo cada uno de estos desfases hormonales importantes pueden ser factores influyentes en la *diabesidad*.

HORMONA DE LA TIROIDES: CONTROL DE TU METABOLISMO

Tu tiroides controla tu metabolismo. Si trabaja lentamente, el metabolismo se desacelera y crece el riesgo de *diabesidad*. Aunque la enfermedad de la tiroides afecta a una de cada cinco mujeres y a uno de cada diez hombres, no se le diagnostica al cincuenta por ciento de las personas que la padecen. La enfermedad de la tiroides sin diagnosticar aumenta la resistencia a la insulina,[1] y ésta a su vez empeora el funcionamiento de la tiroides.[2] A muchas personas que se les diagnostica, se les indica un tratamiento inadecuado con medicamentos tales como el Synthroid.

La enfermedad oculta de la tiroides y la diabesidad: historia de una paciente

Rene, graduada universitaria, era una mujer seria y resuelta de veinticinco años que hizo todo lo que pudo por cuidarse. Consumía una dieta de alimentos enteros rica en frutas y verduras, nueces, semillas, frijoles y granos enteros, y hacía ejercicio una hora diaria con un entrenador. Además, dormía las horas necesarias y equilibraba el trabajo y el ocio. Pero tenía un problema. Tenía 20 libras de sobrepeso y nada de lo que hacía parecía suficiente para rebajarlas. Al analizar su historia, descubrí algunas pistas del misterioso aumento de peso y los problemas con la insulina. Sus menstruaciones eran irregulares, tenía la piel seca y el cabello áspero, padecía de estreñimiento y tenía frío todo el tiempo. A pesar de consultar con los mejores médicos de Los Angeles, ninguno había profundizado en la explicación obvia de aquellos síntomas: mal funcionamiento de la tiroides. Por supuesto, hicieron la prueba convencional de tiroides (TSH), pero como el resultado de 3.5 estaba dentro de lo "normal", no siguieron investigando.

Siempre trato de cubrir el amplio espectro de los análisis de funcionamiento de la tiroides, como el TSH (el American College of Endocrinology considera normal una lectura menor de 3.5; sin embargo, la mayoría de los niveles de laboratorio no han cambiado para reflejar las nuevas normativas). También chequeo los niveles de hormonas de la tiroides, T4 y T3, así como los anticuerpos de la tiroides para determinar si hay una reacción autoinmune a la misma. La mayoría de los médicos sólo revisa el TSH, e ignoran a otros pacientes con problemas más sutiles de la tiroides. Rene tenía muy baja la T3 y altos los anticuerpos de la tiroides, por lo que, a pesar de que su TSH era "normal", le recomendé un tratamiento con una hormona natural de la tiroides que contiene T4 y T3. Sus síntomas desaparecieron, recuperó la regularidad menstrual y perdió 20 libras.

¿Padeces de una tiroides lenta que no funciona como debe? Responde el siguiente cuestionario y entérate. Recuerda responder este cuestionario antes de comenzar el programa y luego después de concluir las seis semanas, para evaluar el cambio "antes y después" en tu salud. Es probable que necesites apoyo individualizado o terapia de reemplazo natural de la tiroides dependiendo de tu puntuación. Esto lo explico en la Semana 6 del plan.

Cuestionario de la tiroides

La glándula tiroides es muy sensible a los efectos de las toxinas medioambientales, infecciones, deficiencias nutricionales (yodo, selenio y zinc) y el estrés. Una de cada cinco mujeres y uno de cada diez hombres padecen de funcionamiento deficiente de la tiroides, y más de la mitad no lo sabe. El cuestionario siguiente te ayudará a autodiagnosticarte problemas ocultos de la tiroides. Si experimentaste algún síntoma el mes pasado, marca la casilla "Antes". Luego determina la gravedad de tu problema usando la puntuación. Marca la casilla "Después" cuando hayas terminado el programa de seis semanas para ver cuánto has mejorado.

	Antes	Después
El tercio exterior de mis cejas ha perdido grosor.		
Tengo sensibilidad al frío.		
Tengo los pies y las manos frías continuamente.		
Mi cabello es poco abundante, se me cae o está muy áspero.		
Tengo la piel y las uñas gruesas.		
Tengo la piel reseca.		
Tengo fatiga, dolor o debilidad muscular.		
Tengo mucho sangramiento menstrual, síntomas premenstruales serios, otros problemas mestruales o infertilidad.		
Mi apetito sexual ha disminuido.		

(Continúa)

	Antes	Después
Me canso todo el tiempo, especialmente en la mañana.		
Mi memoria y concentración no son las de antes.		
Tengo retención de líquidos (manos y pies inflamados).		
Tengo dificultad para perder peso o he aumentado recientemente.		
Tengo estreñimiento con frecuencia.		
Estoy deprimido y apático.		
Padezco una enfermedad autoinmune (ejemplos: artritis reumatoide, esclerosis múltiple, lupus, alergias o micosis).		
Tengo la presión arterial baja y un ritmo cardiaco lento.		
Soy sensible al gluten o tengo celiaquía.		
He tenido contacto con toxinas medioambientales.		
Como mucho atún y sushi, y/o tengo múltiples empastes dentales plateados (mercurio).		
Me han sometido a tratamientos con radiación.		
Bebo agua clorada o con flúor.		
Tengo un historial familiar de problemas con la tiroides.		
TOTAL		

Puntos	Gravedad	Plan de atención	Medidas que debes tomar
0–3	El funcionamiento de tu tiroides podría ser ligeramente deficiente.	*La solución del azúcar en la sangre*	No necesitas personalización. Sólo termina el programa *La solución del azúcar en la sangre*.
4–7	El funcionamiento de tu tiroides podría ser moderadamente deficiente.	Autoatención	Termina *La solución del azúcar en la sangre* y optimiza tus niveles de funcionamiento de tiroides siguiendo las medidas del Capítulo 24.
8+	El funcionamiento de tu tiroides podría ser gravemente deficiente.	Atención médica	Toma las dos medidas anteriores y consulta con un médico para obtener ayuda adicional si no mejoras después de las primeras seis semanas del programa.

Si obtuviste 3 puntos o más, te invito a tomar las medidas de personalización para la tiroides en la Semana 6 de la Parte IV y leer mi libro electrónico *The Ultrathyroid Solution* (www.bloodsugarsolution.com/ultrathyroid), para obtener más información a fin de identificar y dar tratamiento a la enfermedad de la tiroides

HORMONAS DEL ESTRÉS: LOS PELIGROS DEL ESTRÉS CRÓNICO

Las hormonas del estrés también desempeñan un papel vital en la *diabesidad*. El estrés crónico incrementa la producción de cortisol, la principal hormona del estrés. El cortisol elevado de forma crónica provoca más cantidad de azúcar en la sangre y colesterol, depresión e incluso demencia,[3] y fomenta la acumulación de grasa en el vientre que vemos con frecuencia en pacientes que padecen resistencia a la insulina o diabetes. Demasiado cortisol también causa pérdida de músculo, interfiere con las hormonas de la tiroides y el crecimiento, y ejerce un impacto negativo en el sueño, todo lo cual promueve el aumento de peso. La falta de sueño aumenta el apetito y las ansias de consumir azúcar. En un estudio de hombres jóvenes saludables a quienes se les privó de dos horas de sueño, los niveles de ghrelina (hormona del apetito) se incrementaron, y el nivel de PYY (disminución del apetito) decreció.[4] Esto hizo que los participantes sintieran más apetito y comieran más carbohidratos refinados y azúcar. Disfrutar de un sueño abundante y de calidad es importante en el tratamiento de la *diabesidad* y puede evitar el aumento de peso, la diabetes y las enfermedades cardiacas.

Pero más importante aun es disminuir nuestros niveles de estrés.

El estrés se define como la amenaza real o imaginaria al organismo o al ego. Siempre estamos sometidos a estresantes agudos intermitentes. Eso es inevitable. Pero el estrés agudo que va y viene no es lo que causa tus problemas de salud. Lo que ejerce un impacto sin precedentes en la *diabesidad* y en otras tantas enfermedades crónicas es el estrés incesante creado, en parte, por tu actitud ante ese estrés: ¿Crees que todo funcionará al final? ¿Cómo ves el vaso, medio vacío o medio lleno? ¿Crees que el mundo es un lugar seguro o peligroso?

Los efectos del estrés están conformados por nuestros pensamientos, actitudes y conceptos. Nosotros *podemos* cambiar lo que pensamos y creemos, y como resultado podemos reducir el impacto del estrés diario en nuestras vidas. ¡No hay que creer todo pensamiento estúpido que se nos ocurra!

En el Capítulo 14, "Paso 7: Tranquiliza tu mente" exploraremos más los vínculos entre el estrés y la *diabesidad*. Puedes tomar también las medidas adicionales de personalización para tranquilizar la mente que están en la Parte IV, así como usar mi programa de audio en disco compacto *UltraCalm* (www.bloodsugarsolution.com/ultracalm), que te ayudará a aliviar el estrés crónico con algunos recursos sencillos.

HORMONAS SEXUALES: ¿"HOMBRES-MUJERES" Y "MUJERES-HOMBRES"?

Demasiada insulina ejerce un efecto negativo en tus hormonas sexuales. Si eres hombre, te hará más similar a una mujer y si eres mujer, tendrás más similitudes con un hombre. En las mujeres, la resistencia a la insulina provoca crecimiento de vello en la cara y el cuerpo, y pérdida del cabello. Además, muchas padecen acné y ciclos menstruales irregulares, y crecimiento de bigote o barba, calvicie y granos.

La resistencia a la insulina también puede ser una causa no reconocida del síndrome ovárico poliquístico,[5] que provoca infertilidad femenina. Es un problema nutricional causado por nuestra dieta y medioambiente tóxicos.

Infertilidad: historia de una paciente

Lisa estaba desesperada por tener hijos. Después de fracasar con varios tratamientos indicados por los mejores especialistas en infertilidad de la zona de Nueva Jersey–Nueva York, vino a verme. Sus médicos le dijeron que padecía de síndrome ovárico poliquístico (PCOS, por sus siglas en inglés), lo cual es realmente un problema nutricional y metabólico que afecta a las hormonas, provocado fundamentalmente por la prediabetes. Entre sus síntomas están las menstruaciones irregulares o intensas, acné, vello facial, pérdida del cabello y aumento de grasa en el vientre.

Después de múltiples píldoras, inyecciones y cocteles de hormonas que intentaron impulsar y obligar a sus ovarios a funcionar adecuadamente, y tras numerosas fertilizaciones in vitro (IVF, por sus siglas en inglés) de $15,000 cada una, Lisa seguía sin hijos. Pero el problema no estaba en sus ovarios, sino en su dieta.

Tres meses después de transformar su dieta de comidas procesadas a alimentos enteros, frescos y reales, y de ejercitar diariamente y tomar suplementos nutricionales que respaldan el metabolismo normal del azúcar en la sangre, Lisa consiguió un embarazo natural. Y un año después me envió la foto de un hermoso bebito con una nota adjunta que decía: "Gracias Dr. Hyman por embarazarme". ¡Algo que me resultó difícil explicarle a mi esposa! De hecho, usando los principios de este libro, he "embarazado" a muchas mujeres y mi oficina está llena de fotos de bebitos.

El Dr. Walter Willett, de la universidad de Harvard, escribió acerca de su investigación de la infertilidad provocada por la prediabetes en *The Fertility Diet*. Un grupo de investigadores analizó la fertilidad en 19,000 mujeres participantes en el Harvard Nurses' Health Study[6] y descubrieron que la mayoría de los casos de infertilidad, que afecta a una de cada siete parejas, se puede resolver con efectividad mediante dieta, estilo de vida y suplementos. El arreglo de las deficiencias nutricionales mediante la ingestión de un multivitamínico[7] y una dieta de alimentos enteros, de baja carga glucémica, ricos en nutrientes y provenientes de plantas, puede ejercer un enorme impacto en la fertilidad.

Además, el Dr. David Ludwig descubrió que una dieta de baja carga glucémica puede evitar el parto anticipado en mujeres con sobrepeso.[8] Por tanto, comer de acuerdo al plan de este libro puede ayudar no sólo al embarazo, sino también a llevarlo a buen término.

El azúcar afecta tu hombría: historia de un paciente

Steve, escritor de cincuenta y cuatro años, es otro paciente que aparentemente no podía bajar de a peso. A pesar de ejercitar agresivamente con un entrenador de tres a cinco días semanales con un régimen de fuerza y aeróbicos, no podía controlar su apetito, crear músculo ni perder la cantidad considerable de grasa en el vientre que aquejaba a su cuerpo de 285 libras. Además, su apetito sexual era bajo y sus erecciones débiles. Descubrimos que tenía niveles extraordinariamente altos de insulina, pero bajísimos de testosterona.

Al mejorar su dieta y al aplicar un gel tópico de testosterona bioidéntica, pudo crear músculo, perder peso, controlar su apetito, y reanudar relaciones sexuales normales con su bella esposa.

En los hombres, la resistencia a la insulina provoca una baja en los niveles de testosterona.[9] Esto afecta de forma significativa el apetito sexual y el buen funcionamiento sexual. Los niveles insuficientes de testosterona causan otros problemas, como decrecimiento de la masa muscular y mayor acumulación de grasa en el vientre, como se puede ver en esos abdómenes enormes de los hombres mayores de cuarenta años. Con el tiempo, los hombres que padecen diabetes van adquiriendo una mayor configuración femenina porque el exceso de insulina y de grasa corporal resulta en un alto nivel de estrógenos, lo que suaviza la piel, aumenta el tamaño de las tetillas y hace que se pierda vello en brazos, piernas y pecho, además de la disminución de masa muscular, poco apetito sexual y problemas de erección

¿Están desbalanceadas tus hormonas sexuales? Responde el cuestionario siguiente para enterarte. Recuerda responder este cuestionario antes de comenzar el programa, y luego después de seis semanas para medir el cambio de tu salud "antes y después". Es posible que necesites apoyo individualizado adicional dependiendo de tu puntuación. Eso lo explico en la Semana 6 del plan.

Cuestionario de desbalance de las hormonas sexuales

Muchos síntomas que sufren los pacientes se relacionan con desbalances en sus hormonas sexuales. Los hombres y las mujeres responden de forma diferente a estos desbalances. Responde el cuestionario apropiado para determinar si tus desbalances hormonales te hacen la vida miserable. Si experimentaste algún síntoma el mes pasado, marca la casilla "Antes". Luego determina la gravedad de tu problema usando la puntuación. Marca la casilla "Después" cuando hayas terminado el programa de seis semanas para ver cuánto has mejorado.

Mujeres	Antes	Después
Tengo menstruaciones irregulares, con sangrado intenso o escaso.		
Antes de la menstruación siento a menudo dolores de cabeza y/o migrañas.		
Mis senos son sensibles y grandes.		
Tengo síntomas premenstruales con frecuencia.		
Sufro síntomas peri- o menopáusicos.		
Tengo accesos de calor.		
He perdido el interés en las relaciones sexuales.		
Tengo sequedad en la piel, cabello y/o vagina.		
Tengo fluctuaciones mensuales de peso.		
He aumentado de peso en la parte central del cuerpo.		
Casi siempre me siento inflamada.		

(Continúa)

Mujeres	Antes	Después
Tengo edema, inflamación, hinchazón o retención de líquido.		
Tengo ansias de comer antes de la menstruación (especialmente de comidas dulces o saladas).		
Tengo frecuentes cambios de estado de ánimo.		
Me siento ansiosa.		
Estoy deprimida.		
Siento que no puedo cumplir las exigencias cotidianas.		
Tengo dolor de espalda, articulaciones o músculos.		
Padezco de infertilidad.		
Uso píldoras de control de natalidad u otras hormonas.		
Tengo quistes o bultos en los senos, o quistes fibrosos.		
Tengo historial familiar de cáncer de seno, ovárico o uterino.		
Tengo fibromas uterinos.		
Padezco de sudoración nocturna.		
Tengo problemas para dormir.		
En ocasiones siento palpitaciones en el corazón.		
Mi memoria y concentración no son las de antes.		
Tengo vello facial.		
He estado en contacto con pesticidas o metales pesados (en los alimentos, agua y/o aire).		
TOTAL		

Puntos	Gravedad	Plan de atención	Medidas que debes tomar
0–9	Podrías tener un desbalance ligero de hormonas sexuales.	*La solución del azúcar en la sangre*	No necesitas personalización. Sólo termina el programa *La solución del azúcar en la sangre.*
10-14	Podrías tener un desbalance moderado de hormonas sexuales.	Autoatención	Termina *La solución del azúcar en la sangre* y optimiza tus niveles de de hormonas sexuales siguiendo las medidas del Capítulo 24.
15+	Podrías tener un desbalance serio de hormonas sexuales.	Atención médica	Toma las dos medidas anteriores y consulta con un médico para obtener ayuda adicional si no mejoras después de las primeras seis semanas del programa.

Hombres	Antes	Después
Tengo ginecomastia ("senos de hombre") o he perdido vello en brazos, piernas y pecho.		
Me canso o tengo poca energía con frecuencia.		
Siento apatía hacia mi vida y mi futuro.		
He perdido mi vitalidad y apetito sexual.		
Tengo problemas para lograr o mantener una erección.		
Soy infértil o tengo poca cantidad de espermatozoides.		
He perdido musculatura.		
Tengo más grasa abdominal.		
Me siento débil.		
Tengo pérdida o fracturas óseas.		
Mis niveles de colesterol han aumentado.		
Mis niveles de insulina y azúcar en la sangre han aumentado.		
Tengo depresión.		
He estado en contacto con pesticidas o metales pesados (en los alimentos, agua y/o aire).		
TOTAL		

Puntos	Gravedad	Plan de atención	Medidas que debes tomar
0–4	Podrías tener un desbalance ligero de hormonas sexuales.	*La solución del azúcar en la sangre*	No necesitas personalización. Sólo termina el programa *La solución del azúcar en la sangre*.
5-6	Podrías tener un desbalance moderado de hormonas sexuales.	Autoatención	Termina *La solución del azúcar en la sangre* y optimiza tus niveles de de hormonas sexuales siguiendo las medidas del Capítulo 24.
7+	Podrías tener un desbalance serio de hormonas sexuales.	Atención médica	Toma las dos medidas anteriores y consulta con un médico para obtener ayuda adicional si no mejoras después de las primeras seis semanas del programa.

Si tus hormonas sexuales están fuera de balance es muy posible que el problema esté relacionado con una mayor resistencia a la insulina. Estos desbalances son totalmente reversibles con *La solución del azúcar en la sangre.*

10

Paso 3: Reduce la inflamación

Todo lo que causa inflamación provocará a su vez resistencia a la insulina. Y todo lo que causa resistencia a la insulina tendrá como consecuencia inflamación. Esta peligrosa espiral es la base de muchos de los males crónicos de nuestro siglo XXI.

La inflamación es algo que conocemos bien: desde los dolores de garganta, las reacciones alérgicas con urticaria, o una cortadura inflamada, enrojecida, caliente y sensible. Pero la inflamación que impulsa la obesidad y las enfermedades crónicas es invisible y no duele. Es un incendio oculto y abrasador creado por nuestro sistema inmunitario en su intento por combatir alimentos perjudiciales (azúcar, alimentos procesados, grasas inflamatorias), estrés, toxinas, alérgenos de los alimentos, un exceso de microbios dañinos en el estómago o intestino, e incluso infecciones menores.

Estos desencadenantes ocasionan un incremento de las moléculas inflamatorias del sistema inmunitario llamadas *citoquinas* que desempeñan un papel importante en la lucha contra las infecciones y el cáncer, ayudando al organismo a distinguir entre factores beneficiosos y perjudiciales. Pero cuando las citoquinas inflamatorias se descontrolan, dan como resultado enfermedades crónicas de todo tipo.

INFLAMACIÓN, RESISTENCIA A LA INSULINA Y ENFERMEDADES CRÓNICAS: EL ESLABÓN PERDIDO

Uno de los descubrimientos médicos más significativos del siglo XXI es que la inflamación es el vínculo común que conecta no sólo las enfermedades autoinmunes y alérgicas obvias, sino también la mayoría de las enfermedades crónicas, incluyendo enfermedades cardiacas, obesidad, diabetes, cáncer, demencia y depresión. De hecho, una inflamación descontrolada provoca resistencia a la insulina, la cual, como ahora sabemos, es el factor principal de todas esas enfermedades, aparte de la autoinmunidad y la alergia. La resistencia a la insulina crea aun más inflamación y toda la "casa biológica" se incendia.

Todo lo que desencadene las citoquinas hará que tus células adquieran mayor resistencia a la insulina, lo cual, a su vez, hará que el páncreas segregue más insulina para quemar la glucosa dentro de tus células y transformarla en energía. Pero como tus células son resistentes a la insulina, necesitarás una cantidad aun mayor. La resistencia a la insulina es comparable a una hambruna en medio de la abundancia.

Como hemos dicho anteriormente, la insulina es una hormona de acumulación de grasa que nos hace comer más y aumentar de peso. Ahora sabemos que las células de grasa (o adipocitos) también producen sus propias citoquinas, éstas son altamente inflamatorias y se conocen como *adipocitoquinas* (o *adipoquinas* para abreviar).[1] Estas adipoquinas (IL-1, IL-6 y factor alfa de necrosis tumoral) empeoran la resistencia a la insulina, obesidad y diabetes, además de exacerbar muchas otras enfermedades crónicas.

¿Qué provoca esta inflamación? Varios estudios recientes destacan algunas causas básicas que podemos identificar y tratar directamente.

El azúcar, carbohidratos refinados, grasas transgénicas, demasiadas grasas inflamatorias omega-6 provenientes de aceites vegetales procesados (como el de soya o de maíz), edulcorantes artificiales, alergias y sensibilidades ocultas a los alimentos, infecciones crónicas, desbalances en las bacterias intestinales, toxinas medioambientales, estrés y un estilo de vida sedentario propician la inflamación. Por supuesto, la pregunta clave para ti es cuáles de esos factores son la fuente de inflamación, y la respuesta es diferente según cada persona. Si quieres vencer la *diabesidad*, tienes que ubicar todas las fuentes de inflamación existentes en tu vida y eliminarlas. *La solución del azúcar en la sangre* te ayudará a lograrlo.

Diabesidad, depresión e inflamación: historia de un paciente

La depresión y la obesidad son problemas que con frecuencia están unidos. Eso se cumplió en el caso de J.P., un adolescente de dieciocho años que vino en busca de ayuda para combatir su fatiga, depresión, ansiedad y un aumento de peso de 27 libras. Cuando vino a verme por primera vez, pesaba 201 libras, e ignoraba que padecía de una grave prediabetes.

Encontramos muchos indicios en su historia y análisis que apuntaban a la inflamación como factor impulsor de su obesidad y depresión. Tenía aftas (problemas con el gluten[2]); grietas en los extremos de la boca (deficiencias de vitamina B); acné en la cara, pecho, espalda y hombros (ingestión de productos lácteos o azúcar e inflamación intestinal) y alergias de temporada. También sentía frío y cansancio (problemas de tiroides), especialmente por las mañanas. Además le costaba trabajo quedarse dormido, y llevaba cuatro años sometido a un régimen de Paxil para tratar su ansiedad y depresión. Presentaba otras señales de inflamación y disfunción inmunitaria como picazón en los oídos (alergias u hongos) y manchas blancas en las uñas (deficiencia de zinc).

Por si lo anterior fuese poco, tenía hábitos horribles de alimentación: no desayunaba, ingería comidas rápidas en el almuerzo y cena, y gaseosas de dieta y regulares todo el día. Detestaba los mariscos (deficiencia en grasas omega-3). Al menos hacía ejercicio durante 25 minutos diarios en una esterilla y de 1 a 2 veces por semana con un entrenador, y dormía 10 horas.

Sus pruebas de laboratorio revelaron deficiencias de grasas omega-3,[3] vitamina D,[4,5,6] B6,[7] y B12[8], todas asociadas con la prediabetes y la depresión. Tenía anticuerpos autoinmunes de la tiroides con una función por lo demás "normal" de la tiroides.[9] También tenía el colesterol alto, el HDL bajo y los triglicéridos altos, indicios clásicos de prediabetes. Aunque el nivel de azúcar en la sangre era normal, el de insulina después de una bebida azucarada estaba por los cielos (vinculado al acné,[10] depresión,[11] aumento de peso y ansias de comer carbohidratos).

También encontramos anticuerpos al gluten (vinculados a la fatiga, depresión,[12] hipotiroidismo[13] y acné) y a muchos otros alimentos,[14] indicadores de "hiperpermeabilidad intestinal" (ver Capítulo 11), lo que también causa *diabesidad*.

Al eliminar los alérgenos de los alimentos de su dieta; someterlo a una dieta de alimentos enteros, bajos en azúcar y sin procesar; limpiar sus intestinos con antifúngicos y dándole un probiótico; fortalecer el funcionamiento de su tiroides y arreglar sus deficiencias nutricionales, los síntomas desaparecieron. No hubo necesidad de darles tratamiento a sus "enfermedades" individuales. Ayudamos a que su sistema recuperara el equilibrio y, como efecto colateral de recuperar la salud, se esfumaron todos sus síntomas. En los primeros dos meses perdió 20 libras y sus ansias de comer cesaron. Tenía muchas causas de inflamación y debíamos solucionarlas todas.

Hay pruebas cada vez más concluyentes que resaltan el papel crítico que desempeña la inflamación en el desarrollo y continuidad de la *diabesidad*. De hecho, las personas con altos niveles de proteína C reactiva (marcador de inflamación sistémica) en sangre tienen una probabilidad

1,700 por ciento mayor de padecer diabetes.[15] En medicina, los incrementos del 20 o 30 por ciento se consideran significativos, así que un crecimiento en diecisiete veces debería ser un titular de noticias.

El nivel creciente de enfermedades crónicas que vemos en nuestra sociedad es el resultado directo de mayores niveles de inflamación. Esto ha dejado de ser tema de debate en el mundo de la medicina. Las preguntas importantes son: "¿Qué está provocando la inflamación?", y "¿Cómo se puede tratar más eficazmente?".

Puedo asegurarte que la respuesta *no es* limitarse a tomar más aspirina o Advil. Eso es como recurrir a analgésicos cuando un caballo nos está pisando un pie. El tratamiento es quitarse el caballo de encima, o sea, encontrar las causas subyacentes de la inflamación y eliminarlas. En breve voy a explicar las causas primarias, pero antes quiero que respondas el cuestionario siguiente para determinar cuán inflamado estás. Recuerda responder este cuestionario antes de comenzar el programa y después de terminadas las seis semanas para evaluar los cambios en tu salud "antes y después". Es posible que necesites apoyo individualizado adicional según tu puntuación. Esto lo explico en la Semana 6 del plan.

Cuestionario de la inflamación

La inflamación oculta te convierte en una persona gorda y diabética, y provoca muchas otros males crónicos como enfermedades cardiacas, cáncer y demencia. Si experimentaste algún síntoma el mes pasado, marca la casilla "Antes". Luego determina la gravedad de tu problema usando la puntuación. Marca la casilla "Después" cuando hayas terminado el programa de seis semanas para ver cuánto has mejorado.

	Antes	Después
Padezco con frecuencia resfriados e infecciones.		
Tengo sinusitis recurrente.		
Tengo alergias de temporada y medioambientales.		
Tengo historia de infecciones crónicas como hepatitis, infecciones de la piel, aftas y herpes labial.		

(Continúa)

	Antes	Después
Tengo alergias o sensibilidad a los alimentos, o me siento mal después de comer (pereza, dolores de cabeza, confusión, etc.).		
Mi entorno de trabajo está mal iluminado, hay contacto con sustancias químicas y/o ventilación deficiente.		
Tuve un infarto o tengo trastornos cardiacos.		
Tengo diabetes o sobrepeso (BMI mayor que 25).		
Tengo bronquitis o asma.		
Tengo eczema, acné y/o erupciones.		
Tengo artritis (osteoartritis/degenerativa).		
Tengo una enfermedad autoinmune (artritis reumatoide, lupus, hipotiroidismo, etc.).		
Tengo colitis o enfermedad inflamatoria intestinal.		
Tengo síndrome de colon irritable (colon espástico).		
Tengo neuritis (ADHD, autismo, problemas de estado de ánimo y conducta).		
Tengo historia familiar de Parkinson o Alzheimer.		
Mi vida es muy estresante.		
Consumo más de tres bebidas alcohólicas a la semana.		
No ejercito más de 30 minutos tres veces por semana.		
En mi trabajo tengo contacto con pesticidas, sustancias químicas tóxicas, ruidos intensos, metales pesados y/o jefes y compañeros conflictivos.		
TOTAL		

Puntos	Gravedad	Plan de atención	Medidas que debes tomar
0–6	Podrías tener un nivel de inflamación ligero.	*La solución del azúcar en la sangre*	No necesitas personalización. Sólo termina el programa *La solución del azúcar en la sangre.*
7-9	Podrías tener un nivel de inflamación moderado.	Autoatención	Termina *La solución del azúcar en la sangre* y optimiza tus resultados siguiendo las medidas del Capítulo 24.
10+	Podrías tener un nivel de inflamación serio.	Atención médica	Toma las dos medidas anteriores y consulta con un médico para obtener ayuda adicional si no mejoras después de las primeras seis semanas del programa.

Mi conjetura es que la mayoría verá que está inflamada. Analicemos las siete causas principales de inflamación en nuestra sociedad. En la Parte IV, te mostraré cómo solucionar esos problemas.

CAUSA DE INFLAMACIÓN 1: AZÚCARES DIETÉTICOS, HARINAS REFINADAS Y EDULCORANTES ARTIFICIALES

Los azúcares dietéticos y las harinas refinadas son los principales desencadenantes de la inflamación. Hacen que se disparen los niveles de insulina y provocan una cascada de reacciones bioquímicas que activan genes y conducen a una inflamación crónica y persistente. Esto inicia una espiral descendente a más inflamación, más resistencia a la insulina, un control más insuficiente del azúcar en la sangre, y más enfermedad.

Sin embargo, no sólo el azúcar, sino también los edulcorantes artificiales, provocan inflamación, como vimos en el Capítulo 4. Los refrescos de dieta y los edulcorantes artificiales de todo tipo muy probablemente incrementan la resistencia a la insulina.

La falta de fibra, la abundancia de grasas inflamatorias omega-6 (aceite de soya y maíz) e insuficiencia de grasas antiinflamatorias omega-3 (aceite de pescado, semillas de lino) también contribuyen al desarrollo de la inflamación sistémica, y eso empeora la resistencia a la insulina.

CAUSA DE INFLAMACIÓN 2: SENSIBILIDADES Y ALERGIAS A LOS ALIMENTOS

Las sensibilidades y alérgenos de los alimentos pudieran también desempeñar un papel en la aparición de la resistencia a la insulina y la *diabesidad*. Las alergias a las que me refiero aquí no son la típica hipersensibilidad o alergias agudas que conocemos, como las provocadas por la ingestión de cacahuetes o las picadas de abejas. Éstas se conocen como "respuestas mediadas por IgE*" de acción inmediata, y, aunque pueden ser mortales, no ejercen gran influencia en la resistencia a la insulina.

---

*Inmunoglobulina E.

Sin embargo, las alergias retardadas u ocultas (conocidas como "respuestas mediadas por IgG**") sí juegan un papel importante. Algunas personas padecen de respuestas alérgicas a estímulos —como ciertos alimentos— que causan una amplia gama de síntomas sutiles. Estas sensibilidades no provocan inflamación obstructiva de la garganta como en el caso de las alergias mediadas por IgE, sino que crean una inflamación interna de baja intensidad en el organismo, la cual puede manifestarse de muchas maneras. Varios estudios recientes indican que estas sensibilidades pudieran contribuir a la resistencia a la insulina.

En un estudio que comparó niños obesos y de peso normal, los obesos presentaron niveles tres veces más altos de proteína C reactiva y dos veces y media más altos de anticuerpos de IgG en los 277 alimentos diferentes que se probaron.[16] Además, las arterias carótidas de los niños obesos eran más gruesas, indicación de placa de colesterol en el recubrimiento de las arterias y un firme pronosticador de enfermedades cardiacas y derrame cerebral. La placa es resultado de la inflamación que comienza en los intestinos pero se propaga por el organismo cuando las partículas de alimentos se "escapan" por una barrera intestinal dañada, desencadenando la producción de citoquinas como IL-1, IL-6, y TNF (factor de necrosis tumoral) alfa.

Este significativo estudio apunta a la conexión previamente desconocida entre las alergias a los alimentos, el aumento de peso y la resistencia a la insulina. Las dietas que eliminan las sensibilidades comunes a los alimentos pueden ayudar al tratamiento de la *diabesidad*. En el caso de pacientes que confrontan problemas para perder peso, recomiendo con frecuencia la eliminación de productos lácteos y gluten (los responsables más comunes) por seis semanas, como parte vital de *La solución del azúcar en la sangre*. De hecho, esta es la parte más importante del programa para muchas personas, pues da como resultado la mayor pérdida de peso y la reversión de la *diabesidad*.

**Inmunoglobulina G.

En mi consulta, el uso de las sensibilidades a los alimentos por IgG como guía para el tratamiento, ha sido una de las intervenciones más poderosas para el tratamiento y reversión de un enorme conjunto de enfermedades crónicas. En mi libro *The UltraSimple Diet* (www.bloodsugarsolution.com/ultrasimple-diet), ofrezco una dieta integral de eliminación para determinar si existen estas sensibilidades ocultas. He visto efectos drásticos en pérdida de peso, trastornos inflamatorios como la enfermedad autoinmune, e incluso de estado de ánimo y conducta (que explico en mi libro *The UltraMind Solution* www.bloodsugarsolution.com/ultramind-solution). Pero gran parte de los médicos, especialmente los alergistas, no aceptan ni creen en esas reacciones a los alimentos. Algo lamentable, porque existen sólidas evidencias de los beneficios de una dieta de eliminación, como un notable estudio, publicado en *Lancet*, una de las revistas más prestigiosas del mundo, donde se muestra que el trastorno de hiperactividad y déficit de atención (ADHD, por sus siglas en inglés) mejoró enormemente con una dieta de eliminación basada en pruebas de sensibilidad a los alimentos por IgG.[17] Es interesante que el ADHD y la obesidad infantil aparezcan juntos con frecuencia y pudieran ser causados por factores similares.[18]

El gluten engorda: historia de un paciente

En la Facultad de Medicina, se nos enseñó que los pacientes con celiaquía eran niños delgados que padecían de diarrea, vientres inflamados y dolor abdominal. En la actualidad sabemos que no es así: se puede ser gordo, maduro y estreñido (o no presentar síntomas digestivos) y tener ese problema.

Ese era el caso de Ron, quien tenía un peso considerable de 350 libras cuando vino a verme. Era un experto en pérdida de peso pues había probado todo tipo de programas, desde dietas de muy pocas calorías a dietas sin carbohidratos, o líquidas. Pero nunca pudo mantener su pérdida de peso.

Padecía de múltiples síntomas, como dolor en las articulaciones, tos crónica, secreción postnasal y asma, indicios de que la inflamación podría estar influyendo en el aumento de peso, pues pasó de pesar 180 libras en los años de enseñanza secundaria a más de en 300 en la universidad. Las ansias de comer eran su constante compañía y se autoproclamaba adicto a los carbohidratos. Como siempre estaba exhausto, se estimulaba con gaseosas de dieta y comida rápida. Como era tan grande, no podía dormir acostado y dormía todas las noches en una butaca. Además, roncaba fuertemente y probablemente padecía de apnea del sueño. Su médico le indicó un régimen de estatinas y aspirina, que ni le hizo sentirse mejor, ni atacó las causas subyacentes de sus síntomas.

Cuando le hicimos pruebas de laboratorio, descubrimos niveles muy altos de inflamación, con una proteína C reactiva de 8.5 (lo normal es menos de 1.0); su insulina era de 183 después de una bebida azucarada (la normal es menos de 25); y ácido úrico alto y gran cantidad de las peligrosas partículas pequeñas de LDL (las estatinas disminuyen el conteo total de LDL pero no afectan el tamaño o calidad de las partículas de colesterol). Todo lo anterior indicaba una seria prediabetes. Pero lo más importante fue que encontramos muy altos niveles de anticuerpos de antigliadina (AGA) y transglutaminasa (TTG), indicadores de una reacción autoinmune al gluten. Tenía celiaquía, lo cual explicaba todos sus problemas de salud como obesidad, prediabetes, asma, dolores de articulaciones y fatiga.

A las seis semanas de someterse a una dieta sin gluten, no sólo rebajó tres agujeros en su cinturón, sino que le dejaron de doler las rodillas, el asma desapareció, así como los accesos de apetito, recuperó su energía y ni siquiera necesitaba una siesta diaria. Y pudo dormir finalmente en su cama. Cada vez que veo a alguien con serios problemas de salud, chequeo su sensibilidad al gluten.

Cómo el gluten desencadena el aumento de peso, la prediabetes, la diabetes y otros males

En la actualidad, lo que no tenga gluten está a la última. Hay libros y sitios Web sobre el tema, restaurantes con menús sin gluten, y supermercados con cientos de nuevos productos sin gluten en sus estanterías. ¿Es una moda, o el reflejo de una respuesta a un problema real?

Lamentablemente, las enfermedades crónicas son provocadas más y más por la ingestión de pan, ese elemento básico y querido de nuestra dieta, el "pan de vida", y todos los productos de trigo ocultos en todo tipo de alimentos, desde las sopas, al vodka, los aderezos, e incluso los lápices labiales y el adhesivo de los sobres de cartas. En breve voy a explicar por qué la sensibilidad al gluten y la celiaquía van en aumento y afectan actualmente al menos a 20 millones de estadounidenses. Desafortunadamente, el 99 por ciento de las personas que confrontan problemas con el gluten o el trigo no han sido diagnosticadas.

Sensibilidad al gluten, celiaquía y diabesidad

Sabemos que el gluten, una proteína existente en el trigo, cebada, centeno, escanda y avena, desencadena la obesidad y la diabetes en pacientes con sensibilidad a esa sustancia, hasta llegar a una celiaquía aguda, trastorno autoinmune que causa inflamación en todo el cuerpo.

El noventa y ocho por ciento de los que padecen celiaquía tiene una predisposición genética (lo que le ocurre al 30 por ciento de la población). Pero incluso cuando nuestros genes no han cambiado, hemos visto un incremento sustancial de la celiaquía en los últimos 50 años, debido probablemente a desencadenantes medioambientales, como la hibridación del trigo que se cultiva en este país, que ha cambiado la calidad y tipo de proteínas y almidones en el trigo, creando un contenido mucho más alto en gluten. Nuestro pan ha dejado de ser lo que era antes. Tiene más en común con un "alimento Frankenstein", un subproducto de la agricultura industrial o "superalmidón y supergluten". Si eso se combina con los daños que sufren nuestros intestinos a causa de nuestra dieta, medioambiente, estilo de vida y uso exagerado de antibióticos, bloqueadores de ácido y antiinflamatorios, tendremos la tormenta perfecta para la intolerancia al gluten.

En un estudio donde se compararon muestras de sangre tomadas hace 50 años a 10,000 jóvenes reclutas de la Fuerza Aérea con muestras recientes de 10,000 personas, los investigadores consideraron un hecho notable que se ha producido un incremento del 400 por ciento en la celiaquía durante el último medio siglo.[19] Y aclaro que se refieren a la enfermedad en su fase plena o aguda, la cual afecta a cerca de una de cada cien personas, o lo que es igual a unos 3 millones de estadounidenses.

El gluten y la inflamación intestinal

El gluten también provoca inflamación por medio de una reacción autoinmune de bajo nivel. En otras palabras, tu sistema inmunitario crea anticuerpos de bajo nivel ante el gluten, pero no una celiaquía aguda. De hecho, el 7 por ciento de la población (21 millones) tiene esos anticuerpos de antigliadina. También se han descubierto en el 18 por ciento de los autistas y en el 20 por ciento de los esquizofrénicos.

En un estudio importante publicado en la revista *Journal of the American Medical Association*, se demostró que la sensibilidad oculta al gluten incrementa el riesgo de muerte en un 35 a un 75 por ciento, causando sobre todo enfermedades cardiacas y cáncer.[20] Únicamente con este mecanismo, más de 20 millones de estadounidenses corren el riesgo de padecer un infarto cardiaco, obesidad, cáncer y muerte.

Gran parte del aumento del riesgo se produce cuando el gluten daña el recubrimiento de los intestinos. Todos los microbios y los alimentos parcialmente digeridos dentro de tus intestinos se filtran por la barrera intestinal y entran en contacto con el sistema inmunitario, 60 por ciento del cual está ubicado bajo la superficie de la capa de células que recubren los intestinos. Tu sistema inmunitario ataca esas proteínas extrañas, lo cual produce una inflamación sistémica.

También existen investigaciones nuevas y sorprendentes donde se demuestra que las reacciones adversas al gluten pudieran derivarse de problemas en partes muy diferentes del sistema inmunitario que las que intervienen en la celiaquía. Gran parte de los médicos desestima la sensibilidad al gluten si al paciente no se le ha diagnosticado celiaquía, pero esta investigación demuestra que están equivocados. La celiaquía se produce cuando el organismo crea anticuerpos contra el trigo (inmunidad adaptativa), pero también se reporta otro tipo de sensibilidad al gluten producida por un sistema inmunitario activado generalizado (inmunidad innata). O sea, que una persona puede tener sensibilidad al gluten sin padecer celiaquía ni tener anticuerpos contra el gluten, y estar aquejada por la inflamación y muchos otros síntomas.[21]

Demasiados productos sin gluten: otra causa del aumento de peso

Muchas, pero muchas personas, en su intento por lograr una alimentación sana, consumen demasiadas comidas chatarra sin gluten como galletitas, tartas y alimentos procesados. Pero el hecho de que no tenga gluten no quiere decir que sean sanas. Las galletitas y tartas sin gluten ¡siguen siendo galletitas y tartas! Las verduras, frutas, frijoles, nueces y semillas, y la proteína animal sin grasa no tienen gluten. Eso es lo que debes comer.

¿Cómo se puede diagnosticar la sensibilidad al gluten?

Antiguamente, los médicos sólo diagnosticaban la celiaquía ante un resultado positivo de biopsia intestinal. Pero el Dr. Alessio Fasano, de la University of Maryland School of Medicine sugiere una forma más inclusive de diagnosticar la celiaquía y la intolerancia o sensibilidad al gluten, e indica que cuatro factores cualesquiera de los cinco siguientes constituyen un diagnóstico.[22] Estaría de acuerdo en el caso de una celiaquía aguda, pero, con la excepción de un análisis de gen positivo solamente, creo que cualquiera de esos factores merece probarse mediante una dieta estricta de eliminación del 100 por ciento de gluten por seis semanas.

Y creo además que si entras en tres de los cinco criterios, debes eliminar para siempre el gluten de tu vida.

1. Tienes síntomas de celiaquía (cualquier enfermedad digestiva, alérgica, autoinmune, o inflamatoria incluyendo *diabesidad*).
2. Mejoras con una dieta sin gluten.
3. Tienes elevados los anticuerpos contra el gluten (antigliadina [AGA] o anticuerpos de transglutaminasa [TTG]).
4. Resultado positivo de una pequeña biopsia intestinal.
5. Tienes los genes que te predisponen a la sensibilidad al gluten (HLA DQ2/8).

CAUSA DE INFLAMACIÓN 3: INFECCIONES CRÓNICAS OCULTAS

Las infecciones crónicas también pueden desencadenar inflamación. Nuevos estudios revelan que las infecciones como el adenovirus (el tipo de virus que provoca infecciones respiratorias o conjuntivitis infecciosa) podrían estar vinculadas a la obesidad y la resistencia a la insulina.[23] Dichas infecciones pueden ser identificadas y tratadas por practicantes experimentados en medicina funcional. También puedes fortalecer tu sistema inmunitario para suprimir y controlar estas infecciones latentes.

Para obtener más información sobre los análisis que deben hacerse para ver si existen infecciones latentes, lee *How to Work with Your Doctor to Get What You Need* en www.bloodsugarsolution.com.

CAUSA DE INFLAMACIÓN 4: TOXINAS

Las toxinas también desempeñan un papel importante en la inflamación y pueden provocar *diabesidad*. La carga creciente de contaminantes orgánicos persistentes (como los bifenilos policlorados [PCBs] y pesticidas) y metales pesados (arsénico, mercurio y plomo) se han vinculado a la diabetes y la resistencia a la insulina.[24] El vínculo entre toxinas, inflamación y *diabesidad*[25] será explicado en detalle en el Capítulo 12, "Paso 5: Maximiza la desintoxicación".

CAUSA DE INFLAMACIÓN 5: ESTRÉS CRÓNICO

El estrés crónico es también otra causa de inflamación en el organismo.[26] Una razón más para que te relajes y aprendas a tranquilizar tu mente. Este tema lo traté en el capítulo anterior y profundizaré aún más en el Capítulo 14, "Paso 7: Tranquiliza tu mente", donde explico cómo el estrés crónico y los altos niveles de cortisol resultantes incrementan la cantidad de insulina y el aumento de peso en la sección central del cuerpo.

CAUSA DE INFLAMACIÓN 6: ESTILO DE VIDA SEDENTARIO

Es difícil imaginar que la inactividad puede inflamarnos, pero eso es exactamente lo que ocurre. La falta de ejercicio regular crea inflamación de bajo nivel en el cuerpo. Y el ejercicio regular disminuye la inflamación drásticamente,[27] por lo cual hacer ejercicio es vital para revertir y darle tratamiento a la *diabesidad*.

CAUSA DE INFLAMACIÓN 7: DEFICIENCIAS NUTRICIONALES

Varios estudios revelan que las deficiencias en nutrientes básicos como la vitamina D, grasas omega-3 y antioxidantes propician la inflamación, y que la simple ingestión de un suplemento multivitamínico y de minerales es tan efectivo para disminuir la inflamación como tomar un medicamento a base de estatina, con la ventaja de que es más barato y tiene menores efectos colaterales.[28] En la Parte IV, te guiaré para elegir y tomar los mejores nutrientes a fin de corregir la inflamación y la *diabesidad*.

La ubicación y solución de cada una de las causas de inflamación en tu vida es esencial, no sólo para vencer la *diabesidad*, sino también para corregir prácticamente casi todos los problemas de salud. No hay duda en esto: la inflamación es uno de los caminos comunes a la enfermedad. Y si quieres curarte, es esencial que mitigues los incendios.

11

Paso 4: Mejora tu digestión

Nuevas evidencias apuntan a una fuente inesperada de problemas metabólicos y *diabesidad*: un sistema digestivo tóxico. Como ya he mencionado, nuestra dieta ha cambiado de forma drástica en los últimos 10,000 años, e incluso más en los últimos 100 años, debido a la industrialización de nuestro suministro de alimentos. Esta dieta altamente procesada, con alto contenido de azúcar y grasa, y con poca fibra, ha alterado sustancialmente las bacterias que existían históricamente en nuestras vías digestivas, y el cambio se ha vinculado con el aumento de peso y la diabetes.[1] Muchas otras invenciones —como antibióticos, bloqueadores de ácido, medicamentos antiinflamatorios, aspirina, esteroides, antibióticos en nuestros suministros de alimentos, estrés crónico e incluso partos por cesárea— dañan los intestinos, alteran nuestra flora intestinal, y causan inflamación sistémica.

Las bacterias dañinas y la inflamación del vientre: historia de una paciente

Jennifer, una aeromoza de cuarenta y un años, luchó con su salud durante años: problemas de peso, inflamaciones después de comer, diarreas, acidez, depresión, fatiga, síndrome premenstrual y menstruaciones irregulares. En sus años de enseñanza secundaria era delgada y pesaba 120 libras, pero luego llegó a las 215 libras, gran parte de las cuales se concentraban en la parte central de su cuerpo. Intentó con muchas dietas pero nunca pudo seguirlas. Se dio por vencida y comía pizza, helado y mucha azúcar de dieta Splenda.

Cuando le hicimos los análisis, no sólo descubrimos inflamación con una proteína C reactiva alta de 7.2 (lo normal es menos de 1), sino también un funcionamiento digestivo anormal. Tenía una enorme acumulación de bacteria en el intestino delgado (en el que normalmente hay muy pocas bacterias) que provocaban la fermentación de los carbohidratos y azúcares que consumía. Se le inflamaba el vientre debido al gas producido por las bacterias perjudiciales al procesar los almidones. Casi no encontramos bacterias saludables en sus deposiciones. Además, descubrimos numerosas sensibilidades a los alimentos, como a los productos lácteos, gluten y huevos. Esto ocurre a menudo porque las bacterias dañinas en el intestino delgado provocan filtraciones intestinales y las partículas de alimentos digeridos parcialmente se filtran por el recubrimiento intestinal, desencadenando la acción de los anticuerpos. Las bacterias dañinas y los alérgenos de los alimentos le provocaron inflamación y aumento de peso.

Le dimos tratamiento a su obesidad y prediabetes con antibióticos no absorbibles que eliminaron las bacterias dañinas en los intestinos. Para ayudarla a curar su filtración intestinal, eliminamos los alimentos a los que era sensible y los bloqueadores de ácido, y le administramos enzimas, probióticos, aceite de pescado y zinc. Y no sólo desaparecieron su reflujo, hinchazón, ansias de comer y síndrome premenstrual; sino que además, sus niveles de proteína C reactiva volvieron a la normalidad. Jennifer perdió 65 libras como efecto colateral de arreglar sus intestinos y calmar la inflamación.

¿Están contribuyendo tus intestinos a tu *diabesidad*? Responde el cuestionario siguiente para enterarte. Recuerda responder este cuestionario antes de comenzar el programa, y luego después de seis semanas para medir el cambio de tu salud "antes y después". Es posible que necesites apoyo individualizado adicional según tu puntuación. Eso lo explico en la Semana 6 del plan.

Cuestionario de la digestión

La salud de tu digestión es un reflejo de tu salud en general, y cada vez más los problemas intestinales se vinculan al aumento de peso y la obesidad. Responde este cuestionario para evaluar tus problemas intestinales. Marca cualquier síntoma que hayas experimentado el mes pasado en la casilla "Antes". Luego determina la gravedad de tu problema usando la escala de puntos más abajo. Marca la casilla "Después" cuando hayas completado el programa de seis semanas, para ver cuánto has mejorado.

	Antes	Después
Tengo acidez.		
Uso antiácidos (Tums, Maalox, bloqueadores de ácido, etc.) regularmente.		
Me siento inflamado o lleno y/o eructo, siento acidez o tengo flatulencias justo después de comer.		
Comer pan u otros azúcares me inflama el vientre.		
Tengo micosis o infecciones crónicas por hongos (tinea crures, infección vaginal, hongo en los pies o las uñas).		
Tengo dolor abdominal crónico.		
Siento fatiga después de comer.		
Padezco de diarreas frecuentes.		
Evacúo el vientre menos de una o dos veces al día.		
Mis deposiciones son grasientas, grandes, mal formadas o pestilentes.		
En ocasiones detecto alimentos sin digerir totalmente en mis deposiciones.		
Tengo alergias, intolerancia, o reacciones a los alimentos.		

(Continúa)

	Antes	Después
Tengo candidiasis (manchas blancas en la lengua).		
Tengo encías sangrantes o gingivitis.		
Tengo una erupción en forma de mapa en la lengua, que indica alergia a los alimentos o gran cantidad de hongos.		
Tengo llagas en la lengua.		
Tengo aftas con frecuencia.		
Consumo más de tres bebidas alcohólicas a la semana.		
Siento deseos de comer dulces y pan.		
Mi vida es excesivamente estresante.		
Tengo historia de uso de antiinflamatorios no esteroideos (NSAID) como ibuprofeno, naproxeno, etc., o de otros antinflamatorios.		
Uso antibióticos a menudo o los usé con frecuencia en el pasado (más de 1a 2 veces en tres años).		
He tomado prednisona u otros esteroides.		
He tomado píldoras anticonceptivas o de reemplazo hormonal.		
Siento náuseas cuando ingiero suplementos.		
Tengo picazón anal.		
Tengo o he tenido las siguientes enfermedades o trastornos (anota 1 punto por cada uno): ■ Acné después de la adolescencia ■ Erupciones crónicas ■ Eczema ■ Rosácea ■ Psoriasis ■ Síndrome de fatiga crónica ■ Enfermedad(es) autoinmune(s) crónica(s) ■ Autismo ■ ADHD ■ Fibromialgia ■ Inflamación intestinal ■ Síndrome de colon irritable ■ Celiaquía (alergia al gluten)		
TOTAL		

Puntos	Gravedad	Plan de atención	Medidas que debes tomar
0–8	Podrías tener un problema intestinal de bajo nivel.	*La solución del azúcar en la sangre*	No necesitas personalización. Sólo termina el programa *La solución del azúcar en la sangre*.
9-12	Podrías tener un problema intestinal moderado.	Autoatención	Termina *La solución del azúcar en la sangre* y optimiza tus resultados siguiendo las medidas del Capítulo 24.
13+	Podrías tener un problema intestinal serio.	Atención médica	Toma las dos medidas anteriores y consulta con un médico para obtener ayuda adicional si no mejoras después de las primeras seis semanas del programa.

Si has detectado que padeces desequilibrios digestivos, no eres el único, pues están entre las razones más comunes de visitas al médico. Algunos de los medicamentos más vendidos de todos los tiempos son los bloqueadores de ácido como Prilosec, Prevacid y Nexium que se usan para el reflujo, el cual afecta hasta a un 44 por ciento de la población. El síndrome de colon irritable afecta a un 15 por ciento de la población, y no hay tratamiento efectivo con medicamentos. Las enfermedades intestinales inflamatorias como la colitis o el mal de Crohn van en aumento. Claramente, algo anda mal en nuestros sistemas digestivos. Recuperar el equilibrio de tu sistema no sólo aliviará tus síntomas digestivos, sino también revertirá la *diabesidad*. En la Parte IV, aprenderás a ajustar adecuadamente tu estómago.

EL MICROBIOMA: CÓMO LAS BACTERIAS INTESTINALES NOS ENGORDAN

Piensa en tus intestinos como un gran ecosistema que contiene 500 especies de bacterias que equivalen a tres libras de tu peso total. Hay más de 100 millones de millones de células microbianas. Y 100 veces más ADN bacteriano que humano en tu organismo. ¡Nos superan en número! Esas bacterias controlan la digestión, el metabolismo, la inflamación, y los riesgos de padecer cáncer de colon y de otros tipos. Además, producen vitaminas y nutrientes beneficiosos, así como moléculas que sostienen tu cuerpo y tu ecosistema mediante la simbiosis.

En los últimos tiempos ha surgido un campo de investigación totalmente nuevo sobre el "microbioma" humano (comunidad de microbios y sus genes dentro de los intestinos del ser humano), y cómo afecta el peso y la salud.[2] De hecho, lo que comen tus bacterias puede controlar más tu peso que lo que ingieres tú. Un notable estudio reveló que los ratones con vías digestivas esterilizadas, o *sin* bacterias en sus intestinos, presentaron un 42 por ciento menos de grasa corporal, a pesar de que comieron 29 por ciento más calorías que los ratones dentro del grupo de control.[3] Pero más notable aun es el hecho de que, cuando se les introdujeron baterías normales en los intestinos a esos ratones, se produjo un incremento del 57 por ciento en grasa corporal y resistencia a la insulina sin ningún aumento en el consumo de alimentos ni disminución del ejercicio. Esto echa por tierra el mito de que la pérdida de peso se reduce al equilibrio entre calorías ingeridas y calorías consumidas.

Las bacterias intestinales florecen con todo aquello que les proporcionas. Si les das alimentos enteros, frescos y reales, se producirán bacterias beneficiosas. Si las alimentas con comida chatarra, surgirán bacterias dañinas. Y las bacterias dañinas producen toxinas inmundas. En vez de una simbiosis —una relación mutualmente beneficiosa entre tus bacterias y tú— se creará la *disbiosis*: una reacción perjudicial entre las bacterias y su portador, que daña el recubrimiento de los intestinos, creando filtraciones. Las partículas de alimentos digeridos parcialmente, y las toxinas microbianas, se "filtran" por los intestinos, desencadenando una respuesta inmunitaria a esas proteínas "foráneas".

Esa inflamación, a su vez, daña tu metabolismo, afecta la forma en que tu cerebro controla el apetito, y crea resistencia a la insulina y aumento de peso. Los suplementos de probióticos (las bacterias beneficiosas) ayudan a mejorar la calidad de tu ecosistema intestinal, y son aliados potenciales en la pérdida de peso.

El proceso mediante el cual las bacterias dañinas en tus intestinos producen toxinas se describió en una ponencia publicada en 2007 en la revista *Diabetes Journal*.[4] El estudio demostró cómo la *endotoxemia metabólica* (la producción de toxinas en los intestinos por las bacterias dañinas) inicia y fomenta la obesidad y la resistencia a la insulina. Los hallazgos fueron sorprendentes.

En un grupo de ratas alimentadas con una dieta de alto contenido de grasa y poca fibra, las bacterias dañinas invadieron los intestinos, liberando toxinas bacterianas conocidas como *lipopolisacáridos* (*LPS*) al torrente sanguíneo a través de los intestinos, las cuales se adhirieron a células inmunes (glóbulos blancos, o linfocitos). Los glóbulos blancos, acosados por las toxinas bacterianas, produjeron las moléculas inflamatorias llamadas *factores alfa de necrosis tumoral* (TNF-α). Estas moléculas ponen en marcha un torrente bien descrito de inflamación, provocando resistencia a la insulina. De ahí en adelante, sabes lo que ocurre. En resumen: las bacterias tóxicas en tus intestinos te engordan e inflaman.

Mejorar la calidad de tu dieta con alimentos enteros, frescos y con alto contenido de fibra, puede reducir significativamente la inflamación y el aumento de peso resultante al apoyar la existencia de flora sana en tus intestinos. La reincorporación de bacterias beneficiosas como *Lactobacillus*, *Bifidobacterium*, y la variedad beneficiosa de *E. coli* en tus intestinos te ayudará a bajar la inflamación y contribuirá a que pierdas peso. Posiblemente necesites un coprocultivo especial si no mejoras, pero a la mayoría le funciona muy bien lo que llamamos en medicina funcional "programa 4R": **Remover** las bacterias dañinas, los medicamentos y los alérgenos de los alimentos; **reemplazar** las enzimas, fibra y prebióticos necesarios; **reinocular** tus intestinos con bacterias beneficiosas o probióticos; y finalmente, **reparar** el recubrimiento de los intestinos con grasas omega-3, zinc, glutamina, quercitina y otros nutrientes sanativos. Eso lo explicaré con exactitud en la Parte IV.

12

Paso 5: Maximiza la desintoxicación

En los últimos años, los científicos han descubiertos un hecho inesperado: las toxinas medioambientales engordan y causan diabetes. Esto debía ser titular noticioso, pero no lo es porque no hay medicamentos para darle tratamiento. Todos están enfocados en el estilo de vida, las calorías ingeridas y las quemadas, y los medicamentos para la diabetes. Pero los datos científicos nos dicen que algo más está contribuyendo a la epidemia. Hemos descubierto que las toxinas medioambientales interfieren con el azúcar en la sangre y el metabolismo del colesterol, y provocan resistencia a la insulina.[1]

Toxicidad y grasa: historia de una paciente
Aunque Vicky era sana como una manzana, tenía 40 libras extra que no podía rebajar. Consumía una dieta orgánica de alimentos enteros, baja en azúcar y con abundante fibra, pero le encantaba el atún (que tiene mucho mercurio). Era entrenadora física y ejercitaba 90 minutos al día, pero aparte de no poder deshacerse de ese peso, padecía un serio síndrome premenstrual, hinchazón estomacal, fatiga y una ligera depresión. Está claro que el estilo de vida no era su problema.

Cuando no puedo resolver el problema de un paciente, o cuando el paciente lo ha intentado todo, pienso a menudo en el papel que juegan las toxinas medioambientales en el metabolismo, obesidad, y resistencia a la insulina. Las toxinas también actúan como desestabilizadores de las hormonas y están vinculados a muchos problemas femeninos.

Analizamos los niveles de metales pesados en Vicky, y descubrimos que había altos niveles de mercurio: 76 mcg/gram/cr (normal < 3).* Los efectos metabólicos y de salud están siendo identificados a niveles de mercurio cada vez más bajos. Una vez identificado el problema, la ayudamos con lentitud y cuidado a desintoxicarse, apoyando su propias vías de desintoxicación con moléculas de sulfuro como la N acetilcesteina (que estimula el glutatión, principal desintoxicante del organismo); vitaminas metóxido B (B6, ácido fólico, B12); la familia de verduras del brócoli, que estimula la desintoxicación; y minerales desintoxicantes como el zinc y el selenio. Los baños sauna también la ayudaron a eliminar metales y otras toxinas, y además pueden ser muy útiles para la pérdida de peso. También usamos dosis orales de DMSA, un agente quelante. Lentamente, sus niveles de mercurio descendieron de 76 a 5, y perdió 35 libras. El resto de sus síntomas —síndrome premenstrual, fatiga, depresión, e hinchazón en el vientre— también desaparecieron.

Si sigues luchado con la pérdida de peso y la diabetes, a pesar de consumir una dieta perfecta y ejercitar al máximo, podría ser el efecto de la carga de toxinas en tu organismo que interfieren en tu metabolismo.

---

* Las pruebas para medir el nivel de metales son controvertidas. La mayoría de los médicos se concentran en los niveles de sangre, pero eso sólo indica un contacto reciente, usualmente por haber comido pescados como atún con altos niveles de mercurio. Los análisis del cabello revelan solamente el contacto con mercurio provocado por el consumo de pescado y sólo se remonta a algunos meses anteriores. Por su parte, un análisis aleatorio de orina sólo mostrará si la persona está en contacto presente y continuo con algún elemento medioambiental en el centro de trabajo. Por esa razón hacemos una prueba de provocación con un agente quelante que se adhiere al mercurio en la sangre y los tejidos, lo extrae y expulsa en la orina. Eso da una mejor idea de la carga total de metales en el cuerpo.

Responde el cuestionario siguiente para saber si sufres toxicidad. Recuerda responder este cuestionario antes de comenzar el programa, y luego después de seis semanas para medir el cambio de tu salud "antes y después". Es posible que necesites apoyo individualizado adicional según tu puntuación. Eso lo explico en la Semana 6 del plan.

Cuestionario de toxicidad

Con frecuencia, no conectamos directamente nuestra mala salud o síntomas con los efectos de las toxinas medioambientales. Este cuestionario te ayudará a lograrlo.

Marca cualquier síntoma que experimentaste el mes pasado en la casilla "Antes". Luego determina la gravedad de tu problema usando la escala de puntos más abajo. Marca la casilla "Después" cuando hayas completado el programa de seis semanas, para ver cuánto has mejorado.

	Antes	Después
Produzco pequeñas cantidades de orina pocas veces al día, y es oscuro y de olor fuerte.		
Evacuo el vientre en días alternos o con menos frecuencia.		
Evacuo el vientre con deposiciones duras y de salida difícil todos los días o en días alternos.		
Casi nunca sudo copiosamente.		
Tengo uno o más de los síntomas siguientes (anota 1 punto por cada uno): ■ Problemas de concentración y memoria ■ Dolores de cabeza ■ Fatiga ■ Dolores musculares		
Lavo en seco casi toda mi ropa.		
Bebo agua de botellas plásticas, del grifo sin filtrar, o agua de pozo.		

(Continúa)

	Antes	Después
Mi casa o apartamento es tratada por un fumigador y/o uso sustancias químicas para el hogar o el jardín.		
Trabajo o vivo en un edificio "hacinado" con mala ventilación o ventanas que no se abren.		
Vivo en una zona urbana o industrial extensa.		
Como pez espada, blanquillo, atún, tiburón u otros pescados grandes más de una vez por semana.		
Tengo más de dos empastes de mercurio en mi dentadura.		
Me molesta uno o más de los siguientes (anota 1 punto si te molesta cualquiera de ellos y no 1 punto por cada uno): ■ Perfumes ■ Jabones ■ Gasolina o vapores de diesel ■ Olores de auto nuevo ■ Humo de tabaco ■ Agua clorada ■ Detergentes ■ Lavado en seco ■ Tiendas de telas ■ Aerosol para el cabello ■ Otros olores fuertes		
Cuando bebo cafeína siento ansiedad, palpitaciones, sudoraciones o mareos. Me siento agitado y tengo más dolores de articulaciones y musculares.		
Tengo reacciones negativas cuando consumo alimentos que contienen glutamato de monosodio (MSG), sulfitos (existentes en el vino, frutas secas, bares de ensaladas), benzoato de sodio (conservante), vino tinto, queso, plátano, chocolate o hasta con pequeñas cantidades de alcohol, ajos o cebollas.		
Consumo regularmente las sustancias o medicamentos siguientes (anota 1 punto si tomas cualquiera de ellas y no 1 punto por cada una): ■ Acetaminofén ■ Ibuprofeno o naproxeno ■ Bloqueadores de ácido (Tagamet, Zantac, Pepcid, Prilosec, Prevacid)		

(Continúa)

	Antes	Después
■ Medicamentos para la colitis, mal de Crohn, dolores recurrentes de cabeza, síntomas de alergia, diarreas o indigestión ■ Medicamentos moduladores de hormonas en píldoras, parches o cremas (anticonceptivas, estrógenos, progesterona, medicinas para la próstata)		
Tuve ictericia o síndrome de Gilbert (elevación de la bilirrubina).		
Tengo historia de alguno de los trastornos siguientes (anota 1 punto si tienes historia de cualquiera de ellos y no 1 punto por cada uno): ■ Cáncer de seno ■ Cáncer pulmonar inducido por el hábito de fumar ■ Otro tipo de cáncer ■ Alergias, sensibilidades o intolerancias a los alimentos ■ Problemas de próstata		
Tengo historia familiar de mal de Parkinson, Alzheimer, ALS (escleroses amiotrófica lateral), escleroses múltiple, u otras enfermedades neurodegenerativas.		
Me vacuno frecuentemente contra la gripe (vacunas que contengan mercurio o timerosal).		
Tengo fibromialgia o síndrome de fatiga crónica.		
TOTAL		

Puntos	Gravedad	Plan de atención	Medidas que debes tomar
0–6	Podrías tener un bajo nivel de toxicidad.	*La solución del azúcar en la sangre*	No necesitas personalización. Sólo termina el programa *La solución del azúcar en la sangre*.
7-9	Podrías tener un nivel moderado de toxicidad.	Autoatención	Termina *La solución del azúcar en la sangre* y optimiza tus resultados siguiendo las medidas del Capítulo 24.
10+	Podrías tener un nivel serio de toxicidad.	Atención médica	Toma las dos medidas anteriores y consulta con un médico para obtener ayuda adicional si no mejoras después de las primeras seis semanas del programa.

NUEVAS EVIDENCIAS VINCULAN LAS TOXINAS CON LA DIABESIDAD: INFANTES Y RATAS GORDOS

El ejemplo más reciente de cómo las toxinas nos engordan se puede patentizar en el incremento drástico en la obesidad de bebitos. En 2006, científicos de Harvard School of Public Health encontraron que el índice de obesidad en infantes menores de seis meses se ha elevado un 73 por ciento desde 1980. Esto no está vinculado al ejercicio ni a la dieta, pues, en resumen, los bebés de esa edad sólo consumen leche materna o fórmula. No dicen: «Mamá, llévame a McDonald's a comer un desayuno de mil doscientas calorías o un paquete gigante de palomitas de maíz». Tampoco se puede culpar a la adicción a ver mucha televisión o videojuegos como factor de riesgo. Entonces, ¿cuál es la causa? Aparentemente podría ser la carga de toxinas medioambientales existentes en sus cuerpecitos. Las toxinas los engordan.

El recién nacido promedio tiene 287 sustancias químicas en la sangre de su cordón umbilical, 217 de las cuales son neurotóxicas (venenosas para los nervios o células nerviosas). Entre las sustancias químicas con las que tienen contacto estos infantes están los pesticidas, ftalatos, besfenol A, retardantes de incendios y metales pesados como mercurio, plomo y arsénico.[2] Estas sustancias químicas tienen una amplia gama de efectos negativos en la biología humana, pues dañan el sistema nervioso e incrementan el riesgo de cáncer, y ahora se ha demostrado que contribuyen a la obesidad.

Un estudio publicado en la revista *Journal of the American Medical Association* descubrió que el besfenol A, petroquímico que conforma el revestimiento de las botellas de agua y envases de comida enlatada, incrementa el riesgo de diabetes, enfermedades cardiacas y funcionamiento hepático anormal o hígado graso, provocado por la resistencia a la insulina.[3]

Datos procedentes de la Encuesta Nacional de Examen de Salud y Nutrición (National Health and Nutrition Examination Survey) del gobierno entre 1999 y 2002 revela una sorprendente correlación entre la diabetes y los niveles en sangre de seis contaminantes orgánicos persistentes comunes (POP): policlorodibenzodioxinas (PCDD), dibenzofuranos policlorados (PCDF), bifenilos policlorados (PCB), hexaclorobenzenos (HCB) y dos organoclorados usados como pesticidas.[4] Los participantes con los más altos niveles de contaminantes en la sangre tuvieron un riesgo mucho más alto de diabetes. Esto no es sólo una coincidencia. Varios estudios experimentales demuestran que se puede inducir la obesidad mediante el contacto directo con las toxinas, independientemente de la ingestión de calorías o ejercicio.

Una ponencia reciente publicada en la revista *Journal of the American Medical Association* documentó que el contacto con arsénico incrementa el riesgo de diabetes.[5]

Estudios realizados a veteranos de la Fuerza Aérea en la Guerra de Vietnam reveló que los que estuvieron expuestos al Agente Naranja (dioxina) enfrentaron riesgos más altos de diabetes.[6]

Los National Institutes of Health, la Food and Drug Administration, la Environmental Protection Agency y la National Academy of Sciences recientemente convocaron una conferencia para examinar este nuevo fenómeno de los *obesógenos*: las toxinas que causan obesidad.

La antigua idea de que el aumento de peso es simplemente un problema de calorías ingeridas/calorías quemadas se derrumba a pasos agigantados. Nuevas evidencias muestran que el fenómeno se puede producir aunque no se reporte una ingestión excesiva de calorías. Por ejemplo, en un estudio reciente, se les administró sustancias químicas tóxicas a un grupo de ratas, las cuales aumentaron de peso e incrementaron su acumulación de grasa *sin* un aumento de ingestión calórica ni disminución de ejercicios. En seis meses, estas ratas pesaban 20 por ciento más y tenían 36 por ciento más grasa corporal que las ratas no expuestas a las sustancias químicas.[7]

Esta es la moraleja: si tienes toxicidad, aumentarás de peso sin comer más calorías ni hacer menos ejercicios.

Las toxinas interfieren y desaceleran el metabolismo, contribuyendo al aumento de peso y diabetes. En 2007, publiqué una ponencia titulada "Systems Biology, Toxins, Obesity, and Functional Medicine" que proporciona una descripción detallada de muchos de los mecanismos mediante los cuales las toxinas causan obesidad[8] (disponible en http://drhyman.com/downloads/Diabetes-and-Toxins.pdf). Uno de los mecanismos clave que conduce a la resistencia a la insulina y la *diabesidad* es que las toxinas bloquean el funcionamiento de receptores muy importantes en el núcleo de las células. Estos receptores, conocidos como receptores activados por proliferadores de peroxesoma (PPAR), son necesarios para un funcionamiento óptimo de la insulina y el control del azúcar en la sangre.[9] Usando nuevas técnicas de análisis genético y metabólico, los científicos han demostrado que las toxinas provocan incrementos en glucosa, colesterol e hígado graso, y desaceleran el funcionamiento de la tiroides.[10] También pueden provocar el incremento del apetito y problemas con señales cerebrales que controlan las ganas de comer. Esto es algo que no puede seguir siendo ignorado. Las toxinas nos engordan y provocan *diabesidad*, y su eliminación debe formar parte de cualquier programa de tratamiento de la *diabesidad*.

En la Parte IV te enterarás de cómo puedes perfeccionar los sistemas de desintoxicación de tu organismo, y eliminar las toxinas de tu entorno y de tu cuerpo.

13

Paso 6: Perfecciona el metabolismo energético

Entre los hallazgos más apasionantes e importantes de la ciencia reciente está el descubrimiento de cómo las diferencias en nuestro metabolismo afectan nuestro riesgo de *diabesidad*. Nuestro metabolismo transforma las calorías y el oxígeno en la energía que alimenta cada célula de nuestro organismo. Esta energía se produce en pequeñas "fábricas" dentro de nuestras células, conocidas como *mitocondrias*.

Entonces, ¿qué son las mitocondrias y qué tienen que ver con tener más energía, perder peso, revertir la *diabesidad*, y vivir sin enfermedades hasta los 120 años?

Pues, ¡todo!

En cada célula existen cientos de miles de estas pequeñas fábricas de energía, y en mayores cantidades en órganos y tejidos activos como los músculos, el corazón y el cerebro. El papel de tu metabolismo es tomar el oxígeno que aspiras y el alimento que comes, y procesarlos para hacer energía, el combustible para la vida. Cuando tus mitocondrias no funcionan adecuadamente, sufres todos los síntomas de escasa energía: fatiga, metabolismo lento, aumento de peso, pérdida de la memoria, dolores, envejecimiento rápido y más. Hay muchos factores que pueden marchar mal y obstaculizar tu metabolismo, haciendo que funcione con menor eficiencia o deteniéndolo completamente.

En nuestro organismo existen más de 100,000 millones de millones de estas fábricas, y cada una contiene 17,000 pequeñas cadenas de montaje para fabricar ATP, nuestro combustible principal. Usan el 90 por ciento del oxígeno que aspiramos y ocupan hasta un 40 por ciento del espacio dentro de las células del corazón. Lamentablemente para nosotros, son sensibles a los daños ocasionados por el consumo excesivo de azúcar y alimentos procesados, las toxinas medioambientales, y todo lo que cause inflamación.

Las personas que padecen de *diabesidad* no producen energía en sus mitocondrias con la misma efectividad que las personas saludables.[1] Y, sorprendentemente, los parientes más directos de diabéticos que son delgados y aparentemente sanos, tienen mitocondrias que son un 50 por ciento menos activas que quienes no tienen historia familiar de diabetes, lo cual les hace más propensos a padecer diabetes en alguna etapa de sus vidas.[2] A menudo la causa de daños de las mitocondrias es algo que conocemos como *estrés oxidativo*. Conocemos bien el proceso, pues lo vemos en la herrumbre de un coche, en las arrugas del rostro, y en la transformación del color de la parte interior de una manzana cortada al entrar en contacto con el aire. Pero nuestro interior también se arruga.

La buena noticia es que hay formas de perfeccionar y optimizar el funcionamiento de las mitocondrias, de estimular la producción de energía y reducir el estrés oxidativo. Pero hay otra noticia mejor: al hacerlo, podemos revertir la *diabesidad* y la resistencia a la insulina.

Mitocondrias de combustión lenta: historia de una paciente

Jane, una paciente de cincuenta y ocho años que padecía de prediabetes, confrontaba dificultades para controlar su peso y su azúcar en la sangre. Comía alimentos sanos y ejercitaba regularmente, pero no podía resolver esos problemas. Analizamos una prueba especial de orina conocida como "ácidos orgánicos" que mide el funcionamiento de las mitocondrias en forma diferente al V02 max o consumo de oxígeno.

Evaluamos las diferentes etapas del metabolismo de Jane que convertían las grasas y carbohidratos en energía, y encontramos numerosos obstáculos. Necesitaba más carnitina, ácido alfa lipoico y coenzima Q10. Después de varios meses de estar tomando nutrientes y aminoácidos que estimulan las mitocondrias y la combustión de energía, volvimos a hacer la prueba y el resultado fue un metabolismo significativamente mejorado. Como efecto colateral, perdió 23 libras, se incrementó su energía y se normalizó su azúcar en la sangre.

A menudo, en mi consulta, analizo todas las etapas del metabolismo para ver si existe algún obstáculo o desaceleración. Cada etapa requiere diferentes coagentes o cofactores. Usualmente son vitaminas y minerales o aminoácidos. Tus mitocondrias necesitan ayuda para transportar y quemar calorías. Nutrientes específicos como la carnitina, ácido alfa lipoico, coenzima Q10, las vitaminas B (especialmente la riboflavina [B2] y la niacina [B3]), y los aminoácidos esenciales de cadena ramificada (BCAA) son vitales en estas etapas.

Quizás te preguntes cómo trabaja tu motor metabólico, y si se está oxidando por dentro. Responde los dos cuestionarios siguientes para ver si tus mitocondrias están dañadas y si tienes estrés oxidativo. Recuerda responder este cuestionario antes de comenzar el programa, y luego después de seis semanas para medir el cambio de tu salud "antes y después". Es posible que necesites apoyo individualizado adicional según tu puntuación. Eso lo explico en la Semana 6 del plan.

Cuestionario del metabolismo energético

Algunas personas tienen un metabolismo lento y una capacidad más reducida para quemar las calorías de los alimentos. Usa este cuestionario para evaluar la gravedad de tus daños o la lentitud de tu metabolismo. Marca cualquier síntoma que experimentaste el mes pasado en la casilla "Antes". Luego determina la gravedad de tu problema usando la escala de puntos más abajo. Marca la casilla "Después" cuando hayas completado el programa de seis semanas, para ver cuánto has mejorado.

	Antes	Después
Padezco fatiga crónica o prolongada.		
Estoy muy cansado para hacer muchas de las cosas que gustarían.		
La fatiga interfiere en mi trabajo, familia o vida social.		
Me despierto cansado.		
Tengo problemas para quedarme dormido o mantenerme dormido, me despierto demasiado temprano.		
Tengo dolor o malestar muscular.		
Tengo debilidad muscular.		
Tengo poca tolerancia a los ejercicios y quedo muy cansado al terminarlos.		
Mi concentración y memoria no son las de antes.		
Estoy irritable y melancólico.		
Aumenté de peso y contraje diabetes después de un estresante agudo, infección o trauma.		
Como exageradamente con frecuencia.		
He tenido contacto con pesticidas, agua sin filtrar, alimentos inorgánicos, u otras sustancias químicas medioambientales.		
Tengo síndrome de fatiga crónica o fibromialgia.		
Tengo historia de infecciones crónicas.		
He estado bajo estrés prolongado.		
Padezco del síndrome de la Guerra del Golfo.		
Padezco una enfermedad neurológica (Alzheimer, Parkinson, ALS, etc.).		
Tengo autismo o ADHD.		
Sufro de depresión, bipolaridad o esquizofrenia.		
TOTAL		

Puntos	Gravedad	Plan de atención	Medidas que debes tomar
0–6	Podrías padecer de una pérdida ligera de energía.	*La solución del azúcar en la sangre*	No necesitas personalización. Sólo termina el programa *La solución del azúcar en la sangre*.
7-9	Podrías padecer de una pérdida moderada de energía	Autoatención	Termina *La solución del azúcar en la sangre* y optimiza tus resultados siguiendo las medidas del Capítulo 24.
10+	Podrías padecer de una pérdida seria de energía	Atención médica	Toma las dos medidas anteriores y consulta con un médico para obtener ayuda adicional si no mejoras después de las primeras seis semanas del programa.

Cuestionario de estrés oxidativo u oxidación

Los radicales libres o el estrés oxidativo desaceleran nuestro metabolismo y provocan aumento de peso, diabetes y envejecimiento.

Responde el cuestionario siguiente para enterarte de si corres riesgo de tener altos niveles de estrés oxidativo. Marca cualquier síntoma que experimentaste el mes pasado en la casilla "Antes". Luego determina la gravedad de tu problema usando la escala de puntos más abajo. Marca la casilla "Después" cuando hayas completado el programa de seis semanas, para ver cuánto has mejorado.

	Antes	Después
Los ejercicios no son parte de mi rutina regular, o es un componente demasiado importante de la misma (más de 15 horas a la semana).		
Estoy pasado de peso (BMI superior a 25).		
Siento fatiga regularmente.		
Duermo menos de ocho horas por noche.		
Siento regularmente intenso dolor muscular o de articulaciones.		
Tengo sensibilidad a los perfumes, humo u otras sustancias o vapores químicos.		
Tengo contacto con un nivel significativo de toxinas medioambientales (contaminantes, sustancias químicas, etc.) en casa y/o en el trabajo.		

(Continúa)

	Antes	Después
Consumo más de tres bebidas alcohólicas a la semana.		
Fumo cigarrillos o cigarros (o cualquier otra cosa).		
Donde trabajo o vivo estoy expuesto a humo indirecto.		
No uso bloqueador solar, me gusta broncearme o voy a cabinas de bronceado artificial.		
Consideraría mi vida como muy estresante.		
Como menos de cinco raciones de verduras y frutas de color intenso al día.		
Mi dieta incluye una buena cantidad de comidas fritas, margarina o grasa animal (carne, queso, etc.).		
Consumo harina blanca y azúcar más de dos veces por semana.		
Padezco de resfriados e infecciones crónicas (herpes, aftas, etc.).		
No ingiero antioxidantes ni multivitaminas.		
Uso medicamentos con y sin receta, y/o drogas de recreación.		
Tengo artritis o alergias.		
Tengo diabetes o enfermedades del corazón.		
TOTAL		

Puntos	Gravedad	Plan de atención	Medidas que debes tomar
0–9	Podrías tener bajos niveles de estrés oxidativo.	*La solución del azúcar en la sangre*	No necesitas personalización. Sólo termina el programa *La solución del azúcar en la sangre*.
10+	Podrías tener serios niveles de estrés oxidativo.	Atención médica	Toma la medida anterior y consulta con un médico para obtener ayuda adicional si no mejoras después de las primeras seis semanas del programa.

¿QUÉ DAÑA TUS MITOCONDRIAS?

Tus mitocondrias son sensibles a una amplia gama de perjuicios, particularmente de los alimentos ricos en calorías, con alto contenido de azúcar y pocos nutrientes y antioxidantes. Las toxinas, infecciones y todo lo que causa inflamación puede provocar daños en las mitocondrias, lo cual genera el estrés oxidativo, o la producción de radicales libres, que ocasiona daños a nuestras mitocondrias, células y tejidos. Si no se controla, el estrés oxidativo activa genes que incrementan la resistencia a la insulina y la inflamación y reducen el funcionamiento de las mitocondrias y la producción de energía en el organismo.[3]

Se puede reducir la actividad de los radicales libres y el estrés oxidativo y aumentar la producción de energía en las células, combinando una dieta de alimentos enteros, rica en nutrientes, fitonutrientes y antioxidantes, con antioxidantes suplementarios como el ácido alfa lipoico y otros suplementos de estimulación de las mitocondrias, así como tipos especiales de ejercicios. Estos son componentes esenciales del programa de *La solución del azúcar en la sangre* (ver Parte IV).

Si eres diabético, o con historia familiar de diabetes, hacer ejercicio es especialmente importante. De hecho, tu predisposición genética a un funcionamiento desacelerado de las mitocondrias se puede vencer con ejercicios. Recomiendo incorporar ejercicios de fuerza y un tipo especial de acondicionamiento aeróbico conocido como ejercicios de intervalos de alta intensidad (HIT) a tu rutina regular. Esta combinación ha demostrado mejorar drásticamente el funcionamiento de las mitocondrias, y propicia la pérdida de peso y metabolismo celular mejorado.[4] En la Parte IV, explicaré cómo puedes incorporar ambas formas de ejercitación a tu vida cotidiana.

EL SANTO GRIAL DEL ENVEJECIMIENTO SANO: MANTENER SANAS LAS MITOCONDRIAS

El fenómeno biológico más importante que causa el envejecimiento es la disminución de la producción de energía en las mitocondrias, lo cual da como resultado el desarrollo de la resistencia a la insulina. Por cierto, la "enfermedad" del envejecimiento es realmente una enfermedad de resistencia acelerada a la insulina. Si solucionamos eso, podemos revertir el proceso de envejecimiento. Se están creando tratamientos para resolver la disfunción de las mitocondrias, como uno basado en el *resveratrol*, compuesto antioxidante de las uvas rojas. El resveratrol actúa sobre una clase magistral de genes conocida como sirtuinas, que regulan el funcionamiento de la insulina y la producción de energía de las mitocondrias. Cuando se activan esos genes, revierten básicamente el proceso de envejecimiento de las mitocondrias y la resistencia a la insulina.

Posiblemente hayas oído hablar de cómo les administran altas dosis de resveratrol a las ratas en varios estudios, las cuales vivieron un treinta por ciento más, y tuvieron mejor condición física, incluso después de comer el equivalente de la dieta "basura" estadounidense convencional. Pero como esto se logró suministrándoles a las ratas dosis similares a unas 1,500 botellas de vino tinto, no intentes hacerlo en casa.

La restricción de calorías también ayuda a mejorar el funcionamiento de las mitocondrias, aunque es difícil. Excelentes estudios con animales han demostrado que si comes un 30 por ciento menos de calorías por día, vivirás un 30 por ciento más.[5] En un esfuerzo por aumentar su expectativa de vida, un grupo de almas valerosas de la Calorie Restriction Society consumió alimentos con alto contenido de nutrientes pero muy pocas calorías. Un hombre a quien conocí comía 5 libras de apio en el desayuno, ¡y varias libras de tomates y pepinos en el almuerzo!

Sin embargo, nuevos y apasionantes estudios apuntan a una forma novedosa de prevenir los embates del envejecimiento sin necesidad de comer 5 libras de apio al día. En su libro médicamente denso *Avoiding the First Cause of Death,* Wulf Dröge explica cómo alargar la expectativa de vida a 120 años. Todo lo que debes hacer es equilibrar, reparar y reconstruir con cuidado las mitocondrias. Eso se puede lograr reduciendo la producción de insulina y optimizando la ingestión de aminoácidos y proteínas, y haciendo ejercicio. En resumen: consume pequeñas cantidades de carbohidratos de baja carga glucémica junto con aminoácidos y proteínas fáciles de usar y absorber durante el día. Ese es el programa de *La solución del azúcar en la sangre.* Varios estudios demuestran que ingerir los elementos básicos de creación de aminoácidos y proteínascomo suplementos para la reparación y curación contribuye realmente a desacelerar el envejecimiento y revierte la resistencia a la insulina y la diabetes.[6] En la Parte IV, recomiendo exactamente lo que debes tomar, y cómo obtener los nutrientes y aminoácidos que necesitas para revertir la *diabesidad* y fomentar un envejecimiento saludable.

Recuerda que modificando tu estilo de vida, haciendo ejercicios convencionales y de intervalos, consumiendo una dieta densa en nutrientes, y tomando ciertos suplementos como carnitina, ácido alfa lipoico, coenzima Q10, vitaminas B y aminoácidos de cadena ramificada (BCAA), podrás estimular el funcionamiento de las mitocondrias.[7]

14

Paso 7: Tranquiliza tu mente

El estrés nos hace engordar y contribuye al desarrollo de la *diabesidad*. Cuando trabajaba como médico de guardia en emergencias, atendí con frecuencia a pacientes con altos niveles de azúcar en la sangre. Y no eran diabéticos. El estrés agudo provocó que sus niveles de azúcar en la sangre se elevaran sin control. Los médicos saben desde hace mucho que existe una relación entre el estrés y el azúcar en la sangre. Pero ahora empezamos a comprender que ante el estrés crónico, aumentan nuestros niveles de insulina, cortisol y los compuestos inflamatorios conocidos como *citoquinas*. Esto provoca una disfunción metabólica aguda que conduce al aumento de peso, la resistencia a la insulina y en última instancia, a la diabetes.

Las relaciones nocivas provocan aumento de peso: historia de una paciente

Rebecca era una mujer soltera de cincuenta y dos años, que seguía conviviendo, y cuidando a, su madre de ochenta y cuatro. A pesar de tener una carrera enormemente exitosa como trabajadora social, vivía diariamente bajo la sombra de la crítica materna. El estrés crónico afectó su capacidad de cuidar de sí misma y de tomar decisiones saludables sobre su alimentación, ejercicio físico y vida social. Su organismo segregaba altos niveles de cortisol, el cual nos protege de los peligros en momentos de estrés agudo pero provoca aumento de peso, aumento del apetito, prediabetes y diabetes, y contribuye a exacerbar todas las enfermedades crónicas. Rebecca contrajo una seria prediabetes, pero lo que más necesitaba no era una dieta sana ni más ejercicios; sino una "madrectomía" y mudarse a otro lugar. Con apoyo y estímulo, recuperó su vida y su salud.

¿Están contribuyendo tus niveles de estrés a tu *diabesidad*? Responde el cuestionario siguiente antes de comenzar el programa, y luego después de seis semanas para medir el cambio de tu salud "antes y después". Es posible que necesites apoyo individualizado adicional según tu puntuación. Eso lo explico en la Semana 6 del plan.

Cuestionario de estrés y fatiga adrenal

El estrés crónico contribuye a muchas enfermedades, incluyendo la *diabesidad*. Marca cualquier síntoma que experimentaste el mes pasado en la casilla "Antes". Luego determina la gravedad de tu problema usando la escala de puntos más abajo. Marca la casilla "Después" cuando hayas completado el programa de seis semanas, para ver cuánto has mejorado.

	Antes	Después
Mi vida es muy estresante.		
Me asusto fácilmente y sufro ataques de pánico.		
Me siento cansado pero alterado.		
Cuando estoy nervioso, me sudan las palmas de manos y las plantas de los pies.		
Me siento fatigado.		
A menudo me siento débil y tembloroso.		
Siento mareos cuando me pongo de pie.		
Tengo ojeras.		
Tengo ansias de comer dulces.		

(Continúa)

	Antes	Después
Tengo ansias de comer cosas saladas.		
Me despierto cansado en la mañana.		
Tengo dificultad para quedarme dormido o para dormir.		
Tengo problemas de concentración o sufro de embotamiento mental.		
Tengo dolores de cabeza con frecuencia.		
Me resfrío fácilmente y padezco de infecciones frecuentes.		
No puedo comenzar el día sin cafeína.		
Tengo retención de líquidos.		
Tengo palpitaciones en el corazón.		
Tengo poca tolerancia al alcohol, cafeína y otras drogas.		
No tolero bien los ejercicios y me siento muy cansado al hacerlos.		
Tengo hipoglucemia (bajo nivel de azúcar en la sangre).		
Tengo debilidad muscular.		
Tengo la presión arterial baja.		
TOTAL		

Puntos	Gravedad	Plan de atención	Medidas que debes tomar
0–7	Podrías padecer de baja disfunción adrenal.	*La solución del azúcar en la sangre*	No necesitas personalización. Sólo termina el programa *La solución del azúcar en la sangre*.
8-10	Podrías padecer de disfunción adrenal moderada.	Autoatención	Termina *La solución del azúcar en la sangre* y optimiza tus resultados siguiendo las medidas del Capítulo 24.
11+	Podrías padecer de seria disfunción adrenal.	Atención médica	Toma las dos medidas anteriores y consulta con un médico para obtener ayuda adicional si no mejoras después de las primeras seis semanas del programa.

Una mayor respuesta al estrés y los altos niveles de cortisol resultantes empeoran la *diabesidad*, dañan tu cerebro y perjudican el control del apetito, haciendo que sientas más ganas de comer y mayores ansias de consumir azúcar.

Los diabéticos corren riesgos mucho mayores de depresión.[1] Y las personas deprimidas tienen a su vez mayores posibilidades de padecer diabetes. En un notable estudio publicado en *Archives of Internal Medicine*,[2] los científicos descubrieron que las mujeres participantes que se sentían deprimidas fueron un 17 por ciento más propensas a padecer de diabetes, incluso después de que los investigadores ajustaran otros factores de riesgo como el peso y la falta de ejercicios periódicos. Las participantes que tomaban antidepresivos fueron un 25 por ciento más propensas a padecer de diabetes que quienes no estaban deprimidas. Además, las que ya eran diabéticas fueron un 29 por ciento más propensas a deprimirse después de tomar en cuenta otros factores de riesgo de depresión, y las que usaban insulina como tratamiento para la diabetes fueron un 53 por ciento más propensas a deprimirse durante los diez años que duró el estudio. O sea, que más insulina desencadenó más depresión.

Aunque ciertos factores como inflamación, toxinas, falta de actividad física y obesidad pudieran explicar parcialmente el vínculo entre depresión y diabetes, no lo explican completamente, pues también podrían estar relacionadas por el estrés. Las personas deprimidas tienen niveles elevados de cortisol, lo cual puede provocar problemas con la glucosa o el metabolismo del azúcar en la sangre, una mayor resistencia a la insulina y la acumulación de grasa en el vientre.

Si bien la conexión mente-cuerpo tiene una gran importancia, es sólo una parte del rompecabezas. Lo que la mayoría ignora es que lo que hacemos con nuestro cuerpo también afecta nuestro cerebro. En la medida que mejoran el metabolismo, la resistencia a la insulina y la diabetes, el estado de ánimo mejora enormemente, sin ayuda de antidepresivos u otros medicamentos. Curar el cuerpo es una medida esencial para sanar el cerebro. Mi libro *The UltraMind Solution* (www.bloodsugarsolution.com/ultramind-solution) explica cómo el cuerpo afecta al cerebro y cómo la *diabesidad* está vinculada a trastornos de estado de ánimo y cognitivos, y envejecimiento cerebral.

Los vínculos entre estrés, aumento de peso, trastornos mentales y desfases del azúcar en la sangre demuestran que el control del estrés es un componente vital del tratamiento de la obesidad y la diabetes.

Hay muchas maneras de reducir con efectividad tu respuesta al estrés: terapias de relajación, ejercicios de respiración, yoga, apoyo grupal, masajes, ejercicios, baños de vapor, baile, oración, risa y mucho más. Juntarse para recuperar la salud es también una forma poderosa de reducir el estrés.

Participar activamente en la respuesta de relajación es parte vital del proceso de combatir la *diabesidad*. Busca cosas que disfrutes y hazlas todos los días. Relajarse es tan importante como respirar, comer o dormir. No hacerlo nos mata. En la Parte IV comparto varias herramientas extremadamente efectivas que te ayudarán a participar activamente en tu respuesta de relajación. Puedes probarlas o probar mi programa de audio *UltraCalm* (www.bloodsugarsolution.com/ ultracalm).

PARTE III

LA SOLUCIÓN DEL AZÚCAR EN LA SANGRE: PREPARACIÓN

Un viaje de mil millas comienza con el primer paso.

— Lao Tsé, *Tao Te Ching*

15

Inicia el viaje

Ahora que comprendes las causas de la *diabesidad* y el alcance del problema, el próximo paso es crear una solución para nosotros, nuestras familias, nuestras comunidades y nuestra sociedad.

Comer de forma más sana y ejercitar más. Esto es lo que nos dicen los médicos, nutricionistas y las agencias gubernamentales. Pero ¿cuánto te ha funcionado ese consejo hasta ahora?

La solución del azúcar en la sangre se basa en un método totalmente diferente —un método de sistemas— que hace la conexión entre todos tus síntomas y problemas de salud. Al aplicar esta ciencia, podemos corregir los desequilibrios del organismo y crear salud.

El secreto es que la *diabesidad* no necesita tratamiento.

CREAR SALUD

Sólo tenemos que crear salud.

Hasta ahora hemos estado haciendo las cosas al revés. Al conocer los obstáculos que tenemos en el camino y los ingredientes necesarios para generar salud, sólo hay que eliminar esos obstáculos (toxinas, alérgenos, microbios, estrés, dieta insuficiente, entre otros) e incorporar los ingredientes (alimentos enteros y frescos, nutrientes, hormonas, sueño, movimiento, ritmo, relajación, amor, conexión, significado y propósito). Al hacerlo, los síntomas y enfermedades se ocuparán de sí mismos.

La Parte IV de este libro traza un plan de acción de seis semanas para estar saludables y felices. En la Parte III, encontrarás una fase de preparación de dos semanas que sentará las bases de una salud vibrante y sostenible. Se trata de celebración, no de privación, de hallar los deliciosos beneficios de consumir alimentos reales y cuidar de nuestros cuerpos y almas.

En el curso de este programa, integrarás cambios en tu dieta y estilo de vida lenta y sistemáticamente. En el proceso te revelaré la información y destrezas necesarias para reinventar con seguridad tu cocina, negociar las compras del supermercado, optimizar tu nutrición, incorporar suplementos, eliminar toxinas, hacer ejercicio, encontrar tu "botón de pausa" y más. Aprenderás a usar medicamentos inteligentemente, a descubrir alternativas naturales a los medicamentos, y a iniciar un plan de alimentación con menús, recetas y listas de compras en el supermercado. Para conocer más detalles del programa de apoyo por Internet que he creado, visita www.bloodsugarsolution.com, el cual te guiará por todo el programa.

También exploraremos cómo, unidos, como comunidad, podemos crear un movimiento para cambiar esta horrible epidemia que nos roba la vida y perjudica la economía. Con acciones colectivas, podremos *Recuperar nuestra salud.*

Cambiar una vida de malos hábitos, aprender nuevas destrezas y corregir la información errónea lleva tiempo. Dos semanas, para ser exacto. Te ruego que no ignores esta fase vital de preparación.

RECUPERAR JUNTOS LA SALUD

En tu avance hacia la curación, recuerda que es más fácil recuperar la salud acompañado que solo. En el Capítulo 16, aprenderás a aprovechar el poder de la comunidad, a crear tu propio grupo (aunque sea de dos personas) y comprender por qué buscar apoyo es tan importante para el éxito, la salud y la felicidad a largo plazo.

La conexión social, el apoyo y la comunidad son esenciales para el éxito a largo plazo, y muy potentes a corto plazo para crear y sostener cambios de estilo de vida y conducta. Los amigos y la comunidad ejercen una poderosa influencia en nosotros. Eres más propenso al sobrepeso si tus amigos están pasados de peso que si los miembros de tu familia son obesos. Los hilos sociales, y no los genéticos, son los que nos conectan y tienen en última instancia el mayor poder para combatir la epidemia de obesidad, diabetes y enfermedades crónicas.

Estar conectado con los demás es un ingrediente tan necesario para la salud como los alimentos, el agua, el aire, el sueño o el movimiento. Estamos estructurados para vivir en comunidad y conexión. No importa a qué grupo puedas pertenecer, a qué iglesia, templo o mezquita asistas, o la comunidad con la que estás conectado. No es por azar que si Facebook fuese un país, sus usuarios conformarían la tercera nación del mundo, después de China y la India. Crea o incorpórate a un grupo. Es la forma más efectiva de lograr cambios duraderos.

HACERSE LAS PRUEBAS

En el Capítulo 17, aprenderás cómo hacerte las pruebas. Necesitarás recopilar información acerca de ti mismo, tu historia y tus síntomas para tener un panorama completo de los desequilibrios que sufres y los cambios que necesitas hacer en el programa. Los cuestionarios, medidas corporales y pruebas básicas iniciales de sangre y orina detallados en este paso, te ayudarán a determinar en qué aspectos estás fuera de equilibrio, y serán un punto de referencia por el cual vas a medir tu progreso y tus éxitos.

¡A COMENZAR!

Comencemos entonces.

Hay cinco pasos importantes que necesitas para preparar tu mente, tu cuerpo y tu cocina para el programa de *La solución del azúcar en la sangre*:

1. **Prepara tu mente.** Conéctate con tu motivación para que puedas comenzar y mantenerte con éxito en el programa.

2. **Prepárate a ti mismo.** Haz un compromiso con el programa y planifica una fecha de inicio.

3. **Prepara tu cocina.** Elimina las sustancias tóxicas de tu cocina y abastécela con los alimentos que creen salud, no enfermedad.

4. **Prepara tu "comprador y tu chef interno".** Aprende a transitar por el terreno de los alimentos tóxicos en el supermercado moderno, y adquiere destrezas simples de cocinar que respaldarán tu salud.

5. **Prepara tu cuerpo.** Prepara tu organismo para la cura, tomándote unas "vacaciones de las drogas" que son el azúcar, los estimulantes y los sedantes.

Por favor, no ignores este proceso. Crear las condiciones para el éxito es esencial si quieres aprovechar al máximo el programa.

PREPARA TU MENTE: BUSCA TU MOTIVACIÓN

¿Estás listo?

Tu vida está a punto de cambiar.

Has tomado la decisión de estar saludable. Pero ese es sólo el primer paso.

El segundo paso es prepararte para la acción.

El tercer paso es hacer lo que has decidido.

El paso final es mantener los cambios saludables para toda la vida.

Cuando tomas la decisión de crear salud enfrentarás muchos obstáculos. En nuestras vidas agitadas, saturadas por los medios, extenuadas, superestresadas, de baja actividad y sobrealimentadas, elegir la salud es un acto revolucionario. Y hará falta una revolución para eliminar todos los trastornos que provocan enfermedades, obesidad y diabetes. Pero las revoluciones comienzan con cambios pequeños que son específicos, cuantificables, alcanzables, realistas y oportunos.

Identificar los obstáculos y conectarte a tu motivación

Primeramente deberás identificar los obstáculos ante ti y estar claro sobre lo que te motiva a cambiar. Para vencer tu inercia necesitarás una intención enfocada y la confirmación constante de esa intención. La creación de un diario, de un sistema de apoyo grupal y mi currículo y herramientas de apoyo en Internet en www.bloodsugarsolution.com te pueden ayudar a vencer esos obstáculos.

¿Cuáles son tus obstáculos? Entre ellos podrían estar:

- Creencias sobre lo que es posible o no ("No puedo curar la diabetes ni perder peso")
- Una relación negativa con tu cuerpo y con los alimentos ("Comer me engorda y me enferma, pero *me encanta*")
- Pensamientos y conductas autoderrotistas
- Adicción biológica al azúcar
- Un entorno de alimentos tóxicos compuesto por comidas rápidas, procesadas, privadas de nutrientes, ricas en calorías
- Prácticas agresivas de mercadeo de alimentos ("Compra este producto, te hará estar saludable y sentirte bien")
- Falta de disponibilidad de alimentos de alta calidad, con alto contenido de nutrientes y pocas calorías
- "Saboteadores" en casa y en el centro de trabajo (personas que te "obligan" a comer)
- Demasiadas responsabilidades (dificultad para decirles que "No" a los demás y "Sí" a ti mismo)
- Historia de intentos fallidos de cambio

El mayor concepto que obstruye nuestro camino al éxito es la idea de que no podemos cambiar nuestra salud *tanto*. Podemos perder algunas libras, sentirnos un poco mejor, pero el destino de nuestra salud está previamente programado. Sólo hay que ver a mi padre diabético, mi abuela obesa o mi hermana que sufrió un infarto cardiaco a los cincuenta y dos años. ¿Qué puedo hacer realmente para cambiar esa situación?

Todo.

Existen muchos conceptos y actitudes, patrones negativos de pensamiento y conducta que te impiden comenzar un proceso de autocuidado y autonutrición. Concéntrate en lo que consideras importante. ¿Sentirte bien? ¿Vivir una vida larga y vibrante? ¿Aportar algo a tu comunidad? ¿Pasar más tiempo con tu familia? ¿Llevar a cabo la lista de cosas que quieres hacer antes de partir de este mundo? ¿Llevar a tu nieto al zoológico? ¿Tener relaciones sexuales hasta que cumplas los noventa años? ¿Iniciar un negocio? ¿Caminar por un bosque con tu ser amado? ¿Dar un viaje en bicicleta y recorrer los Estados Unidos a los ochenta y cinco años?

Para mí, la definición de salud es poder levantarme cada mañana y hacer lo que me nutre interiormente: estar con mi familia, tener buen rendimiento en mi trabajo, escalar una montaña en invierno con zapatos de nieve, jugar baloncesto con mi hijo, aprender algo nuevo, tener la energía y fuerza para contribuir a mi comunidad y a mis amigos. Eso es lo que guía mis decisiones cada día. ¿Qué es lo que tú consideras importante?

Empieza hoy mismo a escribir un diario

Empezar un diario es una forma excelente de estar en contacto con tus motivaciones internas, de romper el ciclo de hábitos descuidados de comer y realizar actividades, de ser honesto y responsable y estar presente contigo mismo. A menudo comemos excesivamente porque algo nos está comiendo. Nos empachamos con alimentos para liberarnos de nuestros sentimientos. Usamos los alimentos para bloquear sentimientos, pero puedes usar las palabras para bloquear la influencia de los alimentos. Puedes escribir para metabolizar mejor tus sentimientos, para que éstos no guíen decisiones o atracones inconscientes. A menudo, una dieta de palabras y autoexploración da como resultado una pérdida de peso. Metabolizas mejor tu vida y tus calorías.

También usarás el diario para darle seguimiento diario a tu ingestión de alimentos, tus ejercicios, sueño, síntomas, y tus "estadísticas" como peso, diámetro de cintura y análisis de laboratorio. Reconocer cómo te sientes y lo que experimentas al alterar tu ingestión de alimentos, al comenzar a ingerir suplementos y a hacer más ejercicios es como "ejercitar internamente": construir la autoconciencia necesaria para fortalecer tu capacidad de crear bienestar y plenitud de alto nivel.

Sé honesto en lo tocante a tu ingestión de alimentos; anota todo lo que comas y la cantidad. Este paso simple te hará comprender cómo cuidas de tu organismo y tu bienestar. En su libro *The Writing Diet*, Julia Cameron sugiere que nos hagamos cuatro preguntas sencillas antes de optar por comer algo:

1. ¿Tengo apetito?
2. ¿Es esto lo que deseo comer?
3. ¿Es esto lo que deseo comer ahora mismo?
4. ¿Hay algo que podría comer en vez de esto?

Yo también les aconsejo a mis pacientes dos preguntas relacionadas:

1. ¿Qué estoy sintiendo?
2. ¿Qué necesito?

Usa ahora mismo las herramientas de apoyo en Internet de La solución del azúcar en la sangre

Te recomiendo que uses las herramientas de Internet que complementan mi curso para anotar los detalles de tu viaje. Para iniciar tu diario, visita www.bloodsugarsolution.com. Estas herramientas son un buen recurso para darle seguimiento a tu progreso (tu historia, estadísticas y análisis de sangre), así como tu ingestión de alimentos y ejercicios, tu viaje interior, obstáculos y logros.

Tal vez tengas hambre y necesites alimentos, o estás solo y necesitas un amigo, o estás cansado y necesitas una siesta, o irritado y necesitas saber por qué. No todos estos sentimientos necesitan alimentos como solución, aunque para muchos, esa es nuestra respuesta predeterminada cuando no nos sentimos bien.

Cuando hagas anotaciones en tu diario, recuerda que son sólo para ti, por lo que debe ser totalmente honesto y transparente. Esto no se limita a anotar lo que estás comiendo y cuánto ejercicio haces, sino lo que estás sintiendo *realmente* en ese momento. No hay respuestas acertadas ni erróneas.

No subestimes el poder de este programa. Varios estudios han demostrado que darles seguimiento a nuestros sentimientos, hábitos y estadísticas crea un sistema de retroalimentación y responsabilidad que es una cura en sí mismo y nos ayuda a cambiar de conducta. No tienes que creerlo. Sólo hazlo.

Vencer los obstáculos mentales

Usa tu diario (o las herramientas de Internet) y responde las preguntas siguientes. Piensa en qué es lo que agota tu energía y qué es lo que te la proporciona cuando anotes las respuestas:

- ¿Cuáles son los tres obstáculos principales que te impiden cumplir tus objetivos de salud y pérdida de peso? Pueden ser: hábito de fumar, no dormir las horas suficientes, no relajarte debidamente, comer demasiada azúcar, comer inconscientemente o como desahogo emocional, consumir alimentos de baja calidad, no desayunar, entre otros.
- ¿Cuáles son las tres emociones o hábitos mentales principales que te impiden cumplir tus objetivos de salud y pérdida de peso? ¿Es acaso procrastinación, depresión, baja autoestima, miedo, enojo, resentimiento o algo más?
- ¿Hay en tu vida actual "relaciones tóxicas"? ¿Tienen algún propósito para ti? ¿Hay alguna manera de terminarlas o de cambiarlas? De ser así, ¿cómo puedes lograrlo?
- ¿Cómo cambiaría tu vida sin estos hábitos de conducta, estructuras mentales y emocionales, y relaciones humanas?

- ¿Estás realmente demasiado ocupado para cambiar tus hábitos y tu vida? ¿Pasas muchas horas delante del televisor o la computadora? ¿De cuánto tiempo dispondrías para conectarte con amigos, y para buscar y preparar comidas sanas, hacer ejercicios y relajarte si haces un "ayuno de medios"?
- ¿Qué conductas, hábitos y relaciones podrías elegir que te proporcionarán energía y salud mental, espiritual, y física?
- ¿Qué te motiva en la vida? ¿Qué te hace querer levantarte cada mañana? ¿Cuál es el propósito de tu vida?
- ¿Cómo atenúa o perjudica el propósito de tu vida el estar pasado de peso o enfermo?
- ¿De qué manera el seguimiento de este programa y sentirte bien te permitirían lograr con mayor efectividad el propósito de tu vida?

Cada cual tiene sus propias razones para querer hacer cambios en su salud o su vida. No existe razón correcta o incorrecta, sólo lo que consideres como lo más importante.

Define tus objetivos específicos para crear salud y felicidad

Comienza por escribir una lista de tus objetivos personales. Identifica lo que deseas y cómo lo lograrás. Estas preguntas tienen como finalidad ayudarte a comenzar, pero no vaciles en escribir lo que quieras. Dedícale unas horas. Sé específico.

Mis objetivos de salud

- **Físicos:** ¿Qué problemas físicos o de salud quiero curar y cómo puedo lograrlo?
- **Alimentos:** ¿Cuál es mi relación con los alimentos y cómo quiero alimentarme a mí mismo?
- **Ejercicios:** ¿Cuál es mi relación con mi cuerpo y los ejercicios? ¿Cómo puedo cambiarla?
- **Sueño:** ¿Es el sueño de calidad una prioridad para mí? ¿Qué haré para dormir lo suficiente y recargar mi organismo diariamente?

- **Peso:** ¿Cómo me siento con respecto a mi peso? ¿Qué cambios haré para amar mi cuerpo en lugar de luchar en su contra? ¿Cuáles son mis metas?

Mis objetivos psicológicos y sociales

- **Salud emocional:** ¿Me siento ansioso, deprimido o enojado? Como persona, ¿soy un vaso medio lleno o medio vacío? ¿Qué pensamientos y conceptos me impiden progresar? ¿Hay causas físicas de mi estado emocional (alimentos, estrés, deficiencias nutricionales, etc.)? ¿Qué haré para descubrir la fuente de mis sentimientos y ser la persona que quiero ser?

- **Relaciones humanas:** ¿Qué tipo de sanación debo realizar en mis relaciones con otras personas? ¿Qué debo hacer para ser un mejor hijo, pareja, amigo, compañero de trabajo, etc.?

- **Trabajo:** ¿Cuál es mi relación con mi trabajo? ¿Cómo quiero emplear mi tiempo, energía, enfoque, destrezas y talento? Si no soy feliz, ¿qué puedo hacer para cambiar como soy en mi trabajo o lo que estoy haciendo?

Significado y propósito

- **Objetivos espirituales:** ¿Qué considero importante para mí? ¿Cuál me gustaría que fuera mi epitafio? ¿Qué tengo que hacer para estar a la altura de eso?

- **Dedicarte ahora mismo a lo que consideras importante:** ¿Cuáles son las cosas que "espero hacer algún día" y puedo convertir en realidad ahora mismo?

PREPÁRATE A TI MISMO

Si pensaras irte de vacaciones, organizarías tu vida para garantizar que todo quedara bien atendido: la casa, el trabajo, los niños, las cuentas y el perro. Coordinarías tu viaje, decidirías adónde ir y cuándo, harías tus maletas, tomarías la decisión, escogerías una fecha y comprarías los boletos.

Haz lo mismo con el viaje más importante de tu vida: el tránsito al bienestar. Marca una fecha en el calendario para comenzar tu viaje. Anótala en tu diario. La fecha seleccionada será el día en que inicies la fase de eliminación del programa que está en la sección titulada "Prepara tu cuerpo" en este capítulo. Esa fase tendrá una semana de duración. Cuando concluya, comenzarás el programa de seis semanas descrito en la Parte IV. Al término de esas seis semanas, aprenderás a estar saludable para toda la vida. Escoge ahora mismo la fecha en la que quieres iniciar ese proceso.

PREPARA TU COCINA SANA

Tu cocina es uno de los espacios más importantes de tu casa. Y ha sido secuestrada por la industria de los alimentos. Es hora de recuperarla, de incorporar alimentos reales y desechar los falsos, de crear tradiciones culinarias y compartir comidas con familiares y amigos. Convierte la hora de comer en un momento de conexión, celebración y nutrición del cuerpo y el alma. No tiene que ser difícil ni complicado. Sólo tienes que organizarte.

Si no tienes un hogar nutritivo pleno de alimentos deliciosos y fáciles de preparar, meriendas y comidas de emergencia, te será difícil triunfar. No te pongas obstáculos en el camino dejando en tu cocina alimentos que propician enfermedades. Nuestras hormonas de acumulación de grasa como la insulina y las hormonas del estrés como el cortisol controlan nuestro apetito y nuestra conducta. Si aumentan sus niveles y tienes una enorme tarta de chocolate en el refrigerador, no hay forma de vencer a la parte reptiliana de tu cerebro que controla la conducta de alimentación. Tenemos cientos de genes que nos protegen de la inanición, pero muy pocos nos amparan contra los atracones.

Así es como debes preparar tu cocina para el viaje.

Elimina de tu cocina los "alimentos Frankenstein" que lo único que hacen es producir enfermedad y obesidad

Dedica una tarde a cazar y recolectar en tu cocina. No tengas piedad. Si no son alimentos verdaderos, ¡a la basura! En la Semana 1 del programa reabastecerás tu despensa y tu refrigerador con alimentos reales.

A continuación te ofrezco mis diez reglas fundamentales para ingerir alimentos seguros toda la vida. Si las lees y piensas que no te queda nada que comer, entonces has estado consumiendo exactamente lo que te enfermará y te mantendrá enfermo. La buena noticia es que si tu dieta está compuesta por azúcar, harina y alimentos procesados, recogerás el mayor fruto de tu esfuerzo.

Estas reglas se refieren en esencia a lo que no debes comer. Y debes seguirlas por el resto de tu vida. En el Capítulo 19 verás cuántos alimentos maravillosos hay para comer.

10 reglas para comer sanamente de por vida (y lo que debes desterrar de tu cocina)

1. Idealmente, debes tener **sólo alimentos sin etiquetas** en tu cocina, o que no estén envasados en cajas, paquetes o latas. Hay excelentes alimentos con etiqueta como sardinas, corazones de alcachofas o pimientos rojos asados, pero hay que ser muy listo a la hora de leer dichas etiquetas. Hay dos elementos que debes buscar: **la lista de ingredientes y los datos de nutrición.** Ve mi video acerca de cómo comprar alimentos etiquetados que sean seguros, y analiza cómo interpretar los datos de nutrición en www.bloodsugarsolution.com. ¿Cuál es el ingrediente principal en la lista? Si el alimento real está al final de la lista y el azúcar o la sal están al principio, ten cuidado, pues el ingrediente más abundante aparece al inicio, y los demás vienen en orden descendente de acuerdo al peso. Además, ten en cuenta los ingredientes que pudieran estar ausentes de la lista. Algunos podrían

estar exentos de aparecer en la etiqueta, como en el caso de alimentos en envases muy pequeños, los preparados en el mercado o provenientes de pequeños fabricantes. Cuídate de ese tipo de alimentos.

2. Si el alimento lleva etiqueta, debe tener **menos de cinco ingredientes.** Si tiene más, tíralo a la basura. También ten cuidado con los alimentos que vienen con descripción de propiedades beneficiosas para la salud en la etiqueta, ya que usualmente son perjudiciales, como es el caso de las "bebidas deportivas". Recientemente vi una bolsa de papas fritas con la descripción "sin gluten, orgánicas, sin ingredientes artificiales, sin azúcar" y con menos de cinco ingredientes en la lista. Te parece ideal, ¿verdad? Pero recuerda que las gaseosas están 100 por ciento libres de grasas y eso no quiere decir que sean sanas.

3. Si la palabra **azúcar** (como se llame, incluyendo el azúcar orgánica de caña, miel, agave, sirope de arce, sirope de caña o melazas) está en la etiqueta, deséchalo. En una botella promedio de salsa ketchup hay 39 cucharaditas de azúcar. Lo mismo ocurre con el **arroz blanco y la harina blanca**, que actúan en el organismo de forma similar al azúcar. Si padeces de *diabesidad*, no podrás digerir fácilmente ningún tipo de harina, ni siquiera la de grano entero. ¡A la basura!

4. Deshazte de todos los alimentos con la palabra **sirope de maíz con alto contenido de fructosa** en la etiqueta. Es un azúcar superdulce, superbarata y de producción subsidiada, presente en casi todos los alimentos procesados. Incluso hay siropes de este tipo que contienen mercurio como subproducto del proceso de fabricación.[1] Muchas calorías líquidas como las gaseosas, jugos y bebidas "deportivas" contienen este veneno metabólico, cuya presencia indica baja calidad o alimentos procesados.

5. Desecha cualquier alimento que lleve la palabra **hidrogenado** en la etiqueta. Es un indicador de grasas transgénicas, aceites vegetales convertidos en margarina o materia grasa mediante un proceso químico. Sirven para la prolongación de la vida útil de las galletitas sin que se pongan rancias, pero está demostrado que esas grasas

causan enfermedades cardiacas, diabetes y cáncer. Ciudades como Nueva York y la mayoría de las naciones europeas han prohibido las grasas transgénicas, y tú debes seguir ese ejemplo.

6. Desecha cualquier tipo de **aceites de cocina altamente refinados** como maíz, soya, etc. (En la Semana 1 del programa explicaré los aceites que debes comprar.) Evita también las grasas tóxicas y los alimentos fritos.

7. Desecha cualquier alimento con **ingredientes que no puedas reconocer ni pronunciar**, o que estén en latín.

8. Deshazte de los **alimentos que tengan conservantes, aditivos, colorantes o tintes**, "sabores naturales" o potenciadores de sabor como el MSG (glutamato monosódico).

9. Desecha los alimentos con **edulcorantes artificiales** de cualquier tipo (aspartame, Splenda, sucralosa y alcoholes de azúcar, y cualquier palabra que termine con "ol" como xylitol o sorbitol), pues te abren el apetito, desaceleran el metabolismo, te provocan gases y te hacen acumular grasa.

10. Si procede directamente de la tierra o de una plantación agrícola, no de un laboratorio químico, se pueden comer. Como dice Michael Pollan: **"… si procede de una planta, puedes comerlo. Si ha sido procesado en una planta, no lo comas"**. Si es algo que tu bisabuela no reconocería como alimento (los conocidos "Lunchable" o "Go-Gurt"), deséchalos. Evita las "sustancias parecidas a alimentos".

Puedes encontrar una relación completa de alimentos que debes evitar y más consejos para limpiar tu despensa en mi sitio Web www.bloodsugarsolution.com. También puedes visitar el Center for Science en el sitio de Internet Public Interest para más información y actualizaciones en www.bloodsugarsolution.com/center-for-science-in-the-public-interest (haz clic en Chemical Cuisine). También puedes ver mi video acerca de cómo limpiar tu despensa en www.bloodsugarsolution.com.

Las herramientas esenciales para tu cocina

Antes de comenzar el cambio en tu dieta, debes contar con las herramientas adecuadas para apoyar tu viaje a una salud óptima.

A menudo las cocinas están desprovistas de las herramientas más básicas para preparar y cocinar alimentos. He relacionado a continuación las herramientas básicas que considero necesarias para el cuidado y la alimentación del ser humano. Invierte en las herramientas de más alta calidad que puedas. Los buenos utensilios de cocina duran toda la vida.

Antes de comenzar el programa, asegúrate de contar con la mayoría de las herramientas siguientes:

- Un juego de cuchillos de calidad
- Tablas de cortar de madera: una para productos animales, otra para frutas y verduras
- Una sartén antiadherente de ocho pulgadas de diámetro
- Una sartén antiadherente de doce pulgadas de diámetro (Las sartenes y cacerolas antiadherentes difieren en calidad. Compra la de mejor calidad como Calphalon u All-Clad, por los riesgos que podrías correr si usas sartenes antiadherentes de peor calidad que tienen Teflon)
- Una olla de 8 cuartos de galón
- Una sartén de 2 cuartos de galón con tapa
- Una sartén de 4 cuartos de galón con tapa
- Una plancha antiadherente de 11 pulgadas cuadradas (que no sea de Teflon)
- Una olla holandesa
- Una cacerola de parrilla
- Tres o cuatro bandejas para hornear galletas u otro tipo de alimentos
- Una procesadora de alimentos
- Una mezcladora
- Una mezcladora de inmersión
- Un termómetro de lectura instantánea para chefs
- Un abrelatas

- Moledora de café para semillas de lino o especias
- Un batidor de mano de metal
- Tenazas con resorte
- Una espátula de metal
- Espátulas de goma
- Varias tazas de medir (1 cuarto, 1 pinta y 1 taza), para ingredientes secos y líquidos
- Un exprimidor de limones/cítricos
- Ralladores Microplane de varios tamaños

Podrás encontrar más fuentes de información y recomendaciones de productos en www.bloodsugarsolution.com.

PREPARA TU "COMPRADOR INTERNO"

No podemos negarlo. Somos cazadores y recolectores. Aunque llevemos una tarjeta de crédito en vez de una lanza, no te engañes: estás en una misión de supervivencia. Lamentablemente, nuestro entorno alimenticio es un desierto en materia nutricional, abarrotado de supermercados, minimercados, cadenas de restaurantes de comida rápida, estaciones de trenes, aeropuertos, zonas de descanso en autopistas y tu propia cocina.

Ningún sabio nos transmitió el conocimiento acumulado de tiempos pretéritos con respecto a lo que se debe comer y lo que debemos evitar. ¿Este hongo nos mata o nos llena? ¿Ese pescado nos curará o nos paralizará con una toxina venenosa como las del *fugu* japonés? Es hora de aprender a cazar y recolectar en el desierto de los alimentos modernos. En el supermercado convencional podemos encontrar, sepultados bajo montañas de azúcar, grasa y sal, alimentos nutritivos. El supermercado estadounidense es una especie de farmacia, abundante en drogas adictivas que propician las enfermedades, disfrazadas de alimentos, así como alimentos medicinales curativos provenientes de la naturaleza. Los peores enemigos están en los extremos de los pasillos y en el centro de las estanterías. Los frijoles, la salsa y los granos enteros están ocultos en la parte inferior de los estantes, o tan alto que no podemos verlos. Pero una vez que te conviertas en un diestro cazador-recolector, podrás conseguir alimentos reales, enteros y curativos para tu familia.

Aunque no vas a comprar los alimentos del plan hasta justo antes de comenzar el programa, es importante saber cómo convertirte en un comprador efectivo durante la fase de preparación, a fin de que estés listo para esa experiencia. He creado dos videos breves con un recorrido guiado por el supermercado estadounidense. Ambos te ayudarán a transitar con seguridad por lo que pudiera resultar un sitio peligroso. Ve a *Supermarket Savvy: The Bad Stuff and The Good Stuff* en www.bloodsugarsolution.com.

Te sugiero que hagas una lista cada vez que vayas al supermercado y te limites estrictamente a ella. Ahorrarás dinero y salvarás tu vida.

PREPARA TU "CHEF INTERNO"

Cocinar es algo que no nos gusta a todos. No hay problema en ello. Tampoco las escuelas ni los ejercicios son favoritos por unanimidad. Pero es una importante destreza de vida, a menos que tengas un chef personal o un cónyuge o pareja a quien le encanta cocinarte. Cuando era niño, mi madre me decía: «Si puedes leer, podrás cocinar». No hay que ser Julia Child ni Mario Batali, y se puede aprender a crear comidas nutritivas, deliciosas y sanas de forma rápida y económica sin matricularse en una escuela culinaria.

Sé que esto podría parecerte demasiado con tantos compromisos en tu vida. Pero el estadounidense promedio dedica más tiempo a ver programas de cocina en televisión que a cocinar. Vale la pena aprender a cocinar. Muchos afirman que no tienen tiempo ni energía para cocinar, y los entiendo. Soy muy emprendedor y tengo muchas "carreras": médico, escritor, presidente de la junta de una institución sin fines de lucro, voluntario y educador así como padre, esposo, hijo, hermano, tío y amigo.

Duermo ocho horas en la noche, hago ejercicio de 4 a 6 veces por semana, y cocino y como alimentos sanos. Me he convertido en un experto en alimentos instantáneos (preparados rápidamente, valga la aclaración). Puedo ir al refrigerador y a la despensa y preparar una comida caliente, deliciosa y con alimentos enteros en menos tiempo del que demoraría hornear una pizza congelada o encargar comida para llevar.

Sólo me hacen falta 15 minutos para alimentarme a mí y a mi familia. Tú también puedes hacerlo. Sólo necesitas planificar un poco y preparar tu cocina para la semana.

Si te resistes a cocinar o crees que no tienes el tiempo para hacerlo, estos ejercicios en tu diario te serán de utilidad.

Ejercicio para el diario: ¿Por qué no cocino?

Toma tu diario y responde las preguntas siguientes:

- ¿Cuáles son las tres razones principales por las que no cocinas actualmente? ¿Cocinas mal? ¿ O simplemente no te gusta cocinar?

- ¿Cómo podrías disponer de más tiempo para cocinar para ti? Piensa en esto en términos de prioridad: ¿Son las "responsabilidades" en tu vida más importantes realmente que tu salud, la salud de tus hijos y la salud de nuestro mundo? ¿Cómo podrías disponer de 15 a 20 minutos para cocinar de 2 a 3 veces al día?

- ¿Qué podrías hacer para que te fuera más agradable cocinar? Puedes escuchar música o hacer que tu familia participe en cortar, rebanar, pelar y limpiar. Cocinar es una maravillosa actividad para la familia, un momento de estar juntos sin distracciones, una oportunidad de comunicarse y apoyarse mutuamente. También podrías charlar con un amigo por teléfono mientras cortas y rebanas.

Si quieres estar saludable, debes aprender a hacer una comida. Estas son algunas formas fáciles de crear comidas simples y deliciosas.

Las 3 comidas favoritas del Dr. Hyman

Al final del libro te he preparado dos semanas completas de menús, recetas y listas para el supermercado, y te daré mi curso Elementos Básicos de Nutrición en la Semana 1 del plan. Pero siempre que entiendas algunos principios nutricionales básicos y aprendas algunas técnicas simples de cocinar, no necesitarás seguir el plan de comidas. Puedes hacer un licuado de proteína o un par de huevos duros omega-3 para el desayuno, o un tazón de arroz integral, verduras y proteína para la cena. También puedes aprender a hacer algunas comidas rápidas, deliciosas y nutritivas.

Así es como serían mis comidas en un día agitado y el tiempo que demoro en elaborar alimentos excelentes. En ocasiones sí uso ingredientes en lata y con etiquetas. Pero sólo alimentos reales con uno o dos ingredientes que puedo reconocer como "frijoles blancos", "corazones de alcachofas" o "salmón silvestre". Puedo hacer 3 comidas en 30 minutos en total. Trabajo rápido así que puede que te demores un poco más que yo. No serán alimentos de lujo, pero sí deliciosos y que satisfacen.

Licuado para el desayuno: Polvo de proteína (arroz, soya, cáñamo, guisantes o chia), frutillas congeladas, leche de cáñamo sin azúcar, 1 cucharada de aceite omega-3 y un puñado pequeño de nueces o almendras. Échalo en una licuadora, bate y bebe. Tiempo de elaboración y consumo: 5 minutos.

Almuerzo: Rúcula o ensalada mixta prelavada, una lata de frijoles blancos sin líquido, un frasco o lata de corazones de alcachofa. Aceite de oliva extra virgen, vinagre balsámico, un poco de sal y pimienta. Combínalo y cómetelo. Tiempo de elaboración: menos de 5 minutos.

Meriendas: Almendras o anacardos crudos. Tiempo de elaboración: 0 minutos.

Cena: Prepara previamente una cazuela de arroz integral de grano corto (dura de 3 a 4 días en el refrigerador). Sólo hay que añadirle 2 tazas de agua a 1 taza de arroz integral lavado, ponerlo a hervir, tapar y dejar al fuego por 45 minutos. Luego saco el arroz, lleno un tazón, lo caliento en el microondas (no es lo ideal, ¡pero en ocasiones no queda más remedio!) o lo salteo en una sartén antiadherente con un poco de sal y aceite de oliva (así sabe mejor). Si lo salteo, coloco el arroz en un tazón y uso esa misma sartén para cocinar espinacas u otras verduras de color verde oscuro cortadas y lavadas como col rizada, repollo, acelga, broccolini o espárragos. Le añado un poco de aceite de oliva, un poco de ajo picado o pelado previamente (ya te dije que soy una persona que siempre está haciendo algo) a las verduras y las salteo rápidamente a fuego medio en la sartén. Luego le añado un poco de tamari sin trigo o sal y unas cucharadas de agua para que no se adhiera. Más tarde añado un poco de salmón silvestre enlatado al tazón con el arroz. Finalmente, incorporo las verduras (*mucha* cantidad porque llenan, son abundantes en nutrientes y tienen muy pocas calorías) sobre el pescado y el arroz. Y ya tengo una comida deliciosa. Tiempo de preparación: 15 minutos como máximo, pero yo lo hago en menos de 10. ¡Imagínate lo que podrías hacer en una hora!

Para mayor variedad, puedes usar el mismo conjunto básico de pasos que te di anteriormente, y cambiar los ingredientes o el orden. Usa moras congeladas y mantequilla de nuez un día, y moras azules y nueces el siguiente. Añade salmón o sardinas enlatadas a la ensalada en el almuerzo. Prueba los frijoles blancos en la cena, o saltea una pechuga de pollo para combinar con el arroz integral y las verduras (o en cuadritos para hacer vegetales salteados con pollo). ¿No te gusta el arroz? Prueba con quínoa o alforfón. Todos son granos enteros maravillosos que se pueden cocinar con antelación.

Necesitas aprender destrezas básicas de cocina para curar tu organismo. Todo comienza en la cocina. Las clínicas médicas del futuro tendrán cocinas pedagógicas donde los pacientes aprenderán destrezas culinarias básicas y selección y preparación de alimentos. ¿No preferirías saber cómo convertir los alimentos en tu medicina, en vez de tomar gran cantidad de medicamentos que no funcionan ni la mitad de bien y sólo tienen malos efectos colaterales?

Experimenta con los alimentos, busca clases culinarias en tu localidad, pídele a un amigo que te enseñe a cocinar. Vale la pena. También puedes ver algunos videos culinarios que creé en www.bloodsugarsolution.com.

PREPARA TU CUERPO

Una semana antes de comenzar el programa, comenzarás tus "vacaciones de las drogas". Los cuatro productos de mayor venta en los supermercados son drogas: azúcar, cafeína, alcohol y nicotina. Esas drogas elevan nuestra energía o estado de ánimo, o nos "relajan" o calman. Pero al final son apoyos falsos que agotan nuestra energía y nuestra salud. Una ingestión rápida de azúcar o cafeína nos da un breve impulso, luego se produce la crisis y las ansias de comer. No es un buen ciclo. El alcohol es sólo azúcar en otra forma, y perjudica el control de impulsos, por lo que consumirás más. En cuanto nos liberamos de esas drogas, nos damos cuenta hasta dónde nos estaban privando de nuestra energía y salud.

El hábito de fumar es difícil de eliminar. Busca ayuda de tu médico o prueba con la hipnosis, acupuntura o medicamentos. Yo te ayudaré a deshacerte de las demás drogas sin demasiados sufrimientos.

Una semana antes del programa, elimina *todas* esas sustancias adictivas de tu dieta y de tu vida:

- Todo el azúcar, incluyendo productos con harina, pastas, panes y otros carbohidratos altamente procesados que actúan como el azúcar
- Todos los alimentos tóxicos procesados que mencioné en mis 10 reglas para comer sanamente de por vida, en la página 172
- Alcohol (por siete semanas: una semana de preparación y el programa de seis semanas)
- Cafeína (por siete semanas: una semana de preparación y el programa de seis semanas)

No subestimes el poder de la eliminación de estas sustancias adictivas que estimulan las ansias de comer y los desequilibrios del azúcar en la sangre. Aunque no hagas nada más de lo que digo en este libro, estos pasos pueden cambiar tu vida, estimular tu metabolismo, equilibrar tu nivel de azúcar en la sangre, y ayudarte a perder peso.

¡Manos a la obra! Reduce las ansias de comer azúcar y elimina la adicción a la comida

Toma las medidas siguientes para minimizar tus síntomas de abstinencia conforme vas eliminando las sustancias adictivas de tu dieta.

10 consejos para eliminar tus ansias de comer

1. **Equilibra tu azúcar en la sangre.** Los cambios en los niveles del azúcar en la sangre son el impulsor principal de las ansias de comer, por lo que es preciso mantener estable el azúcar en la sangre. Elimina totalmente el azúcar y los edulcorantes artificiales de tu dieta, y las ansias de comer desaparecerán. Hazlo de forma radical. Elimina de tu dieta los azúcares refinados, gaseosas, jugos de frutas y edulcorantes artificiales, pues pueden provocar ansias de comer. Combina buenas proteínas (pescado, huevos orgánicos, pequeñas cantidades de aves sin grasa, nueces, alimentos enteros de soya y legumbres), grasas buenas (pescado, aceite de oliva extra virgen, aceite de coco sin refinar, aceitunas, nueces que no sean cacahuetes, semillas y aguacates), y carbohidratos buenos (frijoles, verduras, granos enteros y frutas) en cada comida para equilibrar tus niveles de azúcar en la sangre.

2. **No "bebas" tus calorías.** Las calorías líquidas estimulan tu apetito y el diámetro de tu cintura más que cualquier otra cosa. ¡Con el líquido ingerirás libras!

3. **Consume un desayuno nutritivo de proteínas.** Varios estudios demuestran repetidamente que consumir un desayuno saludable que contiene proteínas nos ayuda a perder peso, a reducir las ansias de comer y quemar calorías. Entre las buenas proteínas están los huevos,

nueces, semillas, mantequilla de nueces o batido de proteína (lee mis recetas de UltraLicuados en las páginas 371–373).

4. **Consume comidas pequeñas, frecuentes, ricas en fibra durante el día.** Consúmelas cada 3 a 4 horas e incluye alguna proteína con cada merienda o comida (proteína animal sin grasa, nueces, semillas o frijoles).

5. **No comas 3 horas antes de irte a dormir.** Esto provoca una subida de la insulina antes de dormir, lo cual te hará acumular más grasa en el vientre. La grasa en el vientre estimula las ansias de comer por medio de desencadenantes inflamatorios y hormonales.

6. **Controla tu estrés.** Todo lo estresante desencadena las hormonas que activan las ansias de comer. Si tienes deseos de comer, hazte estas dos preguntas: "¿Qué estoy sintiendo y qué necesito?". ¿Hay algo más aparte de los alimentos que te ayudará a lograr lo que necesitas? Adopta un programa diario de control del estrés con ejercicios de respiración profunda, meditación y otras técnicas de relajación. (Ve la Semana 3 en las páginas 267-276 para instrucciones específicas acerca de cómo hacerlo).

7. **Determina si tienes alergias ocultas a ciertos alimentos que están provocando tus ansias de comer.** A menudo nos dan ansias de comer los mismos alimentos a los que somos alérgicos (por tal razón te recomiendo que dejes de comer gluten y productos lácteos durante las primeras seis semanas del programa). No comerlos es difícil, pero al cabo de dos o tres días tendrás más energía y alivio de las ansias de comer y otros síntomas.

8. **Ponte en movimiento.** Los ejercicios ayudan a controlar y regular el apetito. (Para leer consejos sobre ejercicios ve a la Semana 4 en las páginas 277-283).

9. **Duerme de 7 a 8 horas.** No dormir suficiente provoca ansias de comer azúcar y carbohidratos ya que afecta las hormonas del apetito. (Para leer consejos sobre cómo dormir mejor, ve a las páginas 272-276)

10. **Optimiza tus niveles de nutrientes:**

- **Optimiza la grasa omega-3.** Los ácidos grasos omega-3 son importantes para controlar el funcionamiento de la insulina.

- **Optimiza tus niveles de vitamina D.** Los bajos niveles de vitamina D afectan el control del apetito.

- **Considera consumir suplementos naturales para controlar las ansias de comer.** La L-glutamina, PGX (una superfibra), el cromo, el ácido alfa lipoico, la dl-fenilalanina, la N-acetil-cisteína y otros suplementos dietéticos naturales pueden ayudarte a reducir las ansias de comer.

¡Manos a la obra! Elimina la cafeína en siete días

Cuando estudiaba medicina, todos tomaban café y yo comencé a consumir mi taza diaria. Al hacerlo, noté que me daba mucho sueño en la tarde, y necesitaba más cafeína o azúcar para mantenerme despierto. Me di cuenta de que el café era la causa, dejé de tomarlo y volví a tener energía. Muchos de mis pacientes quedan atrapados en este ciclo. La mayoría duerme demasiado poco. Pero la cafeína no compensa la falta de sueño.

Cuando elimines la cafeína, te sentirás más cansado los primeros días e incluso pueden darte dolores de cabeza. Esos síntomas de abstinencia son una señal indudable de adicción. Pero cuando finalmente logres desintoxicarte, tendrás más energía de la que tenías cuando consumías cafeína.

A continuación, cómo puedes dar término a tu adicción de la forma menos dolorosa.

1. Comienza un fin de semana cuando puedas dormir lo suficiente.
2. Reduce la dosis a la mitad todos los días hasta que consumas media taza de café al día. Luego, deja de beberlo.
3. Bebe abundante agua.
4. Toma 1,000 mg diarios de vitamina C.

5. Si te duele la cabeza, vete a la cama, o si lo consideras necesario tómate un par de píldoras analgésicas Advil.

¡Manos a la obra! Tómate un descanso del alcohol (otra forma de calorías líquidas)

Una copa de un buen vino tinto con la comida, una cerveza fría un día caluroso, o un trago de tequila en una fiesta forman parte de los dulces placeres de la vida. Pero como hábito cotidiano, el alcohol puede hacer más daño de lo que te imaginas, especialmente si padeces de *diabesidad*, pues puede elevar los triglicéridos, la presión sanguínea, alterar el funcionamiento de los intestinos, interrumpir el sueño, incrementar el riesgo de cáncer, alterar el funcionamiento del hígado, actuar como una fuente adicional de calorías, e impedir que alcances un peso saludable. Es mejor evitar todas las bebidas alcohólicas cuando estés haciendo el programa.

Considera esto: Si bebes dos vasos de vino al día, consumirás unas 72,000 calorías extra al año. Si no reduces tu ingestión de alimentos (lo cual no podrás hacer porque el alcohol reduce tus inhibiciones vinculadas a los alimentos), podrías aumentar unas 20 libras adicionales al año. Y esas calorías líquidas van directo a tu vientre.

No bebas durante seis semanas. Ve cómo te sientes. Luego, si así lo deseas, disfruta de una a tres copas de vino o alcohol a la semana (una "copa" equivale a 5 onzas de vino, 1.5 onzas de licores destilados, o 12 onzas de cerveza).

Recuerda que aunque no hagas nada más de lo que te recomiendo en este libro, la eliminación del azúcar, los carbohidratos refinados, los alimentos procesados, las grasas transgénicas, la cafeína y el alcohol provocará profundos efectos en tu peso, energía, estado de ánimo y salud en sólo unas semanas. Por tanto, tómate esas vacaciones de las drogas. Serán las mejores vacaciones de tu vida.

16

Aprovecha el poder de la comunidad

En el otoño de 2010 cené con Rick Warren, pastor de la iglesia Saddleback Church en el sur de California que cuenta con 30,000 feligreses. Durante una cena saludable de sopa otoñal de remolacha y coles y una ensalada, me describió su experimento extraordinariamente exitoso de crecimiento y cambio personal sostenido. Rick exhortó a su congregación a formar 5,000 grupos pequeños que se reunieron cada semana para estudiar, aprender y crecer juntos en su comunidad.

En ese momento, se me ocurrió la idea de utilizar aquellos mismos grupos pequeños como medio de crear cambios saludables de estilo de vida. Con la ayuda de los doctores Mehmet Oz y Daniel Amen, creamos **El plan Daniel**, un currículo de 52 semanas de renovación y salud física y espiritual que se llevaría a cabo en pequeños grupos. Rick le dio ese nombre inspirado en el *Libro de Daniel* que narra la historia del rey Nabucodonosor y los israelitas a quienes esclavizó.

EL PRIMER GRUPO DE APOYO: DANIEL Y SUS AMIGOS

En el primer capítulo del *Libro de Daniel* (Daniel 1:3–16), el rey Nabucodonosor les asignó a Daniel y a sus tres amigos esclavizados, a quienes los eunucos les dieron los nuevos nombres de Šadrak, Mešak y Abed-Negó, una ración diaria de los manjares y el vino reales. Como Daniel y sus amigos determinaron no contaminarse con aquellos alimentos y aquel vino, Daniel le suplicó a Melzar, jefe de los eunucos, que les ahorrara aquella contaminación. Pero Melzar le imploró a Daniel que hicieran lo que se les ordenaba, pues de lo contrario el rey le cortaría la cabeza a él por dejarlos incumplir sus órdenes, y dijo que Nabucodonosor se daría cuenta de que no habían comido al ver sus rostros más macilentos que los jóvenes de su edad.

Pero Daniel le pidió lo siguiente:

«Pon a prueba, te ruego, a tus siervos durante diez días; désenos de comer legumbres y de beber agua, después puedes comparar nuestro aspecto con el de los jóvenes que comen los manjares del rey, y hacer con tus siervos con arreglo a lo que hayas visto».

Melzar aceptó el reto de Daniel y los puso a prueba durante diez días, al término de los cuales, Daniel y tus tres amigos tenían mejor aspecto y semblante que todos los jóvenes que comían los manjares del rey.

Desde entonces sólo les dio legumbres en vez de los manjares y el vino que se le asignaba a los demás. Y Dios les concedió ciencia e inteligencia en toda clase de letras y sabiduría.

El 15 de enero de 2011, día en que inauguramos El plan Daniel en Saddleback Church, más de 8,000 personas se inscribieron para participar en pequeños grupos, darle seguimiento a sus progresos y formar parte de un estudio de investigación. Dos meses después, se habían inscrito 15,000 personas. El plan consiste en un currículo semanal, objetivos de aprendizaje, videos, seminarios Web, seminarios convencionales y apoyo por Internet. Una encuesta realizada después de las primeras seis semanas reveló que la congregación perdió un total estimado de 160,000 libras (o cerca de un 8 por ciento de su peso corporal). Al cabo de diez meses, la pérdida de peso promedio en los participantes del programa fue de 18.6 libras, y muchos rebajaron entre 50 y 100 libras. Pero los que participaron **juntos** en el programa perdieron el doble del peso en comparación con los que lo hicieron sin compañía. Muchos experimentaron alivio de síntomas crónicos como migrañas, asma, reflujo, colon irritable, enfermedades autoinmunes, depresión, insomnio, ansias de comer, dolores en las articulaciones, gota, acné, problemas de la piel y más. El plan Daniel cambió toda la cultura de la iglesia casi de la noche a la mañana. Los supermercados y restaurantes locales ofrecieron opciones compatibles con El plan Daniel. Fue como un tratamiento para las enfermedades. Las enfermedades desaparecieron como un efecto colateral de crear salud. Y uno de los ingredientes más importantes del tratamiento es el poder curativo del grupo en sí. Me di cuenta de que el grupo es la medicina, y la comunidad la cura.

COMUNIDAD: LA CURA SOCIAL PARA NUESTRA ENFERMEDAD SOCIAL

Los orígenes de esta idea surgieron en mi mente cuando visité Haití con Paul Farmer después del terremoto de enero de 2010. Partners in Health, su organización sin fines de lucro, creó un modelo potente y exitoso para darles tratamiento a la tuberculosis y el SIDA resistentes a los medicamentos en las naciones más empobrecidas del mundo. La brillantez de la visión no fue crear un nuevo régimen de medicamentos ni construir grandes centros médicos, sino una idea muy simple: el ingrediente faltante en la cura de aquellos pacientes fue garantizar que tuvieran los medicamentos necesarios, y que se los tomaran. Necesitaban que alguien los "acompañara" en el viaje de recuperación de su salud. Al reclutar y entrenar a más de 11,000 trabajadores comunitarios de salud de todo el mundo, Farmer demostró que los pacientes más enfermos y pobres aquejados por las enfermedades más difíciles de tratar, podrían ser tratados con éxito. La comunidad fue el tratamiento.

La misma visión puede ser aplicada a la epidemia de *diabesidad*. Un sistema de apoyo comunitario es una forma efectiva de guiar al público hacia un cambio de conducta y de estilo de vida sostenible.

REVELACIONES DE LOS ESTUDIOS: EL APOYO COMUNITARIO ES MÁS EFECTIVO QUE LOS MEDICAMENTOS

Aunque los datos resultantes de la iniciativa de El plan Daniel no están completos aún, ya sabemos bastante más sobre el impacto que tiene la comunidad en el cambio de estilo de vida. Las investigaciones existentes demuestran que la comunidad y el uso de pequeños grupos son más efectivos que cualquier medicamento contra la obesidad y la diabetes. Cada día surgen más estudios donde se revela que los pequeños grupos de todo tipo —liderados por personas entrenadas, "colegas", trabajadores comunitarios de salud, enfermeros y enfermeras, entrenadores de salud y profesionales de la salud en centros de salud comunitarios, iglesias, escuelas e incluso en casas— funcionan mejor que la atención médica convencional de la *diabesidad* y las enfermedades crónicas.[1]

Un histórico estudio realizado en 2002 basado en el Diabetes Prevention Program[2] y una investigación de seguimiento durante diez años[3] patrocinado por los National Institutes of Health, reveló que la intervención de grupo en el estilo de vida es mucho más poderosa que cualquier otro tratamiento (incluyendo los medicamentos) para la prevención de la diabetes en personas con prediabetes. Con educación y apoyo regular de estilo de vida, los participantes del estudio perdieron un 5 por ciento de su peso corporal, y redujeron sus riesgos de padecer diabetes en un 58 por ciento. Este método de estilo de vida basado en un grupo también fue efectivo en el estudio de gran magnitud Finnish Diabetes Prevention Study.[4]

Conocí recientemente a una de las participantes originales del estudio del Diabetes Prevention Program. Su historia me sorprendió. El programa de estilo de vida era anémico y se basaba en asesoría obsoleta de nutrición. Se reunían al cabo de algunas semanas en un grupo para analizar sus progresos y dificultades. La asesoría de nutrición era muy básica, y casi enteramente errónea (cómo ingerir una dieta baja en grasa para la diabetes, considerada actualmente como la peor sugerencia de nutrición para esa enfermedad). Llevaban un diario para darle seguimiento a su ingestión de alimentos, ejercicios y peso, y sólo se reunían para hacer ejercicio una vez por semana. Aún así, el programa funcionó mejor que cualquier medicamento del mercado. De hecho, el estudio del grupo de control al que sólo se le administraron medicinas se suspendió antes de tiempo. La junta de revisión de ética consideró que no era ético seguir tratando con medicamentos y negar el acceso al tratamiento de estilo de vida.

La señora a quien conocí afirmó que los aspectos más poderosos del programa fueron las sesiones de grupo y el seguimiento del progreso en un diario. Cuando se suspendió el programa y no se vio obligada a darle seguimiento a sus progresos ni contaba con el apoyo social, su salud empeoró.

El estudio Look AHEAD, una investigación de 13 años en la que participaron 5,000 personas, que contó con el financiamiento de los National Institutes of Health, comparó un programa grupal intensivo de cambios de estilo de vida para la prevención de la diabetes, con uno de atención médica regular consistente en visitas individuales a un educador sobre la diabetes, un nutricionista y un médico. Hasta ahora, el programa de grupo de estilo de vida ha demostrado ser notablemente más efectivo en bajar el peso, los niveles de colesterol, azúcar en la sangre y la presión arterial, que el de atención médica convencional.[5] Cuando concluya el estudio, cambiará totalmente nuestra forma de pensar sobre el tratamiento de la enfermedad.

La intervención grupal de estilo de vida no es sólo efectiva contra la diabetes. El Dr. Dean Ornish creó programas de tratamiento grupales sumamente exitosos para enfermedades cardiacas y cáncer de próstata. Estos programas son más efectivos y salvarán más vidas y dinero que los medicamentos y la cirugía en enfermedades provocadas por factores de estilo de vida y medioambientales.

Ejercicio para el diario:
¿Por qué no me incorporo a una comunidad?

A muchos de nosotros no nos gusta "incorporarnos", pues nos resulta difícil formar parte de una comunidad de personas. Pregúntate por qué te sientes así, y anota la respuesta. Recuerda que puedes iniciar tu propia comunidad, aunque sea de dos personas. Redacta una lista de amigos, compañeros de trabajo o familiares e invítalos a crear un pequeño grupo.

Permíteme reiterarte que casi todos los programas estudiados se basaban en intervenciones obsoletas o menos que óptimas de estilo de vida, pero aun así funcionaron mejor que cualquier medicamento. Ese es el poder del grupo social, el poder de la cura social, el poder del grupo *como* medicina. La información correcta proporcionada en un currículo divertido en un grupo social, tiene el poder de revertir nuestra epidemia de obesidad y diabetes.

Imagínate el poder de un programa más intensivo, basado en reuniones o experiencias grupales semanales, ciencias actuales de la nutrición y mejores recomendaciones de ejercicios, respaldado por un mejor sistema de diario y seguimiento, y educación y entrenamiento interactivos con expertos para que los participantes optimicen y personalicen su dieta, régimen de suplementos y recomendaciones de tratamiento. Eso es lo que he creado para ti en *La solución del azúcar en la sangre* y el sitio Web que le acompaña. Visita www.bloodsugarsolution.com hoy mismo para conocer más de nuestra comunidad del curso en línea, crea un grupo y comienza a usar esas herramientas de inmediato.

EL MOVIMIENTO CRECIENTE HACIA EL APOYO COMUNITARIO

Al término de una charla en Portland, dos médicos se me acercaron para hablarme de su programa para mujeres hispanas pobres e indocumentadas con síntomas crónicos, obesidad y diabetes. Por una módica suma (unos $15 por persona por sesión), guiaron exitosamente a aquellas mujeres en la recuperación de su salud por medio del programa *Reclamando tu Salud*, inspirado en *La solución del azúcar en la sangre* (del que he hablado en numerosas conferencias médicas). Aquel grupo de 20 mujeres se reunía semanalmente para asistir a cinco clases, luego cada dos semanas para un total de ocho clases de tres horas. La pérdida de peso osciló entre las 5 y las 20 libras, la presión arterial bajó un promedio de 10 a 20 puntos, y los índices de depresión e inflamación descendieron significativamente.

Se puede lograr mucho con un poco de ayuda de los amigos.

Estos ejemplos sólo representan el comienzo de lo que es posible si trabajamos unidos. Somos seres sociales y la conexión nos hace prosperar. Recientemente sostuve una reunión con ejecutivos de recursos humanos y beneficios de Google para asesorarlos acerca de cómo crear una fuerza laboral saludable. Una encuesta realizada a sus "Googlers" reveló que la mayoría deseaba más formas de conectarse entre sí.

Se está produciendo un surgimiento espontáneo de redes sociales y grupos como sistema de apoyo para cambiar el estilo de vida. Facebook y Twitter no sólo ayudan a propiciar revoluciones democráticas en países como Egipto, sino que además unifican comunidades con el propósito común de recuperar la salud.

Las aplicaciones de teléfonos inteligentes como FitDay, DailyBurn, Gain Fitness, LoseIt, MyFitnessPal y SocialWorkout exhortan a darle seguimiento a tus progresos y compartirlos con amigos y comunidad. Aunque dichas herramientas están en pañales aún, revelan la necesidad de crear conexión y comunidad en apoyo a la salud.

Gracias al cambio en la política de salud que prohíbe a las aseguradoras la exclusión de pacientes enfermos o la cancelación de un seguro, además del decreto de cobertura universal; las aseguradoras no pueden eludir la responsabilidad ante la prevención y la promoción de la salud. Las grandes compañías de seguros como UnitedHealthcare[6] y CIGNA están tratando de crear programas comunitarios innovadores para enfrentar el maremoto de enfermedades y costos que ya no pueden seguir ignorando.

Este método de grupo comunitario resuelve muchos de los numerosos y enormes obstáculos que enfrenta el sistema de salud. Los médicos convencionales de hoy son el método primario mediante el cual las personas que padecen *diabesidad* reciben atención. Lamentablemente, la mayoría de esos médicos no está entrenada en la medicina para cambios de estilo de vida y de conducta; les faltan tiempo, recursos y un equipo de apoyo para facilitar tales cambios; y no se les paga por ayudar a los pacientes a crear un estilo de vida sostenible. En la actualidad los médicos y las organizaciones de salud no tienen adónde referir a los pacientes, ni tampoco una solución clara, bien documentada y probada que darles a sus pacientes. Decirles a tus pacientes que coman mejor y hagan más ejercicios no es suficiente.

Podemos formar parte de un movimiento más extenso para crear una nación saludable—*Recuperar nuestra salud* (para saber cómo incorporarte, lee el Capítulo 27)— pero todo comienza en casa, con nuestras familias, nuestros amigos, nuestra red social, nuestras comunidades, escuelas, centros de trabajo, y nuestras iglesias, templos y mezquitas.

Es necesario crear un sistema de apoyo para tener éxito a largo plazo. Hace falta un equipo que trabaje unido por los mismos objetivos. Podría ser solo una persona —un entrenador de salud, un defensor del bienestar, un trabajador comunitario de salud o un profesional de la salud—, o una comunidad en Internet que pueda apoyarte, estimularte y guiarte.

Comienza buscando personas que puedan integrarse al programa contigo. Crea un pequeño grupo, aunque sea un solo amigo, que pueda apoyarte en el proceso. Pídeles a tus amigos, familiares, compañeros de trabajo y miembros de la comunidad religiosa que participen. Usa el curso guiado y el programa de apoyo por Internet como ayuda cada semana en www.bloodsugarsolution.com y busca otras personas que puedan integrar tu grupo de apoyo. Si sigues el programa solo también puede triunfar, pero es más divertido, efectivo y sostenible cuando se hace con otros en comunidad.

¡Manos a la obra! Intégrate o crea un grupo

Puedes conocer más detalles de nuestra comunidad de apoyo en línea en www.bloodsugarsolution.com, donde encontrarás herramientas personalizadas de apoyo individual, y una forma de crear un grupo de apoyo por tu cuenta. En el sitio Web también ofrezco una forma para que los trabajadores comunitarios de salud, profesionales de la salud, centros de trabajo y organizaciones religiosas creen sus propios grupos. Al usar estas herramientas, podrás crear un grupo de apoyo autoguiado con amigos (o incluso con un solo amigo), otros miembros por Internet, familiares, compañeros de trabajo, vecinos o miembros de tu comunidad religiosa. A continuación, lo que tienes a tu disposición para ayudarte en tu camino hacia la recuperación de tu salud:

- Un curso completo de doce semanas: dos semanas de preparación, un programa de seis semanas y una transición de cuatro semanas al programa de mantenimiento Saludable de por vida. También puedes acceder a un programa continuo opcional para quienes desean una educación a largo plazo, entrenamiento individual y apoyo para el grupo.

- Información educativa semanal, incluyendo objetivos específicos, temas de acción, videos educativos, instrucción sobre ejercicios, ejercicios de relajación, estrategias para vencer los impedimentos y obstáculos, y más.

- Herramientas para darle seguimiento a tu progreso: medidas de peso, presión arterial, pruebas de laboratorio, síntomas, herramientas de seguimiento de dieta y ejercicios, y muchas otras, así como un diario por Internet con todos los ejercicios y preguntas en el libro y más.

- Entrenamiento de salud y nutrición por Internet con nutricionistas y educadores de estilo de vida capacitados para responder tus preguntas y guiarte.

- Seminarios Web y talleres de apoyo en tu viaje.

¡Manos a la obra! Pedir apoyo a los demás

Pídele apoyo a amigos, familiares, compañeros de trabajo que no forman parte de tu "grupo".

Establece límites claros con familiares, amigos y compañeros de trabajo. No dejes que saboteen tus esfuerzos por recuperar tu salud. Aprende a lidiar con los "traficantes de alimentos" en tu vida. Hay personas que dicen: «No te preocupes por eso. ¿Qué tanto daño te puede hacer un inocente refresco?». Para algunos de nosotros, ese "refresquito" puede enviarnos en una espiral descendente a comer en exceso y todas las consecuencias negativas para la salud que eso trae consigo. Toma una posición clara y explícales a todos por qué estás haciendo estos cambios y por qué los consideras importantes. Si son amigos verdaderos, verán por qué es esencial que recuperes tu salud.

¡Manos a la obra! Apoya el movimiento popular para Recuperar nuestra salud

Usa las herramientas por Internet (www.takebackourhealth.org) y el Capítulo 27 en la Parte V para actuar de forma individual —en tu centro de trabajo, tu escuela local, tu comunidad religiosa y tus centros comunitarios— y apoyar los cambios políticos necesarios para crear salud en casa y en el mundo. Intégrate al movimiento y forma parte de la conversación.

17

Mídete a ti mismo

La solución del azúcar en la sangre traduce las investigaciones científicas a recomendaciones prácticas para todo el que quiera estar y mantenerse saludable. En breve iniciarás el camino al equilibrio de tus niveles de insulina y azúcar en la sangre. Primeramente necesitas tomar algunas medidas básicas, responder el cuestionario y someterte a algunas pruebas para determinar qué versión del programa deberás seguir.

PLANES BÁSICOS Y AVANZADOS

Hay dos versiones del programa. Cualquier persona puede seguir el programa básico, pues equilibra el nivel de azúcar en la sangre, reduce las subidas de insulina, equilibra las hormonas, alivia la inflamación, ayuda a mejorar la digestión, estimula el metabolismo, mejora la desintoxicación, y calma la mente y el sistema nervioso. El ochenta por ciento de los que siguen el plan básico tendrá todas las herramientas necesarias para curarse de la *diabesidad* y tomar el control de la salud.

Por su parte, el programa avanzado es para personas con casos más graves de *diabesidad*, incluyendo todo aquel a quien se le haya diagnosticado diabetes. La revolución genómica y nuestro conocimiento de los diferentes factores que crean desequilibrios en nuestro metabolismo nos obligan a evolucionar de las recetas "unitalla" del pasado a la medicina y la salud personalizada. Algunos de nosotros somos más susceptibles genéticamente a ser resistentes a la insulina y generamos más insulina como respuesta a una carga de azúcar determinada, incluso si somos delgados. Algunos somos más propensos a acumular toxinas o padecer inflamación por ingerir gluten, a tener mitocondrias lentas o raras poblaciones de bacterias intestinales, o a presentar problemas hormonales.

El programa avanzado ayudará a quienes tienen desequilibrios bioquímicos y metabólicos más severos. Si eres elegible para el programa avanzado, deberás tomar un conjunto adicional de suplementos y hacer unos cambios extras a la dieta.

Para determinar cuál es el plan más conveniente para ti y darle seguimiento efectivo a tu progreso, deberás dar tres pasos: medirte, responder un cuestionario y someterte a varias pruebas.

¡Manos a la obra! Recopila y anota tus medidas corporales

Puedes recopilar y dar seguimiento rápidamente a información vital acerca de tu salud con cuatro medidas simples y de fácil obtención, que te revelarán datos valiosos sobre tu salud y tu metabolismo. Esto es lo que debes medir y cómo debes medirlo. (Puedes buscar medidores especiales de salud y versiones de estas herramientas en Internet en www.bloodsugarsolution.com.)

1. Tu peso
- Pésate a primera hora de la mañana, desnudo y después de haber ido al baño. Mantén un récord de tu peso una vez por semana en tu diario.

2. Tu estatura
- Mídela en pies y pulgadas. Anótala en tu diario.

3. Tu diámetro de cintura
- Mide por el punto más ancho alrededor de tu ombligo. Anótalo semanalmente en tu diario.

4. Tu presión arterial

■ Compra un medidor de presión arterial para usar en casa (ver la sección de Fuentes de información), visita una farmacia donde puedes tomártela sin costo alguno, o pídele a tu médico que la tome.

■ Anótala semanalmente en tu diario.

■ Tómatela a primera hora de la mañana antes de comenzar tus actividades cotidianas. La presión arterial ideal es menos que 115/75. Más de 140/90 es significativamente elevada.

Recomiendo ampliamente comprar la balanza de peso corporal y monitor de presión arterial con conexión a Internet (Wi-Fi Body Scale and Blood Pressure Monitor), que subirá los datos de tu peso, BMI, composición corporal y presión arterial de forma privada a tu teléfono inteligente y a nuestras herramientas y seguidores por Internet. Nosotros podemos proporcionarte apoyo y opiniones en tu tránsito por el programa *La solución del azúcar en la sangre*. Varias investigaciones revelan que darle seguimiento a tu progreso y ser responsable duplica los resultados. Puedes compartir los datos de tu progreso con tus amigos y red social, lo que también duplica tus resultados. Para obtener más detalles, visita www.bloodsugarsolution.com/withings.

Una vez que hayas tomado esas medidas vitales, podrás determinar otras cifras claves.

1. Tu índice de masa corporal (BMI)

■ Este es tu peso en kilogramos dividido por tu estatura en metros al cuadrado. Para hacer un cálculo más fácil, usa la calculadora que hay en www.bloodsugarsolution.com/tracking-tools. O este cálculo: BMI = peso en libras × 703 dividido por la estatura en pulgadas al cuadrado. Por ejemplo, peso 185 libras y mido 75 pulgadas, por lo que mi BMI = $185 \times 703/75^2 = 23$.

■ Esto te permite determinar si tu peso es normal, si estás pasado de peso o si padeces de obesidad. Normal es menos que 25, sobrepeso es de 26 a 29, y obeso es más de 30. Sin embargo, también debes tener en cuenta el diámetro de tu cintura. Si eres fisicoculturista musculoso con cintura pequeña, podrías estar saludable. Si tienes brazos, piernas y trasero delgados pero un vientre protuberante, podrías tener un BMI normal pero corres grandes riesgos de *diabesidad*. Además, ciertos grupos étnicos como los asiáticos, hispanos, indígenas norteamericanos, habitantes de las islas del Pacífico, Inuit, hindúes y habitantes del Oriente Medio padecen de *diabesidad* con índices más bajos de BMI.

- Anota semanalmente tu BMI en tu diario con las demás medidas.

2. Tu proporción cintura/estatura

- Para calcularla, mídete la cintura y divide el resultado por tu altura en pulgadas. Mueve el punto decimal dos lugares a la derecha. Fíjate en la tabla a continuación para interpretar tu proporción de cintura/estatura o visita www.bloodsugarsolution.com y pon tu estatura y peso; el cálculo se hará automáticamente.
- Esta cifra es muy importante, pues te dirá si el centro de tu cuerpo es grueso (si al ponerte de lado ante un espejo notas un vientre grande, o si no te puedes ver los dedos de los pies cuando estás parado, tienes un problema).
- Esta cifra pronostica mejor la *diabesidad*, el riesgo de enfermedades cardiacas y el riesgo de muerte que casi todos las demás cifas, incluyendo la medida de cintura a cadera.[1] También es más fácil de calcular.
- Mídete una vez por semana mientras participas en el programa y anótalo en tu diario. Cuando culmines el programa, puedes medirte una vez al mes.

Tabla de proporción cintura/estatura

MUJERES

- Proporción menor de 35: delgadez anormal o baja de peso
- Proporción 35 a 42: extremadamente delgada

- Proporción 42 a 46: esbelta y saludable
- Proporción 46 a 49: saludable
- Proporción 49 a 54: pasada de peso
- Proporción 54 a 58: extremadamente pasada de peso/obesa
- Proporción mayor que 58: enormemente obesa

HOMBRES

- Proporción menor de 35: delgadez anormal o bajo de peso
- Proporción 35 a 43: extremadamente delgado
- Proporción 43 a 46: esbelto y saludable
- Proporción 46 a 53: saludable, peso normal
- Proporción 53 a 58: pasado de peso
- Proporción 58 a 63: extremadamente pasado de peso/obeso
- Proporción mayor que 63: enormemente obeso

Te recomiendo que, al término de cada semana del programa, vuelvas a esta sección para reevaluar tus medidas y ver cuánto ha cambiado tu cuerpo. Recibir retroalimentación acerca de tus resultados es esencial y te motiva.

Anota tus resultados

Visita www.bloodsugarsolution.com para conocer más detalles acerca de las herramientas por Internet que tenemos para el seguimiento de tu puntuación en los cuestionarios, medidas corporales, análisis de sangre, experiencias, pensamientos y sentimientos diarios para que puedas medir tus progresos fácilmente con el paso del tiempo. En el sitio Web también puedes participar de forma anónima en nuestro programa de investigación para demostrar los beneficios de este método. Es preciso extraer más resultados de las investigaciones con propósitos farmacéuticos de las grandes instituciones y ponerlas a disposición del pueblo. El intercambio colectivo de datos puede transformar totalmente la atención médica. Darle seguimiento a tu progreso te ayudará, pero si lo compartes con los demás, también puedes transformar la atención médica y mejorar la salud de otras personas. Te ruego que participes en el programa de investigación orientada al paciente de *La solución del azúcar en la sangre* visitando www.bloodsugarsolution.com para anotar tus datos y cifras en la medida que avances en el programa.

¡Manos a la obra! Responde el cuestionario integral de diabesidad

Ahora que ya has anotado tu BMI y tu proporción cintura/altura, estás listo para determinar si va a participar en el plan básico o avanzado. Al inicio del libro, respondiste un simple cuestionario para averiguar si padecías de *diabesidad*. Ahora podrás darle una mirada más profunda a la gravedad de tu problema. Para hacerlo, simplemente responde el cuestionario a continuación. Anótate **1 punto** por cada una de las preguntas que respondas positivamente. Ten en cuenta que también puedes tener acceso a una versión por Internet de este cuestionario en www.bloodsugarsolution.com.

Preguntas	Sí	No
¿Sientes ansias de comer algo dulce, lo comes, experimenta una breve "embriaguez de azúcar" para luego caer en "la nostalgia del azúcar"?		
¿Te dijo alguna vez tu médico que tu nivel de azúcar en la sangre estaba "un poco alto"?		
¿Te consideras una persona inactiva?		
Si pasas bastantes horas sin ingerir algo entre comidas, ¿te sientes irritado, ansioso, cansado, nervioso o tienes dolores de cabeza intermitentes durante el día, y te sientes mejor después de haber comido algo?		
¿Tienes temblores 2 o 3 horas después de comer?		
¿Tienes problemas para perder peso con una dieta baja en grasa?		
Si te saltas una comida ¿te sientes molesto, irritable, débil o cansado?		

(Continúa)

Preguntas	Sí	No
¿Si desayunas un panecillo, bagel, cereal, panqueques u otros carbohidratos, comes sin control durante todo el día?		
¿Sientes que no puedes parar de comer una vez que comienzas a comer dulces o carbohidratos?		
¿Te da sueño un tazón de pasta o de papas, pero un plato de pescado o carne y verduras te hace sentir bien?		
¿Te comes el contenido de la cesta de pan en el restaurante?		
¿Te dan palpitaciones después de comer dulces?		
¿Tiendes a retener líquido cuando ingieres comidas saladas?		
Si no desayunas ¿eres propenso a tener ataques de pánico en la tarde?		
¿Necesitas absolutamente una taza de café en la mañana para poder funcionar?		
¿Te sientes a menudo deprimido, impaciente o ansioso?		
¿Has tenido problemas de memoria y concentración últimamente?		
¿Te sientes más calmado después de comer?		
¿Te sientes cansado unas horas después de comer?		
¿Tienes sudoraciones nocturnas (aunque seas hombre)?		
¿Sientes la necesidad de beber abundante líquido?		
¿Crees que te resfrías con mayor frecuencia que otras personas que conoces?		
¿Te sientes cansado casi siempre?		
¿Padeces infertilidad o tienes síntomas de síndrome de ovario poliquístico (menstruaciones irregulares, vello facial y acné)?		
¿Padeces impotencia o disfunción eréctil?		
¿Padeces de tinea cruris (herpes en la ingle), infecciones de hongos vaginales, picazón anal, hongos en las uñas de los pies, áreas secas y escamosas en la piel u otros síntomas de infecciones fúngicas crónicas?		
Subtotal		

Ahora, anótate **3 puntos** por cada una de tus respuestas positivas.

Preguntas	Sí	No
¿Tu BMI es superior a 30?		
¿Tu proporción cintura/estatura es mayor que 48 si eres mujer o que 52 si es hombre?		
¿Te han diagnosticado diabetes tipo 2, prediabetes, o diabetes gestacional?		
¿Hay historia de diabetes, hipoglucemia o alcoholismo en tu familia?		
¿Eres de origen no caucásico (africano, asiático, indígena norteamericano, hispano, de las islas del Pacífico, hindú, del Oriente Medio)?		
¿Padeces de hipertensión?		
¿Tienes cataratas o has tenido retinopatía (daño ocular provocado por la diabetes)?		
¿Tus niveles de triglicéridos están por encima de 100 mg/dl, o los de colesterol HDL (bueno) son menores que 50 mg/dl, o los de glucosa en sangre son superiores a 110 mg/dl?		
¿Tienes problemas renales o proteína en la orina?		
¿Tienes pérdida de sensación en los pies o las piernas?		
Subtotal		
GRAN TOTAL (suma los subtotales)		

Clave de puntuación

Una vez respondido el cuestionario, determina la gravedad de tu problema y si debes seguir el plan básico o el avanzado guiándote por la siguiente clave:

Puntos	Gravedad	Plan básico o avanzado
1–7	*Diabesidad* ligera	Plan básico
8+	*Diabesidad* moderada a seria	Plan avanzado

¡Manos a la obra! Análisis de sangre y orina

Si bien el cuestionario anterior te dará una buena perspectiva de la gravedad de tu problema, y es una evaluación exacta de si debes incorporarte al plan básico o avanzado, hay un grupo de análisis de laboratorio que te recomiendo encarecidamente. Existen dos niveles de pruebas para evaluar con exactitud la *diabesidad*, sus complicaciones y sus causas. Independientemente de lo que indique la puntuación de tu cuestionario, si la prueba básica revela que tienes diabesidad avanzada (lee a continuación para interpretarla), debes seguir el plan avanzado.

Prueba básica de diabesidad: Diagnóstico de la presencia de diabesidad

Le recomiendo las pruebas a todo el que considere seguir el programa o esté pasado de peso, tenga diabetes o historia familiar de diabetes tipo 2. Las pruebas mencionadas a continuación se deben hacer durante la fase de preparación del programa (en breve te daré más información sobre cómo y dónde hacértelas).

He creado una guía especial en Internet llamada *How to Work with Your Doctor to Get What You Need*, donde proporciono explicaciones detalladas para cada una de las pruebas, y cómo interpretar los resultados. Puedes descargar la guía en www.bloodsugarsolution.com. Creo que puede ser de enorme importancia conocer mejor nuestro organismo, dar seguimiento a los resultados de tus análisis y evaluaciones, y usar esa información para tener una perspectiva de riesgos y progresos. Te exhorto a ser un participante activo en tu salud, y esto incluye conocer tus cifras y darles seguimiento con el paso del tiempo.

NOTA: Los niveles anormales mencionados se basan en personas que *no* consumen medicamentos para el colesterol o la diabetes. Si estás tomando medicamentos, las cifras podrían ser mejores pero podrías seguir padeciendo de *diabesidad* severa que no está siendo tratada.

- **Prueba de respuesta a la insulina.** Este análisis evalúa los niveles de glucosa e insulina en ayunas, y una y dos horas después de una carga de glucosa de 75 gramos. Es como una prueba de tolerancia a la glucosa, pero mide tanto la glucosa como la insulina. Tus niveles de azúcar en la sangre pueden ser normales, pero los de insulina pueden ser muy altos. La insulina en ayunas debe ser < 5 IU/dl y los niveles en 1 y 2 horas, menores que 30 IU/dl. Los niveles de azúcar en la sangre en ayunas deben ser < 90 mg/dl, y en 1 y 2 horas menores de 120 mg/dl. **Exige esta prueba**. Es el indicador más importante de la presencia y gravedad de la *diabesidad*, pero se hace en raras ocasiones en las consultas médicas. Por esa razón la *diabesidad* no se diagnostica en el 90 por ciento de las personas que la padecen. Una alternativa es medir los niveles de glucosa e insulina en ayunas y 30 minutos después de una carga de glucosa. Si te han diagnosticado diabetes, no necesitas la prueba de carga de glucosa en dos horas.
- **Hemoglobina A1c.** Esta prueba mide el promedio de los niveles de azúcar en la sangre en las últimas seis semanas. Un nivel anormal de la hemoglobina total es > 5.5%.
- **Perfil de lípidos NMR.** Esta prueba determina el tamaño y cantidad de partículas de LDL, HDL y triglicéridos. Las partículas pequeñas y densas son peligrosas y un indicador de *diabesidad*, incluso si tu nivel general de colesterol es normal con o sin medicamentos. Debes tener menos de 1,000 partículas LDL en total y menos de 500 partículas pequeñas de LDL (el tipo denso y peligroso). Aunque esta prueba la hace Lioscience, se puede solicitar a LabCorp, una compañía de pruebas de laboratorio.
- **Panel de lípidos.** Este panel muestra el colesterol total (ideal < 180 mg/dl), de LDL (ideal < 70 mg/dl), de colesterol HDL (ideal > 60 mg/dl), y de triglicéridos (ideal < 100 mg/dl).
- **Proporción de triglicéridos/HDL.** Un nivel anormal es más de 4.
- **Proporción total de colesterol/HDL.** Un nivel anormal es más de 3.

Si los resultados de tus pruebas se corresponden con los siguientes, debes incorporarte al plan avanzado. Si estás tomando algún medicamento para bajar los niveles de colesterol, tendrás que recurrir a la prueba de respuesta a la insulina y la de hemoglobina A1c para decidir si participarás en el plan básico o en el avanzado.

Debes incorporarte al plan avanzado si:

- Glucosa en ayunas > 110 mg/dl
- Insulina en ayunas > 12 IU/dl
- Glucosa en 1 ó 2 horas > 150 mg/dl
- Insulina en ½ hora, 1 ó 2 horas > 80 IU/dl
- Hemoglobina A1c > 6.0 IU/dl
- Triglicéridos > 200 mg/dl
- HDL < 40 mg/dl
- Proporción de triglicéridos/HDL mayor que 5
- Proporción total de colesterol/HDL mayor que 6

Pruebas adicionales para la diabesidad: Evaluar la gravedad o complicaciones de la diabesidad

Estas pruebas deben formar parte de un chequeo y evaluación normal si corres algún riesgo o piensas que tienes *diabesidad*. Si se te ha diagnosticado diabetes tipo 2 o eres elegible para el programa avanzado debido a los resultados del cuestionario o las pruebas básicas, es importante garantizar que te hagas estas pruebas adicionales. También creo que son importantes para todos, como parte del chequeo médico físico anual. Explico estas pruebas con más detalle en la guía en Internet *How to Work with Your Doctor to Get What You Need* (descárgala en www.bloodsugarsolution.drhyman.com).

- Proteína C reactiva de alta sensibilidad (anormal > 1.0 mg/litro): para evaluar la inflamación.
- Fibrinógeno (anormal > 350 mg/decilitro): para evaluar el riesgo de coágulos y sangre espesa.

- Lipoproteína (a) (anormal > 30 nmol/L): para evaluar el marcador genético tratable de colesterol.

- Ácido úrico (anormal > 7.0 mg/dl): para evaluar el riesgo de gota provocada por la diabesidad.

- Pruebas de funcionamiento hepático (AST, ALT, GGT elevados son considerados anormales): para evaluar el hígado graso.

- Pruebas de funcionamiento renal (BUN anormal > 20 mg/dl, creatinina anormal > 1.2 mg/dl): para evaluar el funcionamiento renal.

- Microalbúmina (anormal > 20 mg/dl): para evaluar proteínas en la orina, marcador precoz de problemas renales.

- Vitamina D 25 OH (anormal < 45–60 ng/dl): para determinar estatus de la vitamina D.

- Homocisteína (anormal > 8.0 micromoles/litro): marcador sensible de deficiencia de ácido fólico.

- Ferritina (anormal > 200 ng/ml): para evaluar el estatus de inflamación y del hierro.

- Hormonas de la tiroides (anormal TSH, T3 libres, T4 libres, anticuerpos TPO): para evaluar el funcionamiento de la tiroides.

- Hormonas sexuales (hombres: testosterona total y libre; y mujeres: FSH, LH, DHEA-S, estradiol, progesterona, testosterona libre, y globulina ligadora de hormonas sexuales): para evaluar las hormonas sexuales.

Puedes hacerte estas pruebas a través de tu médico, en la mayoría de los hospitales o laboratorios, e incluso puedes solicitarlas tú mismo a compañías de pruebas personales como SaveOn Labs (www.bloodsugarsolution.com/saveonlabs) y Direct Labs (www.bloodsugarsolution.com/directlabs). Las mismas cuentan con "Paneles de pruebas básicos y avanzados de *La solución del azúcar en la sangre*" que te permitirán solicitar tú mismo los análisis.

Aunque gran parte de los problemas que confrontas pueden curarse al incorporarte a *La solución de azúcar en la sangre*, algunos de ustedes podrían necesitar ayuda médica adicional, y puede ser que otros ya estén consultando con un médico para el tratamiento de la *diabesidad*. En cualquiera de esos casos, *How to Work with your Doctor to Get What You Need* te dará información importante que te ayudará a interactuar con tu practicante médico de la forma más efectiva posible. Descárgala en el sitio Web.

También puedes hacerte pruebas de seguimiento en intervalos de tres meses, seis meses y un año. Esto permitirá que tu médico y tú supervisen tus progresos con exactitud. Asegúrate de anotar tus resultados en www. bloodsugarsolution.com para darle seguimiento a tus progresos de forma segura y confidencial, y contribuir a revolucionar el sistema de salud participando en investigaciones orientadas al paciente.

LISTA DE COMPROBACIÓN DE LA FASE DE PREPARACIÓN

Semana 1 de la fase de preparación: Allanar el camino	✓

Comienza tu diario

Visita el sitio Web *La solución del azúcar en la sangre*, www.bloodsugarsolution.com para tener acceso a nuestro grupo especial de herramientas de apoyo y curso por Internet.	☐
Conéctate con tu motivación. Para hacerlo, revisa el ejercicio para el diario en las páginas 164-166.	☐
Identifica y supera los obstáculos. Para hacerlo, revisa el ejercicio para el diario en las páginas 168-169.	☐
Identifica tus objetivos de salud y pérdida de peso. Para hacerlo, revisa el ejercicio para el diario en las páginas 167-168.	☐
Fija una fecha para iniciar oficialmente el programa de seis semanas.	☐

Prepara tu cocina saludable

Elimina los "Alimentos Frankenstein" que provocan enfermedades y obesidad. Refiérete a la lista en las páginas 172-174.	☐
Ve mi video *Supermarket Savvy* en www.bloodsugarsolution.com	☐
Compra tus herramientas esenciales para cocinar. Usa la lista en las páginas 175-176.	☐

Prepara tu "comprador interno"

Ve mi video *How to Read Labels* en www.bloodsugarsolution.com.	☐
Ve mi video *How to Understand Basic Nutrition Facts* en www.bloodsugarsolution.com.	☐

Prepara tu "chef interno"

Aprende algunas destrezas culinarias básicas. Usa las ideas que te propongo en las páginas 179-181, revisa los menús rápidos en la Parte VI, o considera tomar clases de cocina.	☐

Semana 1 de la fase de preparación: Allanar el camino (continuación) ✓

Si no te gusta cocinar o crees que no tienes tiempo, haz el ejercicio para el diario en la página 178 para identificar por qué esto constituye un problema y cómo solucionarlo. ☐

Prepara tu comunidad

Visita www.bloodsugarsolution.com para saber cómo puedes crear un grupo en tu comunidad o unirte a un grupo de apoyo por Internet para duplicar tu éxito en el programa. ☐

Crea un pequeño grupo de apoyo en tu comunidad. Pídeles a familiares, amigos, y compañeros de trabajo que participen en el programa contigo. ☐

Pídeles a familiares y amigos que no participan en tu grupo que te apoyen en tu proyecto de recuperar la salud. ☐

Establece límites claros con los familiares y amigos que son "traficantes de alimentos". Asegúrate de que sepan que estás participando en el programa y que para ti es algo serio e importante. ☐

¡Participa! Lee el Capítulo 27 y las herramientas en www. takebackourhealth.org para saber cómo puedes formar parte de un movimiento social y político para curar nuestra nación y el mundo. ☐

Mídete a ti mismo: Dale seguimiento a tus cifras

Pésate. Usa las herramientas de seguimiento en www.bloodsugarsolution.com como ayuda. ☐

Anota tu altura. Usa las herramientas de seguimiento en www.bloodsugarsolution.com como ayuda. ☐

Anota el diámetro de tu cintura. Usa las herramientas de seguimiento en www.bloodsugarsolution.com como ayuda. ☐

Anota tu presión arterial. Usa las herramientas de seguimiento en www.bloodsugarsolution.com como ayuda. ☐

Anota tu BMI. Usa las herramientas de seguimiento en www.bloodsugarsolution.com como ayuda. ☐

Semana 1 de la fase de preparación: Allanar el camino (continuación) ✓

Anota tu proporción cintura/estatura. Usa las herramientas de seguimiento en www.bloodsugarsolution.com como ayuda. ☐

Completa tu cuestionario de diabesidad y determina si debes incorporarte al plan básico o avanzado. Llena el cuestionario y obtén tu puntuación en www.bloodsugarsolution.com. ☐

Házte el conjunto de pruebas básicas de diabesidad que recomiendo en las páginas 205-206. ☐

Si corres riesgos o piensas que padeces de diabesidad, también debes hacerte las pruebas avanzadas que recomiendo en las páginas 207-208. ☐

Semana 2 de la fase de preparación: Preparar el terreno ✓

A partir del primer día de la Semana 2 del programa, deja de hacer lo siguiente:

Consumir productos que contienen harina y azúcar. ☐

Consumir alimentos procesados tóxicos que contengan sirope de maíz (HFCS), grasas transgénicas, aditivos y conservantes (básicamente todos los alimentos procesados). ☐

Consumir alcohol. ☐

Consumir cafeína. Lee mi programa paso por paso para eliminar la cafeína en las páginas 184-185 para que te resulte más fácil. ☐

Adicciones a los alimentos. Toma todos los pasos posibles contra las adicciones a la comida descritos en las páginas 182-184 durante la Semana 2 de la fase de preparación. Esto te ayudará a aliviar los síntomas de abstinencia que pudieran surgir al romper con esas adicciones. ☐

Anota y dale seguimiento a tus cifras y resultados de análisis de laboratorio en www.bloodsugarsolution.com. Esto te ayudará a cambiar, así como a millones de otras personas por medio de las investigaciones orientadas al paciente. ☐

PARTE IV

EL PLAN DE ACCIÓN
DE SEIS SEMANAS

Nunca esperes a tener el estado de ánimo adecuado para iniciar algo, ni hasta que tu espíritu te impulse. Crea tu propio estado de ánimo. Crea tu propio espíritu. ¿Cómo? ACTÚA. Haz algo... cualquier cosa. Sólo en contadas ocasiones la inspiración genera acción. Es la acción la que siempre genera inspiración.

— Autor desconocido

El ingrediente vital es mover tu trasero y hacer algo. Es tan simple como eso. Muchas personas tienen ideas, pero son pocos los que deciden hacer algo con ellas. No mañana. No la próxima semana. Hoy mismo.

— Robert Browning

18

¡Preparado! ¡Listo! ¡Acción!

En la Parte IV, reunirás las herramientas y conocimientos necesarios para iniciar tu viaje a la salud, paso a paso, semana por semana. Si sigues estos pasos, tu salud y la calidad de tu vida se transformarán radicalmente.

A menos que tu madre te recogiera en el departamento de electrodomésticos de una tienda Sears, dudo que vinieras al mundo con un manual de instrucciones de uso. Aunque sabemos cómo mantener nuestros coches con buen funcionamiento por más de 200,000 millas, desconocemos cómo mantener saludables nuestros cuerpos, mentes y almas para vivir unos 120 años. Se ha perdido la sabiduría cultural ancestral referente a la creación y preservación de la salud. Es algo que no se enseña en las escuelas. Tampoco es algo sobre lo que se instruye a médicos y nutricionistas, y los legisladores recurren a una ciencia obsoleta o deficiente en el mejor de los casos, y a la influencia de la industria en el peor. Como sólo tenemos un solo cuerpo, te exhorto a que te familiarices con su funcionamiento, y con los ingredientes básicos para la salud y felicidad. El plan de acción de seis semanas te proporcionará el conocimiento necesario para transitar sin peligro por el supermercado, y las herramientas y técnicas para la sanación de tu cuerpo, mente y espíritu.

Cada semana te enfocarás en diferentes aspectos de la salud, como los alimentos, acondicionamiento físico y resistencia mental, y aprenderás a buscar apoyo de amigos, grupos sociales y comunidades de Internet para elevar al máximo tus resultados. Si llevas un diario de tus experiencias, éxitos, progresos, obstáculos, ingestión de alimentos, sueño y ejercicios, reforzarás tu capacidad de crear bienestar y plenitud de alto nivel. El plan de menús, las listas para el supermercado, recetas, ideas para meriendas y el paquete de supervivencia alimenticia incluido al final del libro te darán las herramientas finales que necesitas para traducir el programa en acción.

En estas seis semanas también aprenderás a personalizar tu receta para la salud. Cada uno de nosotros tiene desequilibrios únicos que han creado nuestro estado de enfermedad y síntomas. El futuro del sistema de salud es la medicina personalizada: la prescripción personalizada de dieta, nutrientes, estilo de vida e incluso medicamentos. Después de hacerles pruebas a más de 10,000 pacientes y recopilar miles de historias, también he aprendido a detectar patrones que conectan los puntos de vínculo entre diferentes síntomas y enfermedades, y ayudan a identificar las causas ocultas de las enfermedades. Algunos padecen de inflamación excesiva, otros de alteraciones hormonales o desfases digestivos, e incluso otros pueden estar aquejados de toxicidad. Ya comenzaste el proceso de identificación de tus propios desequilibrios al responder los cuestionarios de la Parte II, los cuales te ayudarán a personalizar tu plan, a alcanzar un éxito rápido, y guiarán tu atención médica, en caso de que la necesites.

Ahora que has dado los pasos de preparación, comenzado tu diario y seguimiento, creado un grupo de apoyo, que te has hecho las pruebas y sabes si necesitas incorporarte al plan básico o al avanzado, es hora de comenzar el programa.

Antes de entrar en la Semana 1, quiero explicarte un poco sobre cómo usar esta parte del libro.

En cada uno de los próximos seis capítulos, encontrarás pasos específicos de acción que deberás tomar cada semana. En el Capítulo 25 (ver la página 319), te proporciono un resumen de todo el programa y listas de comprobación que puedes usar para guiarte en tu progreso. Estas listas de comprobación también están disponibles en el curso de www.bloodsugarsolution.com.

También puedes encontrar herramientas adicionales, conocer más de nuestra comunidad de Internet y tener acceso a un currículo semanal que te apoyará mientras dure el programa en www.bloodsugarsolution.com.

Muchas personas se abruman con la cantidad de información que necesitan aprender y los pasos que deben dar. Es mejor estructurarlo todo paso a paso. Así es precisamente como he organizado el programa.

Cada semana, te enfocarás en un aspecto del programa:

Semana 1: "Come" tu medicina: Elementos básicos de nutrición para todos

Semana 2: Optimiza el metabolismo con suplementos nutricionales

Semana 3: Relaja tu mente, sana tu cuerpo

Semana 4: Ejercicios divertidos e inteligentes

Semana 5: Vive limpio y "verde"

Semana 6: Personaliza el programa

PLAN BÁSICO O AVANZADO: ¿CUÁL ES LA DIFERENCIA?

Ya a estas alturas debes saber a qué plan necesitas incorporarte. Sólo hay dos diferencias importantes entre el plan básico y el avanzado:

1. **Una dieta más restrictiva por seis semanas.** Si eres elegible para el plan avanzado o te han diagnosticado diabetes, deberás hacer todos los cambios de dieta del plan básico y **evitar comer todos los granos, frutas y verduras con almidón durante seis semanas.** Esto te ayudará a **volver a activar tu metabolismo** y a lograr una solución más rápida para tu *diabesidad.*

2. **Un plan más integral de suplementos.** Como aprenderás en la Semana 2, los suplementos son extremadamente útiles en el tratamiento de la *diabesidad.* En el plan básico hay suplementos

que recomiendo tomar de por vida. Las personas elegibles para incorporarse al plan avanzado deben tomar algunos suplementos adicionales por un tiempo limitado.

Debes entender que muchos de los pasos que vas a tomar tienen el propósito de ser cambios a largo plazo. El programa de seis semanas debe sentar las bases de una vida sana. Es una transformación completa de cómo comes y vives, dividida en secciones semanales accesibles. Al término de las seis semanas, simplemente seguirás haciendo gran parte de lo que aprendiste.

Para que esos cambios sean más fáciles, encontrarás un resumen semana por semana del programa y una lista de comprobación para tus acciones al final del Capítulo 25. Éste serán tu recordatorio diario de lo que se supone que hagas exactamente para tener éxito. También puedes encontrar una copia de la lista de comprobación que puedes imprimir o usar en www.bloodsugarsolution.com.

19

Semana 1. "Come" tu medicina: Elementos básicos de nutrición para todos

La base del programa es una buena nutrición. Gracias a la fase de preparación del programa, ya llevas un poco de ventaja con respecto a los pasos de acción de esta semana. Esto es lo que debes evitar en las próximas seis semanas: los elementos básicos de nuestra dieta moderna, híbrida y altamente procesada que nos están matando. Te prometo que descubrirás un mundo totalmente nuevo de la despensa magnífica de la Madre Naturaleza, que deleitará tus sentidos, estimulará tu paladar y te dejará sintiéndote limpio y saludable, además de automáticamente más delgado.

Evita:

1. **Azúcares de todo tipo.** Ejemplos: agave, sirope de arce, stevia y el edulcorante "último y más reciente" de moda. Esto ya lo iniciaste durante la semana de preparación. Sigue haciéndolo. Si tienes que preguntar: "¿Está bien comerlo?", pues es que no lo está.

2. **Todos los productos con harina (aunque no tengan gluten).** O sea, bagels, panes, panecillos, rollitos, pastas, etc. Éstos se absorben rápidamente y suben la insulina a niveles altísimos.

3. **Todos los alimentos procesados.** Esto incluye las grasas transgénicas y el sirope de maíz con alto contenido de fructosa. Otra cosa que ya vienes haciendo desde la semana de preparación.

4. **Todo el gluten y productos lácteos.** Son los alimentos más inflamatorios de nuestra dieta. En este capítulo aprenderás a eliminarlos.

5. **Si participas en el plan avanzado, todos los granos, verduras con almidón y frutas.** No comas calabacín de invierno, guisantes, papas, maíz ni verduras con raíces como colinabos, chirivías, ni nabos, y todas las frutas, excepto media taza de frutillas al día, por sólo seis semanas para que puedas darte un impulso inicial.

Al cabo de seis semanas, te recomiendo que vuelvas a incorporar el gluten y los productos lácteos y veas cómo afectan tu peso, tu nivel de azúcar en la sangre, tu metabolismo, y cómo te sientes. Es posible que hagan que aumentes de peso o te enfermes; si eso sucede, elimínalos de por vida. En el Capítulo 26, "Salud para toda la vida" explico cómo debes reincorporar esos alimentos. Si has estado en el plan avanzado, incorpora lentamente algunos granos enteros y cantidades limitadas de verduras y frutas con almidón (ver las cantidades a continuación) y ve cómo afectan tu nivel de azúcar en la sangre, energía y peso.

CONCÉNTRATE EN LA CALIDAD DE LOS ALIMENTOS

El paso más importante que puedes dar para curar tu organismo es concentrarte en la **calidad de los alimentos.** Los estadounidenses dedican menos del 10 por ciento de sus ingresos en comida, mientras que los europeos gastan cerca del 20 por ciento. La calidad es vital. Es más importante que la cantidad en lo que a calorías respecta. Si te concentras en la calidad y no en la cantidad, te sentirás satisfecho y evitarás de forma natural las ansias de comer y la atracción por la comida carente de valor nutritivo. Cuando nos concentramos en la calidad —de nuestras relaciones humanas, de nuestro trabajo y de nuestros alimentos— obtenemos los mayores placeres en la vida. La cuestión no se centra tanto en lo que no podemos comer, sino en los extraordinarios sabores, texturas y alimentos que *podemos* explorar. Todos los efectos colaterales son buenos.

Hay un sencillo concepto que debes aprender sobre la nutrición. Es la idea más importante de este libro, y te salvará la vida:

No todas las calorías son iguales

Quinientas calorías de galletas dulces no son lo mismo que 500 calorías de brócoli, una idea que incluso Weight Watchers y la American Diabetic Association están reconociendo finalmente, pues están cambiando su sistema de puntos e intercambios de carbohidratos como resultado. Si ingieres la misma cantidad de calorías de brócoli y no de galletas, perderás peso.

Los alimentos son información y controlan tu expresión genética, tus hormonas, tu metabolismo. La fuente de las calorías (y la información que llevan consigo) implica una diferencia gigantesca en cómo responden tus genes, hormonas, enzimas y metabolismo. Si ingieres alimentos que elevan tu nivel de insulina, aumentarás de peso. Esto es cierto aunque contengan la misma cantidad de calorías o gramos de proteína, grasa, carbohidratos y fibra.

El tamaño de las porciones es importante

El tamaño de las porciones es importante. A continuación, raciones idóneas de los alimentos más comunes:

Tamaños importantes de porciones

- Frutas: 1 pedazo mediano, 1 taza de frutillas, $1/2$ de frutas frescas variadas,
- $1/4$ taza de frutas secas
- Verduras con almidón: 1 porción = 1 taza calabacín de invierno o $1/2$ batata
- Verduras sin almidón: 1 porción = 3 tazas de ensalada mixta, 1 taza crudas o $1/2$ taza cocinadas (pero estos son alimentos esencialmente libres. sacia tu hambre con brócoli o espárragos)
- Carne, pollo, pescado: porción = 4 onzas
- Granos enteros: 1 porción = $1/3$ taza cocinados
- Frijoles: 1 porción = $1/3$ taza cocinados o enlatados
- Nueces o semillas: porción = $1/4$ taza o un puñado pequeño
- Visita www.bloodsugarsolution.com para leer la lista completa de porciones de diferentes alimentos.

Cuando he viajado por Europa, siempre noto que todo es más pequeño, incluyendo el diámetro de la cintura. Los sándwiches de los aeropuertos se hacen con una *baguette* pequeña con una lasca delgada de jamón natural en vez de una barra enorme rellena de carnes y quesos y salsas, como los nuestros. Por su parte, las gaseosas son de 6 onzas, no de 20. Una taza de café tiene 4 onzas, diferente a la taza de *latte* de 20 onzas cargada de azúcar. Y una ración de pasta sólo tiene 4 onzas, no la montaña gigantesca que se derrama por los bordes de nuestros platos.

DOMINAR LA CARGA GLUCÉMICA ES MÁS IMPORTANTE QUE DOMINAR LAS CALORÍAS

Se ha demostrado que las dietas de baja carga glucémica son las únicas que funcionan, pues no elevan los niveles de azúcar en la sangre e insulina.[1]

En un histórico estudio a gran escala, sólo una dieta demostró la capacidad de mantener la mayor cantidad de peso perdido con el paso del tiempo. El estudio, publicado en el *New England Journal of Medicine* reveló que la dieta más fácil de mantener, y la que ejerce mayor impacto en evitar el aumento de peso después de una rebaja, es la dieta de baja carga glucémica y de alto contenido de proteína.[2] Después de analizar todos los estudios de dietas, Cochrane Database, un grupo independiente de científicos que revisan toda la literatura de laboratorios disponible, descubrió que las dietas de baja carga glucémica ayudan a perder peso más rápido y a mantener la rebaja.

Una de las destrezas más importantes que adquirirás con este libro es a crear una comida con **baja carga glucémica.** La carga glucémica de una comida nos revela cuánto y con qué rapidez una cantidad fija de un alimento específico elevará los niveles de azúcar en la sangre e insulina. Mientras más lentamente asciendan los niveles y mientras más bajos sean, mejor.

Velo de esta manera: si le añadieras dos cucharadas de semillas de lino y dos de aceite de pescado a tu gaseosa, esto elevaría tu nivel de azúcar en la sangre con menos rapidez que la gaseosa sola. Pero, ¡vamos, no estoy sugiriéndote que lo hagas para que sigas tomando gaseosas!

Hace falta un poco de práctica para mantener lo más baja posible la carga glucémica de los alimentos que comemos. Para algunas personas, chequear su nivel de azúcar en la sangre una hora después de comer podría serles útil. Pero en última instancia, el control de la carga glucémica de tus comidas no es tan difícil. Tienes que combinar proteínas, grasas y carbohidratos bajos en almidón, ricos en fibra y enteros, procedentes de verduras, legumbres, nueces, semillas, y una cantidad limitada de granos enteros y frutas con poco azúcar.

Otro método aconsejable es no comer carbohidratos solos. Combínalos con proteína y grasa en cada comida o merienda. Cómete una manzana, pero con unas nueces. Come un poco de granos enteros, pero sólo con una comida que contenga pescado o pollo, grasa y verduras con fibra.

Si sigues las **10 reglas para comer sanamente de por vida** en las páginas 172-174 y los **10 consejos para eliminar tus ansias de comer** en las páginas 182-184, estarás ingiriendo automáticamente una dieta de baja carga glucémica. También lo harás si sigues el plan de alimentación de la Parte VI. Eventualmente, esta forma de comer se convertirá en algo automático. La clave es quemar alimentos de forma lenta y estable todo el día para mantener controlados tus niveles de azúcar en la sangre e insulina.

¡Manos a la obra! Alimenta tu cuerpo como es debido

Si la calidad, no la cantidad de calorías que ingieres determina el estado de tu salud y tu capacidad para no aumentar de peso, entonces la pregunta es: ¿Qué alimentos le envían la información adecuada a tu organismo?

Hay cuatro principios simples que puedes usar para elegir alimentos de calidad que sanarán tu cuerpo y el planeta al mismo tiempo. Al final del libro, te ofrezco algunas fuentes de información que te ayudarán a encontrar esos alimentos. También contarás con fuentes adicionales en www.bloodsugarsolution.com.

Los cuatro principios para tu salud y la del planeta

1. **Come alimentos reales.** Evita los "Alimentos Frankenstein" altamente procesados y creados en fábricas. Elige verduras y frutas frescas, granos enteros, frijoles, nueces, semillas, y proteína animal magra como pescado, pollo y huevos.
2. **"Limpia" tu dieta.** Busca productos de animales que hayan pastado libremente, alimentados con pasto y hierba, sin antibióticos, hormonas y pesticidas. Suscríbete a una dieta baja en mercurio comiendo pescados pequeños, silvestres o de criaderos sostenibles.
3. **Alimentación orgánica.** Los pesticidas y fertilizantes químicos envenenan tu metabolismo, tu tiroides, tus hormonas sexuales y nuestro planeta. Compra tantos alimentos orgánicos como te permita tu presupuesto. Busca referencias en la lista de la "docena sucia" de los alimentos más perjudiciales y los 15 Limpios en www.ewg.org.
4. **Compra alimentos locales.** Los alimentos locales y de temporada disponibles en los mercados agrícolas o los proyectos comunitarios de agricultura (CSA) son más sanos, tienen mejor sabor y proceden generalmente de cultivos sostenibles. Te ayudan a reconocer la relación íntima entre el ecosistema de tu organismo y el ecosistema más amplio en el que vivimos. Para localizar la CSA más cercana, visita www.nal.usda.gov/afsic/pubs/csa/csa.shtml. Para buscar el mercado agrícola más cercano en tu localidad, visita www.bloodsugarsolution.com/localharvest. Es necesario ver el rostro de quien nos alimenta.

Si formas parte de un grupo de apoyo, es posible que quieras comprar alimentos a granel, como la mitad de un cordero alimentado con pasto, o adquirir acciones en una granja local. Así podrás consumir alimentos de mayor calidad por menos dinero. Si no tienes mercados agrícolas ni CSA cerca de tu domicilio, deberías de encontrar todo lo necesario en tu supermercado local.

Es posible recuperar la salud de nuestro planeta y la nuestra en un solo paso. Los alimentos que ingerimos ejercen un amplio impacto en la agricultura, el consumo de energía, el medioambiente, la política, la economía y tu biología.

CARBOHIDRATOS: "COME" TU MEDICINA

Tal vez lo ignores, pero no hay carbohidratos esenciales. Hay grasas esenciales (omega-3) y proteínas esenciales (aminoácidos), pero si dejas de comer carbohidratos, puedes sobrevivir.

Sin embargo, hay algunas cosas vinculadas casi exclusivamente a los carbohidratos de buena calidad procedentes de alimentos de plantas (verduras, frijoles, granos enteros, frutas, nueces y semillas). Por tanto, a menos que quieras comerte el cerebro, hígado, riñones y otras vísceras y chupar los huesos de los animales, como hacían las tribus fundamentalmente carnívoras, los carbohidratos son vitales para la salud. ¿Por qué? Porque tienen altos niveles de vitaminas y minerales, fibra y compuestos especiales de plantas con propiedades curativas conocidos como fitonutrientes o fitoquímicos. Los fitoquímicos son moléculas medicinales como la curcumina en la cúrcuma, los glucosinolatos en el brócoli, las antocianidinas en las frutillas y el arroz negro, etcétera. (Visita www.bloodsugarsolution.com para tener acceso a una lista completa de propiedades médicas de diferentes fitoquímicos en una dieta rica en plantas).

Concéntrate en alimentos provenientes de plantas con baja carga glucémica. Éstos son los carbohidratos de acción lenta, no los alimentos con bajo contenido de carbohidratos. Siempre que ingieras carbohidratos lentos en una comida o merienda, combina proteína, grasas y fibra para reducir aún más la carga glucémica.

¡Manos a la obra! Come carbohidratos LENTOS, no POCOS

Lee la lista siguiente para ver qué carbohidratos puedes ingerir en cantidades ilimitadas, cuáles con moderación y cuáles debes evitar totalmente. Les doy el nombre de "verdes", "amarillos" y "rojos", como las luces de un semáforo, y los prohibidos. Esto no tiene nada que ver con el color de los carbohidratos, sino con cómo afectan tus niveles de azúcar en la sangre y de insulina.

Carbohidratos "verdes": cómelos sin límites

- **Verduras de combustión lenta y baja carga glucémica.** Deben ser la base de tu dieta. Llena tu plato de brócoli, espárragos, espinacas, acelgas, coliflor, berzas, bok choy y más. Visita www.bloodsugarsolution.com para leer la lista completa.
- **Algas marinas.** Algunas algas son buenas para la salud y las marinas están entre mis favoritas. Si nunca las ha comido, lánzate a la aventura. Algas como kombu, nori, hijiki y wakame son extraordinariamente ricas en minerales, proteínas y compuestos curativos.

Carbohidratos "amarillos": cómelos con moderación

- **Granos enteros.** El arroz integral, negro y rojo; la quínoa; amaranto; alforfón y teff son granos deliciosos sin gluten. El arroz negro tiene tantas antocianidinas como las moras azules, y una baja carga glucémica. En la Antigüedad, esta variedad, conocida también como "arroz prohibido", era reservada únicamente a los emperadores chinos. Puedes comer hasta media taza al día de estos granos si participas en el plan básico. Si estás en el plan avanzado, evítalos en las primeras seis semanas.

▪ **Legumbres.** En nuestra cultura, las legumbres, ricas en fibra y fito-nutrientes, están subutilizadas. Sin embargo, desaceleran la liberación de azúcares en el torrente sanguíneo, y contribuyen a evitar la secreción excesiva de insulina que provoca la resistencia a la insulina. Puedes probar las lentejas rojas, las francesas o las regulares, los garbanzos, los guisantes partidos que pueden ser verdes y amarillos, los frijoles de soya (el edamame es una magnífica merienda), frijoles bayos, frijoles adzuki, frijoles negros, frijoles blancos y otros.

▪ **Frutillas oscuras.** Las moras azules, cerezas, zarzamoras y frambuesas son abundantes en fitonutrientes. Mientras más intenso sea el color, más "medicina" tendrá. Puedes ingerir hasta media taza al día. (Las frutillas son las únicas que puedes consumir en el plan avanzado.) También puedes usar frutillas orgánicas congeladas en tus licuados de proteínas.

▪ **Frutas de hueso.** Las ciruelas, duraznos, nectarinas y sus variantes se conocen como "frutas de hueso". Son sanas y abundantes en fibra y sustancias químicas curativas. Limítalas a 1 o 2 al día.

▪ **Manzanas y peras.** Seguramente conoces el refrán anglosajón que dice "Una manzana al día...". Es muy cierto. Limítalas a 1 a 2 al día. El total de frutas de cualquier tipo no debe ser mayor de 2 al día.

▪ **Fibra.** La fibra estabiliza el nivel de azúcar en la sangre, disminuyendo el ritmo de la absorción de carbohidratos. También nutre la flora beneficiosa de los intestinos, los limpia y favorece unas vías digestivas sanas. Trata de incrementar tu ingestión de fibra entre 30 y 50 gramos al día. Concéntrate en la fibra viscosa existente en las legumbres, nueces, semillas, granos enteros, verduras y frutas de baja carga glucémica.

Carbohidratos "rojos": cómelos en cantidades limitadas

Debes limitar la ingestión de los siguientes:

▪ **Verduras cocinadas, ricas en almidón y con alta carga glucémica.** Como calabacines de invierno, guisantes, papas, maíz y verduras con raíz como la remolacha. Las verduras con almidón elevan con mayor rapidez el nivel de azúcar en la sangre, por lo que deben consumirse en cantidades más pequeñas (hasta media taza al día) e idealmente en el contexto de otros alimentos que reducen la carga glucémica general de la comida. Evítalas si participas en el plan avanzado.

- **Frutas con alto contenido de azúcar.** El melón, las uvas y la piña contienen más azúcar que las frutas mencionadas anteriormente. Debes limitarlas a media taza una vez por semana, y evitarlas totalmente si estás en el plan avanzado.

Carbohidratos "prohibidos": evítalos totalmente

- **Carbohidratos procesados.** Sé que soy bastante insistente, pero creo que no basta. Están totalmente prohibidos sin discusión.
- **Granos enteros que contienen gluten.** Evita el trigo, cebada, centeno, avena, espelta, kamut y triticale durante las primeras seis semanas del programa.
- **Frutas secas.** Tienen una alta carga glucémica.
- **Almidón resistente.** Algunas dietas recomiendan el almidón resistente (que escapa a la digestión en el intestino delgado). Yo no lo recomiendo, a menos que proceda de alimentos enteros como frijoles, granos enteros y verduras. ¿Por qué? Porque cuando en una etiqueta se lee que el alimento contiene almidón resistente, no se sabe lo que quiere decir. El aserrín es un almidón resistente, y los panaderos lo añaden a la masa del pan para ¡"disminuir los carbohidratos netos"! Ten cuidado con estas propiedades "sanas". Ingiere alimentos reales. Recuerda, si tiene una afirmación de propiedades "sanas" en la etiqueta, probablemente es perjudicial.

¡Manos a la obra! Impulsar los fitonutrientes

El único aspecto en el que coinciden básicamente todos los expertos en nutrición es que comer de 5 a 9 porciones de frutas y verduras al día reduce el riesgo de enfermedades crónicas. Una de las razones por las cuales estos alimentos son tan poderosos es por los fitonutrientes que contienen.

Los distintos fitonutrientes tienen diferentes propiedades. Algunos son antiinflamatorios naturales, otros son antioxidantes e incluso algunos contribuyen a la desintoxicación. Cada uno es importante a su manera, y cuando se ingieren unidos en la proporción correcta, pueden ejercer un impacto radical en la salud. Piensa en el supermercado como tu farmacia, y en los alimentos como tus medicinas.

A continuación, algunos consejos para optimizar tu ingestión de fitonutrientes y "comer más medicina".

- **Busca antiinflamatorios naturales.** La Madre Naturaleza tiene muchas fuentes de medicina. Las frutillas rojas y moradas ricas en polifenoles, las verduras de hojas verde oscuro, las batatas anaranjadas y las nueces son alimentos que reducen la inflamación. También puedes ingerir el "Advil de la Naturaleza": la curcumina de la cúrcuma es un inhibidor COX-2, el mismo tipo de antiinflamatorio que el ibuprofeno.
- **Come antioxidantes.** Estos alimentos especiales estimulan las mitocondrias aumentan la energía y reducen la oxidación o "herrumbre". Prueba con antocianidinas como las frutillas oscuras, el arroz negro y la granada; las verduras amarillas y anaranjadas como el calabacín de invierno; las verduras de hojas verde oscuro como la col rizada, el repollo y las espinacas; y las frutas que contienen resveratrol como las uvas moradas, moras azules, arándanos y cerezas. Piensa en el color: mientras más oscuro, más antioxidantes.
- **Dieta desintoxicante.** Las verduras crucíferas son especialmente importantes para incrementar la desintoxicación. Entre ellas se encuentra el brócoli y sus diferentes variedades, la col rizada, el repollo, el broccolini, la col de Bruselas, la coliflor, el bok choy, el repollo chino

y el brócoli chino. Otros desintoxicantes naturales son el té verde, el berro, la achicoria amarga, el cilantro, las alcachofas, el ajo, las cortezas de cítricos, la granada, e incluso el cacao.

■ **Comidas para el equilibrio hormonal.** Alimentos como el miso, tempeh y tofu (alimentos enteros de soya), y las semillas de lino molidas.

■ **Hierbas.** Poderosos antioxidantes, antinflamatorios y desintoxicantes como cúrcuma, romero, jengibre, cilantro y otros.

■ **Ajo y cebolla.** Ambos bajan el colesterol y la presión arterial, son antioxidantes, antiinflamatorios e incrementan la desintoxicación. Cómelos todos los días si es posible.

■ **Té verde.** Esta infusión antigua contiene fitonutrientes antiinflamatorios, desintoxicantes y antioxidantes. La mayoría de las personas tolera bien la pequeña cantidad de cafeína que contiene.

■ **¿El chocolate? Oscuro.** Está bien... puedes comer un poco de chocolate, pero sólo de la variedad más oscura y rica, y debe contener al menos un 70 por ciento de cacao. No comas más de 2 onzas al día. Idealmente deberías reservarlo para después de las primeras seis semanas.

LA GRASA NO ENGORDA

Si bien los carbohidratos no son "esenciales", la grasa sí lo es. Si no ingerimos la cantidad suficiente de grasas beneficiosas, la biología se desmorona desde la base. La grasa compone las paredes de las células. Si no se ingiere lo suficiente, o por el contrario, si se ingiere demasiada grasa perjudicial, no contamos con los elementos básicos necesarios para la salud de las membranas celulares, necesarias para el funcionamiento óptimo de la insulina y el control del azúcar en la sangre. Las grasas omega-3 son las principales entre las más saludables. Como la reconstrucción y reconstitución de todas las células y tejidos con las grasas adecuadas puede demorar hasta un año, hay que comenzar ahora mismo.

¡Manos a la obra! Un "cambio de aceite"

Sustituye las grasas perjudiciales en tu organismo por las beneficiosas:

- **Consume pescado silvestre de aguas frías o de criaderos sostenibles.** Como salmón silvestre, sardinas, arenques, mero pequeño, y pez sable (bacalao negro). En la sección Fuentes de información doy recomendaciones de dónde obtener estos pescados de alta calidad. Te aconsejo tener a mano latas de sardinas, arenques y salmón silvestre para hacer meriendas rápidas. Ve a www. bloodsugarsolution.com/cleanfish para buscar peces de criaderos sostenibles y silvestres medioambientalmente seguros. Para más información sobre seguridad de los alimentos marinos, ve a www. ewg.org o www.nrdc.org.

- **Come aguacates y aceitunas.** Son fuentes de grasas buenas (monoinsaturadas).

- **Usa aceite de oliva extra virgen.** Contiene fitoquímicos antiinflamatorios y antioxidantes. Debes usarlo en casi todas las comidas que prepares, excepto aquellas que requieren cocción a altas temperaturas. Compra el mejor aceite extra virgen que te permita tu presupuesto. **El aceite de nuez** es muy sabroso como aderezo de ensaladas y bueno para tu salud. El **aceite de ajonjolí** y el **aceite de girasol** también son sanos, y pueden ser usados en comidas de cocción a altas temperaturas. Trata de buscar versiones de ambos sin procesar, ya sea prensadas convencionalmente o en frío. **El aceite** y **la manteca de coco** contienen ácido láurico, una potente grasa antiinflamatoria, y pueden ser usados como sustitutos de la mantequilla o para cocción a altas temperaturas.

- **Animales alimentados con pasto o criados libremente.** Los animales criados en pasturas, comiendo la dieta que les dicta su evolución, tienen perfiles de grasa más sanos que los alimentados en comederos.

LA IMPORTANCIA DE LAS PROTEÍNAS

Numerosos estudios, como el *China Study*[3, 4] de T. Colin Campbell, destacan los riesgos de ingerir demasiada proteína animal, aunque los mismos se basan en proteínas animales producidas en fábricas, no de las especies silvestres que formaron parte de la dieta de nuestros antepasados cazadores y recolectores. La carne de alces y venados silvestres que mis pacientes me obsequiaban cuando era un médico de pueblo pequeño en Idaho tenían propiedades y grasas nutricionales muy diferentes a las de las reses alimentadas en comederos.

Algunas personas florecen como vegetarianos, otras se marchitan. Algunos se sienten bien consumiendo proteína animal, mientras que otros se enferman y les escasea la energía. Es necesario buscar lo que le funciona a tu organismo, y para ello hace falta un poco de experimentación. Mi experiencia con pacientes que padecen *diabesidad* es que, generalmente, necesitan más proteína animal de alta calidad (animales criados con pasto o sueltos; huevos, o pescado silvestre con poco mercurio o de criaderos sostenibles).

Independientemente de que elijas fuentes vegetarianas o animales, es esencial que ingieras proteína en cada comida y merienda. Ingerir proteínas activa tu combustión metabólica y tu capacidad de quemar calorías reduciendo el apetito al mismo tiempo.

¡Manos a la obra! Ingerir proteínas de alta calidad para el equilibrio de los niveles de azúcar en la sangre e insulina y para controlar el apetito

Escoge entre estas fuentes seguras de proteínas de alta calidad.

Fuentes vegetarianas de proteínas

- **Frijoles o legumbres.** Son ricos en proteínas y abundantes en fibra, minerales y vitaminas que contribuyen al equilibrio del azúcar en la sangre. En la página 226 encontrarás ejemplos de deliciosas legumbres que puedes elegir en el acápite "Carbohidratos amarillos".

▪ **Productos enteros de soya.** Como el tempeh, tofu, miso y natto. Estas fuentes vegetarianas de proteínas también son fuentes ricas en antioxidantes que pueden reducir el riesgo de cáncer, bajar los niveles de colesterol y mejorar el metabolismo de la insulina y el azúcar en la sangre. No uses productos de soya procesados de forma industrial como los existentes en los sustitutos de carne "deli", como queso de soya o las típicas barritas de reemplazo de comidas. Son muy peligrosos.

▪ **Nueces.** Tener nueces en la despensa es esencial. Está demostrado que ayudan a la pérdida de peso y reducen el riesgo de diabetes.[5] También son una excelente merienda, abundantes en proteína, fibra, minerales y grasas beneficiosas. Compra nueces crudas o ligeramente tostadas sin sal. Evita las nueces fritas o cocidas en aceite. Las mejores son las almendras, nueces, macadamias, avellanas y pacanas. Come uno o dos puñados de merienda una o dos veces al día, pues tienden a elevar el nivel del azúcar en la sangre si se ingieren demasiadas. Recuerda que una ración equivale a 10-12 nueces o a un buen puñado.

▪ **Semillas.** Las semillas de calabaza, girasol y ajonjolí tienen abundante fibra, proteína, vitaminas y minerales. Son una merienda excelente y complementos de las verduras, frijoles, granos o ensaladas.

Productos animales sanos

▪ **Huevos omega-3 o de aves sueltas.** Son uno de los pocos productos de origen animal con pocas toxinas, abundantes en nutrientes y que equilibran el nivel de azúcar en la sangre. Además, contienen mucha DHA y no te suben el colesterol, sino todo lo contrario. Puedes ingerir hasta ocho huevos de este tipo a la semana. No hay problema con los huevos enteros, no tienes que limitarte a las claras. Las yemas contienen vitaminas y grasas importantes necesarias para el funcionamiento cerebral y del estado de ánimo.

▪ **Pescado sin mercurio, camarones y vieiras.** Buenas fuentes de proteínas de alta calidad así como grasas omega-3.

- **Aves orgánicas, alimentadas con pasto y sin hormonas, antibióticos ni pesticidas.** Te recomiendo consumir aves criadas sin hormonas ni antibióticos. Elimina la piel antes de cocinar. Ten siempre algunas pechugas sin piel ni huesos en el refrigerador para hacer una cena rápida.

- **Pequeñas cantidades de cordero o carne de res sin grasa, orgánica, alimentada con pasto y sin hormonas ni antibióticos.** Compra tanta carne orgánica, alimentada con pasto y sin hormonas ni antibióticos como te permita tu presupuesto. Compra un animal entero con un grupo de amigos, congélenlo y repártanselo. Elimina toda grasa visible de la carne antes de cocinar. Recuerda que las carnes rojas son para comerlas en ocasiones selectas. El cordero es la mejor opción y el cerdo la peor. También puedes probar con las carnes de búfalo, venado y avestruz, que tienen menos grasa. No comas más de 4 a 6 onzas de carne roja (el tamaño de la palma de tu mano) y no más de una o dos veces por semana. El consumo excesivo está asociado con la *diabesidad*,[6] aunque las carnes de animales silvestres como el ciervo, alce o canguro la revierten.[7]

- **Cuando escojas productos cárnicos, analiza antes las opciones que tienes y su impacto en tu salud y el planeta.** Si comes carne y conduces un Prius, usarás más energía y dañarás más al planeta que si eres vegetariano y conduces un Hummer. Ve la "Guía del carnívoro" del Environmental Working Group en www.bloodsugarsolution.com/meateatersguide.

HIERBAS Y ESPECIAS

Numerosas hierbas, especias y sazones contienen propiedades curativas. Asegúrate de incorporar en abundancia las que sean tus favoritas cuando cocines. Y abastece tu despensa con ellas.

¡Manos a la obra! Incorpora condimentos y sazones sanas

Estas son algunas de mis favoritas:

- Tamari sin trigo (salsa de soya).
- Pasta de chile rojo.
- Salsas picantes para darles sabor a las comidas.
- Tahini, pasta de semillas de ajonjolí molidas.
- Sal Kosher. Úsala como sustituto de la sal común.
- Pimienta negra recién molida. Compra un molinillo.
- Especias. Ten una pequeña selección de especias para darles sabor a los alimentos. Tener cúrcuma, cilantro, comino, romero y pimientos picantes enteros es un buen comienzo, pero hay decenas de sabores maravillosos y especias exóticas que puedes explorar e incorporar a tus recetas.
- Hierbas frescas como romero, albahaca, tomillo y orégano.
- Caldos. Haz tus propias versiones o usa opciones sin gluten y bajos de sodio.
- Alimentos enlatados o en caja. Algunos alimentos enteros como tomates, alcachofas, frijoles y sardinas se venden en latas o cajas. Escoge versiones orgánicas y con poco sodio siempre que puedas.
- Jugo fresco de limón y lima.

Ejercicio para el diario: Hacer cambios en la dieta

¿Qué te parecen los cambios de dieta que he recomendado hasta ahora? ¿Te molestan o te entusiasman? ¿Te parecen privación o renovación? Dedícale unos minutos a pensar sobre lo que has aprendido, y luego responde las preguntas siguientes en tu diario:

- ¿Qué cambios te molestan? ¿Temes extrañar tus alimentos favoritos? Si es así, ¿podrías tener adicción a los mismos?
- ¿Eres uno de los muchos que "odian" las verduras? De ser así, ¿crees que hay maneras de disfrutarlas aprendiendo a cocinarlas bien y reeducando tu paladar?

¿QUÉ DEBO COMER Y CUÁNDO DEBO HACERLO?

Hay dos temas nutricionales sumamente importantes que quiero tratar: cómo y cuándo comer. La calidad de las calorías no es lo único importante. Concentrarse en cuándo comes y en la composición de tus comidas puede reprogramar tu metabolismo.

Crear el plato perfecto

La composición de la comida (o merienda) perfecta es una destreza esencial para la vida. Y la nueva versión de la pirámide de alimentos dada a conocer por el gobierno y conocida como "mi plato" no te guiará correctamente (aunque debo admitir que constituye una mejoría en comparación con la pirámide que todos conocemos).

Es muy importante evitar ingerir los carbohidratos de absorción rápida solos, pues elevan los niveles de azúcar e insulina. Y como cualquier comida abundante aumenta el nivel de azúcar en la sangre, las porciones más pequeñas contribuyen a mantenerlo estable.

Cuando pongas comida en un plato, debe lucir así:

- En una mitad de tu plato coloca verduras con poco almidón (esta parte puedes volver a llenarla tantas veces quieras. ¡Come una o dos libras de espárragos y brócoli si así lo deseas!)
- En la cuarta parte del plato coloca alguna proteína (pescado, pollo, huevos, camarones, carne, nueces o frijoles).
- En la otra cuarta parte coloca media taza de granos enteros (idealmente arroz integral o negro, o quínoa) o media taza de verduras con almidón como batata o calabacín de invierno.

Si padeces *diabesidad* avanzada, deberás evitar todos los granos, las verduras con almidón y las frutas hasta que se reajuste tu metabolismo y te hagas más sensible a la insulina, lo que puede demorar entre 6 semanas y 12 meses. Sólo debes colocar verduras en las tres cuartas partes del plato, y proteína en la restante.

Come a tu hora

A menudo nos enfocamos en lo que debemos comer, y no en cuándo debemos hacerlo. La mejor manera de aumentar de peso y contribuir a la *diabesidad* es saltarnos el desayuno y comer abundantemente antes de irnos a la cama. A este proceder le llamo "la dieta del luchador de Sumo". Otros estudios muestran que quienes ingieren comidas pequeñas y frecuentes durante el día (3 comidas y de 2 a 3 meriendas) pierden peso, en comparación con los que hacen una sola comida y en abundancia, aunque ingieran exactamente la misma cantidad de calorías. Por eso, come temprano y a menudo. Mantén encendido todo el día el fuego de tu metabolismo, en vez de desacelerarlo durante períodos de "mini inanición". Desayuna siempre, come cada 3 o 4 horas, y trata de programar las comidas todos los días a la misma hora. Tu metabolismo trabajará con más rapidez y eficiencia. Además, bajarás de peso, tendrás más energía y te sentirás mejor.

ALERGIAS Y SENSIBILIDADES A LOS ALIMENTOS: TRATAMIENTO Y REVERSIÓN DE LA *DIABESIDAD*

En páginas anteriores analizamos cómo las alergias y sensibilidades a los alimentos desencadenan la inflamación y la *diabesidad*. En ciertas personas, algunos alimentos proporcionan la información errónea.

Por eso es que te recomiendo evitar dos grupos importantes de alimentos durante el programa: el gluten y los productos lácteos, dos de los alérgenos principales de la alimentación que contribuyen a los desequilibrios de insulina. Después de las primeras seis semanas, podrás reincorporarlos a tu dieta, pero te advierto insistentemente que cumplas esta parte del programa al 100 por ciento, sin excepciones, ni una sola gota de gluten ni de productos lácteos. Es muy posible que veas resultados drásticos, no sólo en tu peso y *diabesidad*, sino también en tu salud y bienestar general. Renunciar al gluten y los productos lácteos puede ser un paso para cambiar la vida de las personas con *diabesidad*. También se cumple en quienes padecen de diabetes tipo 1, porque existe un sólido vínculo entre la caseína[8] de los productos lácteos, el gluten[9] del trigo y la aparición de la enfermedad.

Varios estudios recientes resaltan la conexión existente entre la filtración intestinal y la diabetes tipo 2, desencadenada por cambios en las bacterias intestinales y las proteínas irritantes existentes en los productos lácteos y los granos que contienen gluten. Curar la filtración intestinal eliminando los alérgenos y equilibrando las bacterias intestinales pudiera ser útil para muchas personas, ayudándolas a perder peso, revertir la *diabesidad*, y a la sanación en general.[10]

Los productos lácteos son un caso especial, porque las hormonas naturales de crecimiento en la leche estimulan la producción de insulina.[11] En la leche existen por naturaleza más de 60 hormonas anabólicas o de crecimiento, cuya función es contribuir a que crezcan los animales jóvenes. Beberse un vaso de leche puede elevar los niveles de insulina en un 300 por ciento[12] y contribuir a la obesidad y la prediabetes. Una realidad patente, a pesar de que varios estudios financiados por el Dairy Council afirman que la leche ayuda a perder peso. La pregunta es: ¿la leche comparada con qué? ¿Con una dieta compuesta por bagels y Coca Cola; u otra saludable, basada en plantas, con fitonutrientes, antioxidantes y proteína animal sin grasa?

La eliminación del gluten y los productos lácteos podría parecerte difícil al principio, pero al cabo de tres días sin ellos, es probable que ni siquiera sientas deseos de consumirlos. No te niegues todos los beneficios que mereces. Después de que transcurran las seis semanas, podrás incorporarlos y ver cómo te sientes. Tu organismo es el mejor indicador respecto a si podrás seguir consumiendo estos alimentos a largo plazo.

¡Manos a la obra! Come mejor con menos gastos

Muchos se atormentan por el precio de los buenos alimentos. La pobreza estimula la obesidad y la diabetes, porque el azúcar y las calorías de grasa subsidiadas son baratos. Pero te invito a mantener un registro cuidadoso de tus gastos por concepto de alimentación y ver si, con cierta reorganización de tu presupuesto y prioridades, puedes disponer de más dinero para adquirir alimentos reales y enteros.

Por espacio de una semana, anota en tu diario cada centavo gastado y cómo empleas cada hora del día. Si comprendes exactamente cómo inviertes tu tiempo y tu dinero, podrás elegir qué es lo realmente importante, en vez de tomar decisiones inconcientes que no te sirven para alcanzar tus propósitos de salud o de vida. Lo que vas a descubrir podría sorprenderte.

¿Cuánto dinero gastas en café, goma de mascar, gaseosas, alimentos preparados, o incluso en cigarrillos? ¿Cuánto gastas en restaurantes convencionales, de comida rápida o para llevar?

Piensa en cómo pasas tus días. ¿Malgastas tu tiempo leyendo periódicos sensacionalistas, viendo televisión, navegando por Internet, en videojuegos o haciendo demasiadas gestiones porque no planificas bien tu tiempo? Anota esto también en tu diario.

Luego, pregúntate si puedes invertir mejor tu tiempo y dinero. Piensa en el dinero como la energía de tu vida, pues representa tu tiempo de forma monetaria. ¿Cómo quieres invertir esta energía de vida? ¿Quieres invertirla fomentando más salud y vitalidad? Anota las respuestas a estas preguntas en tu diario.

Por supuesto, no hay respuesta correcta ni errónea. Es sólo como forma de meditar sobre el asunto. Podrías descubrir que cuentas con más tiempo y dinero de lo que piensas para invertir en ti mismo, y en la calidad de vida y salud que mereces.

Una vez que hayas pensado tus respuestas a estas preguntas, escoge tres cosas que quieres cambiar y que pueden proporcionarte más tiempo o dinero. Anótalas en tu diario. Por ejemplo, renunciar a esos $2 en café todos los días te ahorrará más de $700 al año. O dejar de ver televisión media hora al día te proporcionará 7.6 días adicionales al año para planificar o cocinar comidas sanas.

Todos estamos cansados, superestresados y sobrecargados. Sin embargo, hay maneras de tomar decisiones que nos proporcionen más recursos.

Ahora que te he hecho pensar, quiero revelarte algunos secretos para comer bien sin arruinarte y sobre la marcha.

■ **Busca fuentes más económicas de alimentos enteros y frescos en**

tu localidad. Mis favoritas son las tiendas como Trader Joe's y los clubes de compras como Costco o Sam's Club, donde puedes comprar verduras, aceite de oliva, frutas, nueces, frijoles, sardinas, y salmón enlatado a precios más bajos que en los supermercados u otras cadenas minoristas convencionales.

- **Piensa en apuntarte a las cooperativas de alimentos.** Las cooperativas (co-ops) son organizaciones comunitarias que apoyan a los agricultores y negocios locales, donde puedes comprar alimentos y productos a granel a un precio ligeramente por encima del mayorista. Esto requiere cierta planificación previa pero te ahorrará dinero.

- **Incorpórate a un programa comunitario de apoyo a la agricultura**. Compra directamente y elimina intermediarios. Nosotros recibimos verduras orgánicas, locales y en su mayoría de temporada a domicilio para nuestra familia de cuatro personas por $55 a la semana, o poco más de $10 por persona por semana. Como no siempre elegimos lo que recibimos, nos hemos convertido en cocineros más creativos.

- **Crea un repertorio de comidas económicas y fáciles de preparar**. Ten a mano los ingredientes en casa todo el tiempo para no consumir alimentos que no te hacen sentir bien ni te ayudan a lograr la salud que deseas. Esto requiere planificación, pero vale la pena. Lee el Capítulo 28 donde te ofrezco meriendas rápidas, económicas y deliciosas; y las páginas 179-180 con mis tres comidas favoritas hechas en 30 minutos.

- **Crea un "club de comida informal" en tu trabajo.** Proponles a tus compañeros de trabajo que compartan la responsabilidad de proporcionar el almuerzo para el grupo una vez por semana o cada dos semanas. No tendrán que comprar más el almuerzo fuera de la oficina, contarán con alimentos frescos, enteros y reales, y sólo tendrás que cocinar unas cuantas veces al mes. También puedes crear un "club de cenas" con un grupo de amigos; en vez de salir a cenar, hagan cenas rotativas una vez por semana o al mes en sus respectivos domicilios. Si lo haces, edificarás comunidad y salud al mismo tiempo.

¡Manos a la obra! Un plan de supervivencia en los restaurantes

Si comes afuera, que sea con cuidado. Aunque te recomiendo evitar los restaurantes mientras participes en el programa, comprendo que en ocasiones nos resulta imposible. Por ejemplo, en ocasiones tendrás que asistir a almuerzos de negocios o eventos sociales. En tal caso, te recomiendo seguir estas normativas:

1. **Sé molesto si es necesario.** Tienes que ser muy claro con respecto a tus necesidades. Si padecieras de alergia a los cacahuetes y morirías si tus labios entraran en contacto con una gota de mantequilla o aceite de cacahuete, te asegurarías de comunicárselo al camarero o camarera. Puede ser una muerte lenta, pero aceptar alimentos que no te nutren ni apoyan tu salud no es una cuestión de cortesía, sino de estupidez.

2. **Escoge el restaurante siempre que puedas.** Hay muchas opciones idóneas para comer sanamente. Infórmate de las opciones de restaurantes en tu localidad o cuando vayas a viajar. Vale la pena invertir algo de tiempo en ello. La comida típica o "étnica" es siempre una buena opción. La cocina india, japonesa, tailandesa, mediterránea (italiana, griega y española), y del Oriente Medio son opciones convenientes. Evita las cadenas de comida rápida. Disfruta restaurantes de comida tradicional que cocinen con alimentos locales, frescos y de temporada. Soy asesor de una nueva compañía, LYFE —*Love Your Food Everyday*— un restaurante económico y de alimentos rápidos y saludables que usa ingredientes locales, orgánicos, de temporada y provenientes de animales nutridos con pasto para crear comidas nutritivas y deliciosas. Acaban de comenzar sus operaciones, pero muy pronto podrían tener alcance nacional.

3. **Dile al camarero o camarera que no quieres pan en la mesa ni bebidas alcohólicas**. Pide verduras crudas cortadas como crudités. Evita los dips.

4. **Pide agua**. Bebe un vaso o dos antes de comer para reducir el apetito.

5. **Dile al camarero o camarera que el gluten o los productos lácteos podrían causarte la muerte**. (No es mentira, sólo que se trataría de una muerte lenta.)

6. **Pide alimentos de preparación simple**. Pide pollo o pescado a la parrilla, y un plato grande de verduras al vapor o salteadas en aceite de oliva con un plato de rodajas de limón como acompañante. También puedes comer ensalada, pero en vez de aderezo, pide aceite de oliva y vinagre, o rodajas de limón.

7. **Evita los almidones**. Pide doble ración de verduras y evita las papas, arroz o fideos.

8. **Evita salsas, aderezos y dips**. Con frecuencia están cargados de azúcar, productos lácteos y gluten.

9. **Sigue la regla "hari hachi bu"**. Los habitantes de Okinawa están entre los más longevos del planeta, y se rigen por una regla simple: hari hachi bu, o sea, "llenos al 80 por ciento". Dejan de comer cuando están ligeramente satisfechos. Siempre habrá otra oportunidad de comer. Lleva los sobrantes a casa. Comer demasiado, incluso cuando se trata de alimentos adecuados, puede disparar tu insulina.

10. **Pide frutillas como postre**. Son ligeramente dulces y densas en nutrientes, y después de una comida su azúcar no elevará tus niveles de azúcar en la sangre ni insulina.

¡Manos a la obra! Crea un suministro de alimentos de emergencia

Si tuvieras dependencia a la insulina, no saldrías de casa sin insulina ni jeringuilla. Si fueras asmático, no saldrías sin tu inhalador. Si tienes un cuerpo, necesitas un suministro de emergencia, una pequeña nevera portátil que contenga un paquete de cosas que necesitas diariamente; algo fácil de reunir, pero no de olvidar. Puedes tenerlo en tu coche, llevarlo al trabajo o en tus viajes.

Con el tiempo encontrarás tu versión favorita del suministro de emergencia, pero te propongo este ejemplo:

- Una bolsa pequeña de almendras, nueces o pacanas crudas
- Una bolsa pequeña de zanahorias o pepinos cortados
- Un pequeño envase de hummus (prueba los paquetes individuales Wild Garden)
- Una lata de salmón silvestre
- Una lata de sardinas
- Un envase de garbanzos con aceite de oliva, limón, sal y pimienta
- Una barrita de proteína saludable de alimentos enteros (ver sugerencias en la sección Fuentes de información)
- Una botella de agua

¡Manos a la obra! Prepárate para los feriados y ocasiones especiales

En ocasiones hay que ir a comer a algún sitio donde no tienes control, como una fiesta, evento o casa de un amigo. Pero puedes planificar con anticipación haciendo solicitudes especiales, que muchos aceptarán con agrado. Si no es así, puedes tomar algunas medidas para reducir tu estrés y preservar tu salud.

- **Come antes de salir**. A menudo como antes de ir a un evento. Soy más feliz, me divierto más y disfruto de la conversación e interacción si no tengo que concentrarme en comer.
- **Lleva suministros de emergencia.** Si no estás seguro de cuáles serán las opciones de alimentos, ve preparado. Tener a mano tu paquete de suministros de emergencia es un excelente respaldo. Siempre podrás comer algo antes de entrar al evento y al salir del mismo si aún sientes apetito.
- **Relájate y come.** Consume alimentos nutritivos como carne, pescado o pollo. Pide verduras adicionales o una segunda ensalada. O trata de comer lo mejor posible, relájate y disfruta. A la mañana siguiente volverás a tu rutina.

¡Manos a la obra! Antes de comer, respira y agradece la comida

Comer conscientemente es el acto de estar conscientes de lo que inge- rimos; de la apariencia, sensación y sabor de los alimentos en nuestra boca y cómo nos harán sentir después. Es la diferencia entre los atraco- nes de alimentos inútiles o saborear con atención un chocolate oscuro.

Cuando comemos inconscientemente, comemos más. Varios estu- dios en los que se dejó a los participantes ver televisión y comer bolsas de papas fritas o palomitas de maíz reveló que esas bolsas quedaron vacías, independientemente del tamaño. Se saborea el primer bocado de alimento, pero luego nos sumergimos en un acto inconsciente de comer y no sentimos que comemos nada. El cerebro tarda 20 minutos en detectar que el estómago está lleno.

La práctica de comer lenta y conscientemente es una forma potente de disfrutar mejor de los alimentos, bajar de peso, y mejorar tu me- tabolismo. Estas son algunas medidas que te ayudarán a comer más conscientemente:

- **Respira cinco veces antes de una comida**. Una técnica simple de un minuto que reducirá las hormonas del estrés que provocan la acumulación de grasa cuando comemos y preparará tus vías diges- tivas para que metabolicen los alimentos. Aspira cinco veces por la nariz y suelta el aire por la boca. Cuenta lentamente hasta 5 en cada aspiración y 5 más en cada expiración. Así de simple.
- **Da las gracias antes de la comida**. Puedes crear tu propia expre- sión de agradecimiento: da las gracias a tu familia, a tus amigos, a la Tierra por proveer alimentos, lo que consideres adecuado. Es una práctica ancestral —cristiana, judía, musulmana, budista, indígena norteamericana e incluso pagana— pero puede ser auténticamente tuya. El simple agradecimiento es una potente actividad curativa que cambiará tu relación con los alimentos. Úsalo como oportu- nidad para reprogramar cualquier asociación negativa que puedas tener con los alimentos o el acto de comer (me engordará, me hará sentir enfermo, cansado, etc.).

- **Pon toda tu atención en los alimentos.** Deja de leer la revista o el libro; apaga el televisor; aléjate del teléfono celular. Cuando te sientes a comer, ya sea con familiares, amigos, o solo, pon toda tu atención en los alimentos. ¿Qué apariencia tienen en el plato? ¿Cómo huelen? Cuando te lleves el primer bocado a la boca, disfruta la experiencia. ¿Cuál es su sabor? ¿Cómo lo degustas? Te sorprenderá ver cómo esta acción sencilla amplifica tu experiencia.

Ejercicio para el diario: Anotaciones diarias de alimentos y sentimientos

Te recomiendo que, en cada día del programa, anotes los alimentos y cómo te hacen sentir. Esto, junto con el seguimiento de tus cifras, te dará información clave y necesaria para tomar decisiones saludables de alimentos en el futuro, y te ayudará a sintonizarte con la sabiduría innata de tu organismo. ¿Estos alimentos me hacen sentir física y mentalmente bien o mal?

Después de cada comida o merienda, haz lo siguiente:

- **Anota lo que comiste de la forma más detallada posible.** Incluye no sólo las verduras, granos enteros, frijoles, nueces y proteínas ingeridas, sino además las hierbas, especias y aceites que usaste.
- **Piensa en cómo te hizo sentir esa comida o merienda.** Anótalo en tu diario. ¿Cómo se siente tu organismo? ¿Han aumentado o disminuido los síntomas que padeces? ¿Alteraron los alimentos tu memoria, estado de ánimo, digestión o congestión?
- **Piensa cada noche en el impacto que ejerció en tu día tu experiencia con los alimentos.** ¿Ha visto mejoras en tu energía y tu capacidad de enfocarte? ¿Se siente diferente tu organismo? ¿Qué cambios has experimentado? ¿Cómo te hacen sentir esos cambios?

Visita www.bloodsugarsolution.com para acceder a un ejemplo de apuntes que puedes imprimir sobre el tema "'Come' tu medicina: Elementos básicos de nutrición para todos", y herramientas para darle seguimiento cada día en tu diario a los alimentos y sentimientos.

20

Semana 2: Optimiza el metabolismo con suplementos nutricionales

Los suplementos nutricionales son parte esencial y efectiva del tratamiento contra la *diabesidad*. La *diabesidad* ligera exige un respaldo nutricional moderado. Los casos más avanzados, como la diabetes, requieren a menudo una terapia más intensiva de nutrientes. Explicaré por qué los suplementos son tan importantes. También analizaré los medicamentos contra la *diabesidad* y sus complicaciones, como la presión arterial alta, el colesterol alto y la sangre espesa, así como alternativas naturales para esos medicamentos.

LO QUE NECESITAS REALMENTE: LA VERDAD SOBRE LOS SUPLEMENTOS

Los médicos solían pensar que recibimos las vitaminas y minerales de los alimentos, y que cualquier incorporación adicional se expulsaba, o peor aún, era tóxica. Pero esa percepción está cambiando. En la actualidad, los doctores recetan más de mil millones en suplementos de aceite de pescado. Y cada vez más cardiólogos recomiendan ácido fólico, aceite de pescado y coenzima Q10. Por su parte, los gastroenterólogos recomiendan probióticos y los obstetras siempre han recomendado vitaminas en la etapa prenatal.

Nuevas evidencias científicas han demostrado la importancia de los nutrientes como contribuyentes esenciales en nuestra bioquímica y metabolismo. Son el aceite que engrasa las ruedas de nuestro metabolismo. Y las deficiencias en gran escala de nutrientes que sufre nuestra población, como las grasas omega-3, vitamina D, ácido fólico, zinc, hierro y magnesio, se han documentado ampliamente en extensas investigaciones patrocinadas por el gobierno. Parecería una paradoja, pero la obesidad y la desnutrición van aparejadas. Los alimentos procesados con gran contenido de azúcar y calorías casi no contienen nutrientes, pero necesitan muchas más vitaminas y minerales para ser metabolizados. Es un daño doble.

Hay cuatro razones principales de nuestra carencia de nutrientes. Primeramente, dejamos de comer alimentos silvestres que contienen niveles muchísimo más altos de vitaminas, minerales y grasas esenciales. En segundo lugar, debido al agotamiento de las tierras de cultivo y las técnicas de agricultura industrial e hibridación, los animales y las verduras que consumimos tienen menos nutrientes. En tercer lugar, los alimentos procesados que se fabrican industrialmente *no* tienen nutrientes. Y en cuarto lugar, la carga total de toxinas medioambientales, la falta de luz solar y el estrés crónico provocan una necesidad mayor de nutrientes.

Por esa razón, *todos* necesitan un buen multivitamínico, aceite de pescado y vitamina D. También recomiendo probióticos porque la vida moderna, la dieta, los antibióticos y otros medicamentos dañan nuestro ecosistema intestinal, una parte vital de nuestro sistema para mantenernos saludables y delgados. Las personas que padecen de *diabesidad* necesitan nutrientes adicionales para reajustar y corregir los desequilibrios metabólicos, mejorar el funcionamiento de la insulina, equilibrar el nivel de azúcar en la sangre y reducir la inflamación.

Estoy seguro de que te sientes confundido por tantos estudios con informaciones contradictorias. Un día el ácido fólico es bueno; otro día se dice que ocasiona cáncer. Un día la vitamina D salva vidas; y el próximo es inútil. Este azote de los medios es suficiente para volverse incrédulo. El problema con estos estudios es que analizan los nutrientes como medicamentos; los investigadores aíslan un nutriente para ver lo que ocurre. Pero los nutrientes trabajan en equipo. El brócoli es magnífico para tu salud y ayuda a prevenir y curar muchas enfermedades, pero si todo lo que comieras fuera brócoli, te enfermarías y hasta podrías morir. Los nutrientes trabajan unidos para mantener el equilibrio adecuado en tu organismo.

En este capítulo me concentraré en los suplementos básicos que todos necesitamos para prevenir y revertir la *diabesidad* y la resistencia a la insulina. Luego analizaré los suplementos adicionales que necesitas si tu autoexamen muestra que eres elegible para el plan avanzado.

¡Manos a la obra! Cómo comprar suplementos de forma inteligente

Los medicamentos están controlados. Sabes exactamente qué estás recibiendo cuando un farmacéutico te despacha una receta. El gobierno lo garantiza. Pero con los suplementos no ocurre lo mismo. A menudo los fabricantes usan atajos, por lo que el mercado se convierte en un campo minado para el consumidor promedio. Estos son los problemas potenciales que evito cuando escojo suplementos para mis pacientes:

1. La forma del nutriente puede ser barata y mal absorbida o usada por el organismo.
2. La dosis en la etiqueta no se corresponde con la dosis de la píldora.
3. Puede contener abundantes aditivos, colorantes, sustancias de relleno y alérgenos.
4. Las materias primas (especialmente las hierbas) no se analizaron para detectar toxinas como mercurio o plomo, o no hay uniformidad entre lote y lote.
5. La fábrica donde se produjo no sigue buenas normativas de procesamiento, por lo que los productos pudieran variar enormemente en términos de calidad.

Como en mi consulta uso los suplementos como piedra angular de curación y reparación, he investigado a los fabricantes de los mismos, he visitado fábricas y estudiado análisis independientes de sus productos terminados. He aprendido que hay unas cuantas compañías en las que puedo confiar. En www.bloodsugarsolution.com, he relacionado los productos exactos que he usado con efectividad en miles de pacientes. Hay otros productos buenos en el mercado, pero para facilitar el proceso, te proporciono una lista completa (que actualizo de cuando en cuando para incluir los progresos científicos) de lo que recomiendo, tanto para el plan básico como el avanzado.

Independientemente de que sigas mis recomendaciones o no, asegúrate de escoger suplementos de calidad y que contengan nutrientes y compuestos cuya utilidad en el tratamiento de la *diabesidad* y la resistencia a la insulina[1] haya sido demostrada por estudios científicos. Considéralos como parte de tu dieta. Es importante comprar los alimentos y suplementos de la mejor calidad posible. La asesoría de un dietista o un nutricionista capacitado, o de un médico o practicante de salud orientado hacia la nutrición, puede serte útil a la hora de seleccionar productos.

Nota especial

Muchos suplementos tienen múltiples usos y beneficios y pueden aparecer mencionados en numerosas ocasiones a lo largo del programa. Por ejemplo, el ácido alfa lipoico ayuda al equilibrio del nivel de azúcar en la sangre, pero también es importante para el funcionamiento de las mitocondrias y la desintoxicación.
Si ves que lo recomiendo aquí y también en la Semana 6, cuando hablamos de la personalización, *no dupliques la dosis*. La dosis básica recomendada beneficiará los diferentes sistemas del organismo.

SUPLEMENTOS DEL PLAN BÁSICO

A menudo y paradójicamente, la obesidad y la diabetes son estados de desnutrición. Se ha dicho que la diabetes es comparable al hambre en medio de la abundancia. El azúcar no llega a las células. Tu metabolismo es lento y las células no se comunican como un equipo bien entrenado. Los nutrientes son un aspecto esencial para recuperar el equilibrio y corregir el problema fundamental: la resistencia a la insulina. Hay dos maneras mediante las cuales funcionan los suplementos: hacen que tus células sean más sensibles a la insulina y más efectivas a la hora de metabolizar el azúcar y las grasas, y las fibras especiales pueden desacelerar la absorción de azúcares y grasas en el torrente sanguíneo. Esto conduce a un metabolismo más rápido, a un nivel más balanceado de azúcar en la sangre, mejor colesterol, menos inflamación, menos deseos de comer, más pérdida de peso, y más energía.

Todo el que lee este libro debe incorporar el plan básico de suplementos y seguirlo durante toda la vida. Aunque ya estés "curado" de la *diabesidad*, tendrás que seguir tomándolos porque necesitas hierbas, vitaminas y minerales especiales para compensar tu tendencia genética a la resistencia a la insulina.

A continuación están los suplementos que deben formar parte de tu régimen diario. La buena noticia es que gran parte de estos componentes se pueden obtener consumiendo suplementos de combinación. Te sugiero buscar suplementos de combinación que se correspondan lo más posible con mis recomendaciones. Es importante obtener estos ingredientes en el rango de dosis establecido. En www.bloodsugarsolution.com, te digo exactamente qué tipo de suplementos recomiendo y cómo comprarlos.

Todos los suplementos excepto la fibra, se deben tomar con comidas, tales como desayuno y cena.

- Un multivitamínico y mineral de alta calidad
- 1,000–2,000 IU de vitamina D3 al día con el desayuno
- 1,000–2,000 mg de grasas omega-3 (deben contener una proporción aproximada de 300/200 mg de EPA/DHA), en el desayuno y la cena
- 100–200 mg de magnesio, en el desayuno y en la cena

- 300–600 mg de ácido alfa lipoico dos veces al día, en el desayuno y cena
- 200–600 mcg de polinicotinato de cromo al día (hasta 1,200 mcg al día puede ser útil)
- 1–2 mg de biotina, en el desayuno y en la cena
- 125–250 mg de canela, en el desayuno y cena
- 25–50 mg de catequinas de té verde, en el desayuno y cena
- 2.5 gramos de PGX, una superfibra, 15 minutos antes de cada comida, con 8 onzas de agua

También puedes usar polvos de proteína hipoalergénica en el licuado proteico de la mañana.

- 1–2 cucharadas de proteína de arroz, soya, cáñamo, guisantes o chia en el desayuno. Sigue las instrucciones de la etiqueta. Se lo puedes añadir a tu UltraLicuado (ve recetas en el Capítulo 28).

Aparte de lo anterior, la mayoría de las personas deberían usar probióticos de alta calidad, pero esto es opcional. Para más detalles sobre los probióticos que recomiendo, ve www.bloodsugarsolution.com.

Notas sobre los suplementos del plan básico

Dediquemos un momento a revisar los detalles específicos de estos suplementos o ingredientes y por qué son tan importantes en el tratamiento de la *diabesidad*.

Multivitamínicos completos, de alta potencia y calidad

El multivitamínico apropiado contendrá todas las vitaminas y minerales básicos. A menudo hay fórmulas especiales disponibles para la *diabesidad*, que incluyen gran parte de los ingredientes que acabo de enumerar para el plan básico. En el sitio Web de *La solución del azúcar en la sangre* (www.bloodsugarsolution.com), analizo las formas y cantidades exactas de nutrientes que deben existir en cualquier multivitamínico de buena calidad, así como instrucciones específicas para hacer pruebas y monitorear tus niveles de nutrientes que puedes solicitarle a tu médico.

Ten en cuenta que para lograr las dosis óptimas se necesitan usualmente de 2 a 6 cápsulas o tabletas al día. Algunas personas podrían necesitar dosis más altas que deben ser recetadas por un médico nutricionista o de medicina funcional calificado.

Ten en cuenta que las vitaminas de complejo B son especialmente importantes para los que padecen de *diabesidad*, pues contribuyen a la protección contra la neuropatía diabética o daños en los nervios, y mejoran el metabolismo y funcionamiento de las mitocondrias.

Los antioxidantes como las vitaminas E, C y el selenio también son importantes pues ayudan a reducir el estrés oxidativo, causa significativa de *diabesidad*.

Vitamina D3

La deficiencia en los niveles de vitamina D es epidémica, pues hasta un 80 por ciento de los seres humanos modernos adolecen de una ingestión o niveles en sangre deficientes o por debajo de lo óptimo. Dependiendo de lo que contenga tu multivitamínico, te recomiendo tomar vitamina D adicional.

La vitamina D3 mejora el metabolismo, influyendo en más de 200 genes diferentes que evitan y dan tratamiento a la diabetes[2] y al síndrome metabólico.[3]

Cuando tomes vitamina D, hay muchos aspectos importantes que debes tener en cuenta:

1. Toma el tipo correcto de vitamina D: la D3 (colecalciferol), no la D2. Muchos médicos recetan la vitamina D2. No tomes vitamina D por receta, pues no es tan efectiva ni tampoco muy activa biológicamente.
2. En caso de serias deficiencias, podrías necesitar más vitamina D, hasta unos 5,000 a 10,000 IU al día durante 3 meses o más. Si lo necesitas, hazlo con supervisión de tu médico.

3. Monitorea con tu médico tu estatus con respecto a la vitamina D. Debes llevar tu nivel en sangre a 45–60 ng/dl. Hazte el análisis de sangre adecuado, el vitamina D 25 OH.

4. Lograr el nivel adecuado puede demorar y en algunos casos de 6 a 12 meses. La dosis diaria promedio para su mantenimiento en la mayoría de las personas es de 1,000 IU a 2,000 IU.

Ácidos grasos omega-3 (EPA y DHA)

Estas grasas importantes mejoran la sensibilidad a la insulina, bajan el colesterol reduciendo los triglicéridos y elevando el HDL, reducen la inflamación, evitan los coágulos de sangre, y disminuyen el riesgo de infarto cardiaco.[4] El aceite de pescado también mejora el funcionamiento de los nervios y podría contribuir a la prevención de los daños nerviosos tan comunes en la diabetes.[5]

Magnesio

Las dietas con bajo contenido de magnesio están vinculadas a niveles más altos de insulina, y la deficiencia en magnesio es común en los diabéticos. El magnesio facilita la entrada de la glucosa en las células y la transformación de esas calorías en energía para tu organismo.

Las personas que tienen serias deficiencias de magnesio podrían necesitar más cantidad que la mencionada. Y otras menos. Si te preocupa padecer una posible deficiencia grave, habla con tu médico. A menudo las diarreas son una señal de que estás recibiendo demasiado magnesio. Si esto ocurre, suspende la dosis, y evita el carbonato, el sulfato, el gluconato y el óxido de magnesio, las formas más baratas y comunes existentes en los suplementos, pero que no se absorben con efectividad. Cambia al glicinato de magnesio. Si tiendes a padecer de estreñimiento, usa el citrato de magnesio. Las personas que padecen de problemas renales o serias enfermedades cardiacas sólo deben tomar magnesio con la supervisión de un médico.

Ácido alfa lipoico

El ácido alfa lipoico es un potente antioxidante e impulsor de las mitocondrias, y se ha demostrado que reduce el nivel de azúcar en la sangre y cura la toxicidad en el hígado. Podría también ser útil en la prevención de daños a los nervios y la neuropatía. Además mejora el despeje de la glucosa de la sangre en un 50 por ciento.[6]

Cromo y biotina

El cromo es muy importante para el buen metabolismo del azúcar y la sensibilidad adecuada a la insulina adecuados, y puede contribuir a la creación de más receptores de insulina.[7] Se ha demostrado que la biotina incrementa la sensibilidad a la insulina, baja los triglicéridos, reduce la expresión de los genes productores de colesterol y mejora el metabolismo de la glucosa.[8]

Catequinas de la canela y el té verde (ECGC)

Varias hierbas como la canela[9] y las catequinas[10] del té verde, son útiles para el control del azúcar en la sangre y para mejorar la sensibilidad a la insulina. El té verde puede incluso incrementar la combustión de grasa y el metabolismo. Los mejores productos proporcionan combinaciones de hierbas en un solo suplemento.

PGX (Polyglycoplex)

El PGX es una fibra muy viscosa, procedente de una tuberosa o raíz japonesa, combinada con algas marinas en una novedosa superfibra. Causa profundos efectos en la insulina, la glucosa y la hemoglobina A1c[11]. Reduce la absorción de azúcares y grasas en el torrente sanguíneo, y ayuda a controlar el apetito, la pérdida de peso, el azúcar en la sangre y el colesterol.[12] Cuando se toma antes de las comidas con un vaso de agua, puede ser un componente vital para vencer la *diabesidad*. Puede reducir la respuesta a la insulina después de una comida en un 50 por ciento mientras reduce el colesterol LDL en un 20 por ciento y el azúcar en la sangre en un 23 por ciento. Tengo pacientes que han rebajado hasta 40 libras con sólo usar esta superfibra.

Polvo para licuado proteico

Recomiendo insistentemente el uso de un polvo de proteína hipoalergénico de alta calidad, ya sea de arroz, guisantes, cáñamo, chia o soya. Algunos de estos polvos son antiinflamatorios y apoyan la desintoxicación. La proteína de soya proveniente de alimentos enteros de este grano con isoflavones puede reducir el nivel de azúcar en la sangre[13] y el colesterol.[14] Un licuado de proteínas es también una opción excelente de desayuno y merienda, y ayuda al equilibrio del azúcar en la sangre y cura el hígado. Ve las páginas 371-373 en las que ofrezco muy buenas recetas de licuados.

SUPLEMENTOS DEL PLAN AVANZADO

Si tu cuestionario de autoevaluación de la *diabesidad* te ubica como candidato del plan avanzado, seguirás la rutina de suplementos para el plan básico, pero incorporarás los que te indico más abajo. Estas hierbas, cuando se combinan con los suplementos del plan básico, contribuirán a mejorar el equilibrio del nivel de azúcar en la sangre y la sensibilidad a la insulina.

Los suplementos del plan avanzado deben tomarse al menos por un año. Al cabo de ese tiempo deberás repetir tus análisis de laboratorio con tu médico, repetir el cuestionario de autoevaluación y evaluar tu progreso. Si las cifras quedan en los rangos ideales y tus síntomas mejoran, entonces puedes recortar los suplementos a las recomendaciones de suplementos del plan básico.

- 180–360 mg de una combinación de acacia (extracto del duramen) y extracto de lúpulo dos veces al día, una al desayuno y otra en la cena
- 1,000 mg de extracto de semillas de fenogreco que contenga un mínimo del 70% de fibra soluble dos veces al día, en el desayuno y la cena

■ 150 mg de extracto de melón amargo (cundeamor chino) dos veces al día, en el desayuno y la cena

■ 100 mg de extracto de hoja de gymnema estandarizado al 25% de ácido ginmémicos dos veces al día, en el desayuno y la cena

Yo uso productos de combinación para ayudar a mis pacientes a lograr esos objetivos a un costo razonable, con una cantidad razonable de suplementos. Refiérete a www.bloodsugarsolution.com para saber más acerca de los productos que uso con mis pacientes y cómo comprarlos.

Notas sobre los suplementos del plan avanzado

Analicemos estos suplementos más detalladamente.

Acacia y Lúpulo

Se ha demostrado clínicamente que un nuevo tipo de suplementos de hierbas provenientes de la planta de lúpulo, conocidos como proteínas quinasas, regulan los factores vitales de señalización que controlan tus genes. Los ácidos iso alfa del lúpulo (RIAA, siglas en inglés de ácidos iso alfa reducidos) y de la acacia, que también se conocen como moduladores selectivos de respuesta quinasa (SKRM), han demostrado clínicamente que mejoran la sensibilidad a la insulina y el metabolismo de las grasas.[15]

Fenogreco, melón amargo (o cundeamor chino) y hoja de gymnema

En casos de *diabesidad* avanzada, recomiendo el fenogreco, melón amargo (o cundeamor chino)[16] y la hoja de gymnema.[17] El fenogreco se usa en la India y el Oriente Medio y contiene 4 hydroxyisoleucina, que ayuda al funcionamiento de la insulina, a bajar los triglicéridos y elevar el colesterol HDL. El melón amargo (o cundeamor chino) contribuye a la reducción del nivel de azúcar en la sangre en la diabetes gracias a sus fitonutrientes. Finalmente, gymnema es una hierba ayurvédica que reduce los niveles de azúcar en la sangre y puede contribuir a la reparación o la curación del páncreas.

SUPLEMENTOS ADICIONALES PARA TRATAMIENTO DE TRASTORNOS ASOCIADOS CON LA DIABESIDAD

Ciertos suplementos pueden ser útiles en el tratamiento de trastornos asociados con la *diabesidad*. Aunque te advierto *insistentemente* que no dejes de tomar ningún medicamento sin la supervisión de tu médico, sí puedes integrar estos suplementos en tu régimen para eliminar los trastornos que relaciono más abajo. Para conocer los productos específicos que recomiendo y uso con mis pacientes, ve www.bloodsugarsolution.com.

Colesterol elevado (alternativas a las estatinas)

Levadura de arroz rojo

El polvo de levadura de arroz rojo se deriva del *Monascus purpureus*, un organismo existente en el arroz. Después de siglos de uso en la medicina tradicional china, se descubrió que la levadura de arroz rojo es útil para mantener un balance saludable del colesterol y los lípidos sanguíneos relacionados en el organismo.[18]

- Toma 1,200 mg dos veces al día, en el desayuno y la cena.

Esteroles de plantas

Los esteroles naturales de plantas también pueden ser efectivos en el mantenimiento de los niveles de colesterol.[19] Los esteroles de plantas son un tipo de fitonutrientes. Tomarlos en altas concentraciones puede aumentar su potencia.

- Toma una cápsula de esteroles mixtos con 500–700 mg por cápsula dos veces al día, en el desayuno y la cena.

Presión arterial alta

Los mejores suplementos para bajar la presión arterial son el aceite de pescado y el magnesio, que ya he descrito, y la coenzima Q10.[20] (Para conocer más detalles sobre la CoQ10 ve el Capítulo 24, Paso 6). Estos forman una parte importante del tratamiento contra la *diabesidad*. También puedes agregar los siguientes:

Extracto de hoja de espino (o majuelo)

Se ha demostrado que este remedio de hierbas desempeña un papel importante en el funcionamiento del músculo cardiaco y el flujo de sangre en la arteria coronaria. Además, está comprobado que reduce la presión arterial en los diabéticos.[21]

■ Toma 200–300 mg dos veces al día, en el desayuno y la cena.

Anticoagulantes de la sangre

A menudo se recomienda la aspirina para reducir el espesor de la sangre en pacientes con *diabesidad,* y puede resultarle útil a algunos, pero se corre un mayor riesgo de derrame cerebral y hemorragia gastrointestinal. Por tanto, generalmente recomiendo anticoagulantes naturales que no implican ese peligro.

Natoquinasa

Esta enzima, existente en el alimento tradicional japonés consistente en soya fermentada y conocido como *natto,* contribuye al mantenimiento de un flujo sanguíneo saludable y apoya los procesos naturales de coagulación del organismo.[22] También es útil para la salud de los vasos sanguíneos.

■ Toma 100 mg dos veces al día, en el desayuno y la cena.

Lumbroquinasa

La lumbroquinasa está entre los escasos fibrinolíticos o suplementos anticoagulantes disponibles. Es útil en el mantenimiento de los procesos de coagulación normales del organismo.[23]

■ Toma 20 mg dos veces al día, en el desayuno y la cena.

DIRECTIVAS PARA TOMAR SUPLEMENTOS

Cuando tomes suplementos debes tener en cuenta algunas cuestiones:

1. Tómalos con alimentos: durante o justo antes de la comida. Tomar suplementos después de una comida puede afectar tu estómago. Si todavía padeces de problemas estomacales, busca un médico que te ayude a corregir cualquier problema digestivo que pudiera ser la fuente de esa intolerancia.
2. Toma el aceite de pescado antes de las comidas para evitar que te suba al paladar ese sabor. También puedes congelar el suplemento para que la cápsula llegue a los intestinos antes de disolverse.
3. Recomiendo el uso de cápsulas siempre que te sea posible, pues generalmente son más fáciles de tragar. Sin embargo, si tienes problemas para tragarlas, ábrelas y espolvorea el contenido sobre los alimentos o en un licuado. También puedes pulverizar tabletas y mezclarlas con los alimentos o un poco de compota de manzana. E incluso algunos nutrientes vienen en polvo o en líquido.

EL USO INTELIGENTE DE LOS MEDICAMENTOS

Hay varios tipos diferentes de medicamentos que se usan actualmente en el tratamiento de la *diabesidad*. Uno de los estudios más importantes de la medicina, el Diabetes Prevention Program,[24] reveló que los medicamentos no funcionan con tanta efectividad como los cambios de estilo de vida, un efecto que se mantuvo incluso diez años después de terminada la investigación. Es posible que los pacientes que sigan el programa de *La solución del azúcar en la sangre* necesiten cada vez menos medicamentos; muchos podrían dejarlos totalmente o usar las alternativas naturales que acabo de mencionar. De todas formas, es útil saber qué está disponible en el mercado.

El único medicamento que a menudo considero útil es la metformina o Glucophage. Se tolera bien, ha estado en el mercado durante un largo tiempo, y se ha estudiado ampliamente. La mayoría de los demás medicamentos provocan complicaciones graves o empeoran las cosas elevando los niveles de insulina e incrementando el riesgo de muerte y de infarto cardiaco. Asimismo, se prescriben otros medicamentos contra la *diabesidad*, pero tienen beneficios limitados y riesgos significativos que explico a continuación. Por esa razón no utilizo gran parte de ellos. La nutrición, los ejercicios, los suplementos y la reducción del estrés siempre funcionan con mucha más rapidez y de forma más radical que los medicamentos.

Los medicamentos hipoglicémicos por vía oral están en esta categoría de medicamentos que pueden empeorar y no mejorar, obligando a tu páncreas a fabricar más insulina. Algunos de los medicamentos disponibles son nuevos y no han sido sometidos a la prueba del paso del tiempo. Siempre me viene a la mente lo que leí en un editorial médico hace años: "Asegúrese de usar los nuevos medicamentos en cuanto salen al mercado, antes de que surjan efectos colaterales". Piensa en Prempro, Avandia y Vioxx, por mencionar algunos.

Los medicamentos se pueden tomar solos o en combinación. Estos son los principales tipos de medicamentos que se usan como tratamiento de la diabetes.

Medicamentos para la diabetes

Las *biguanidas*, especialmente la metformina (Glucophage), están entre los mejores medicamentos que se usan para mejorar la sensibilidad a la insulina, y pueden contribuir a la disminución de los niveles de azúcar en la sangre al mejorar la respuesta de las células a la insulina.

Los medicamentos a base de *tiazolidinedionas* como la rosiglitazona y la pioglitazona (Avandia y Actos), son un nuevo tipo de medicamentos para la diabetes que ayudan en el mejoramiento de la absorción de glucosa por parte de las células, aumentando la sensibilidad a la insulina. Estos medicamentos también reducen la inflamación y mejoran el metabolismo trabajando con los PPAR (un tipo especial de células receptoras que controlan el metabolismo), pero el precio puede ser alto. Entre los efectos colaterales conocidos están el aumento de peso y daños al hígado. Se ha demostrado que Avandia, el medicamento principal contra la diabetes en el mundo, incrementa los riesgos de infarto cardiaco; y entre 1999 y 2010 ha sido la causa de 47,000 muertes por problemas cardiacos. En la actualidad sólo se puede recetar con advertencias especiales y bajo ciertas condiciones. Por tanto, soy muy cauteloso a la hora de prescribirlos.

Entre las *sulfonilureas*, medicamentos que llevan más tiempo en el mercado, están la glipizida, la gliburida y la glimepirida. Te recomiendo insistentemente que no los uses, porque reducen el azúcar a corto plazo y pueden aumentar la producción de insulina a largo plazo. Además, la FDA exige la colocación de recuadros especiales en sus envases donde se les notifique a los pacientes que dichos medicamentos incrementan el riesgo de infarto cardiaco, precisamente lo que está tratando de evitar en primera instancia. O sea, que le dan tratamiento a los síntomas en vez de a la causa.

Los inhibidores de *alfa-glucosidasa* como la acarbosa y el miglitol, pueden ayudar a reducir la absorción del azúcar y los carbohidratos en los intestinos. Esto puede ser ocasionalmente útil, pero considero que la fibra PGX es mucho más efectiva en hacer más lenta la absorción de azúcares en el torrente sanguíneo. Varios estudios de laboratorio han demostrado que el extracto de touchi, existente en los frijoles negros de soya, bloquea la alfa-glucosidasa, enzima responsable de la transformación de carbohidratos en azúcares más simples, y desacelera el metabolismo de ciertos azúcares. A menudo les recomiendo 300 mg antes de cada comida a mis pacientes con *diabesidad*.

Las *incretinas* son lo último en medicamentos y promueven la liberación de insulina del páncreas, estimulando los receptores péptido 1 similares al glucagón (GLP-1) o inhibiendo la enzima DPP-4, que desdobla normalmente el GLP-1. Esto contribuye a mantener bajo el nivel de azúcar en la sangre. Más del 58 por ciento de los que toman el medicamento padecen de náuseas y el 22 por ciento de vómitos. Por supuesto no es una forma agradable de bajar el nivel del azúcar en la sangre. No hay estudios a largo plazo disponibles para evaluar adecuadamente los riesgos, pero un estudio importante conocido como NAVIGATOR[25] reveló que no tuvo efectividad en reducir los riesgos asociados a la prediabetes; y, de hecho, un año después de estar tomando el medicamento, los niveles de insulina y glucosa eran más altos que antes de comenzar con ese régimen. De acuerdo a estos datos, siempre evito estas medicinas.

La *insulina* es el último recurso, después que hayan fracasado todas las demás medidas, porque puede provocar aumento de peso, mayor nivel de colesterol y presión arterial alta.

Las combinaciones de estos medicamentos pueden resultar útiles. Pero como puedes ver, muchos traen implícitos riesgos que se pueden evitar y eliminar fácilmente si se hacen los cambios necesarios de dieta y de estilo de vida para atacar las causas ocultas de tus trastornos.

A continuación, otros tipos de medicamentos que se les recetan a menudo a los que padecen de *diabesidad*.

Medicamentos para bajar el nivel de colesterol

La *niacina* (Niaspan) es un medicamento muy útil. Lo que tal vez ignores es que se trata en realidad de vitamina B3. Cuando se toma en grandes dosis (1,000–2,000 mg) bajo supervisión de un médico puede ser efectiva en bajar los niveles de triglicéridos y elevar los de HDL, algo que no hacen bien las estatinas. Sin embargo, la ingestión de niacina debe ser supervisada cuidadosamente, pues puede provocar daños en el hígado si se toma en grandes dosis. Es mi medicamento de uso favorito si no se puede normalizar el nivel de HDL o de triglicéridos con cambios de dieta y estilo de vida solamente. También cuenta con el beneficio de incrementar el tamaño de las partículas de colesterol y reducir su cantidad, lo cual no hacen las estatinas. Se ha demostrado en varios estudios que revierte la placa de colesterol en las arterias.[26] Otros estudios revelan que si se combina una dosis moderada de estatina con niacina también se revierte la placa. Y hay otros que no han evidenciado beneficios en su combinación con una estatina.

Se ha demostrado que las *estatinas* (Lipitor, Crestor, Zocor, etc.) contribuyen a disminuir el nivel de colesterol LDL y reducir el riesgo de infarto cardiaco y muerte por esta causa, pero sólo en pacientes con alto riesgo. Sin embargo, no mejoran significativamente el tamaño de las partículas de lípidos, ni bajan los triglicéridos, ni elevan el HDL; e incrementan aparentemente los niveles de insulina y pueden provocar daños musculares y problemas neurológicos. Y por si fuera poco, aumentan el riesgo de diabetes en cerca de un 9 por ciento.[27] Considero que las estatinas naturales existentes en la levadura de arroz rojo funcionan bien sin efectos colaterales. Las estatinas bajan la inflamación como un efecto colateral no intencionado, pero bueno. Sin embargo, hay mejores maneras de reducir la inflamación, como una dieta antiinflamatoria, ejercicios, aceite de pescado, e incluso un multivitamínico. Para más información, ve mis blogs sobre el colesterol y las estatinas en www.drhyman.com/colesterol, incluyendo "*7 Tips to Fix Your Cholesterol Without Medications*", "*Do Statins Cause Diabetes?*" y "*Pharmageddon*".

Anticoagulantes y antinflamatorios

Aspirina. Muchos pacientes con *diabesidad* padecen de inflamación y sangre espesa. La recomendación que ofrece la mayoría de los médicos es tomar aspirina de bebitos (81 mg) todos los días. Esto puede ser útil pero también implica riesgos como hemorragia gastrointestinal y derrame cerebral hemorrágico. Tres de los anticoagulantes naturales son el aceite de pescado, la natoquinasa y la lumbroquinasa. Ve la página 259-260 para más información.

Medicamentos para la presión arterial alta

En los casos de *diabesidad* es importante bajar la presión arterial sin peligros. En la mayoría de las personas, la simple participación en *La solución del azúcar en la sangre* podría dar como resultado una presión arterial más baja. Pero si tienes que tomar un medicamento para la hipertensión, debes saber varias cosas.

En general, los inhibidores ACE como el Altace, los bloqueadores ARB como el Diovan, e incluso los diuréticos, pueden disminuir sin problemas la presión arterial. Los inhibidores ACE y los medicamentos ARB pueden desacelerar el progreso de enfermedades renales. Yo recomendaría evitar los bloqueadores beta, porque empeoran la resistencia a la insulina. Varios estudios han revelado que reducen la absorción de glucosa en las células en un 25 por ciento. Entre las alternativas naturales a los medicamentos para la hipertensión están el espino, el aceite de pescado, la coenzima Q10, y el magnesio. Ve la página 225 para saber cómo usar alternativas naturales a los medicamentos para la presión arterial.

La clave en los casos de presión arterial alta es tratar la causa. En la mayoría de los casos, la hipertensión es provocada por la resistencia a la insulina. La apnea obstructiva del sueño, las deficiencias en magnesio o potasio y grasas omega-3, y las toxinas medioambientales como el plomo y el mercurio, son otras causas tratables de hipertensión que se pasan por alto con frecuencia.

21

Semana 3: Relaja tu mente, sana tu cuerpo

Esta semana nos concentraremos en técnicas para apretar tu botón de pausa y sumergirte en una profunda relajación.

El estrés desempeña un papel de importancia fundamental en el desequilibrio del azúcar en la sangre, pues desencadena la resistencia a la insulina, fomenta el aumento de peso en la sección central del cuerpo, aumenta la inflamación y en última instancia pudiera causar el surgimiento de una diabetes total.[1] Es esencial participar en prácticas de relajación de forma regular: respiración profunda, relajación muscular progresiva, visualización guiada, oración, baños calientes, ejercicios, meditación, yoga, masajes, *biofeedback*, hipnosis o incluso hacer el amor. De esto depende tu supervivencia.

¡Manos a la obra! Practica la relajación

La mayoría de nosotros no sabemos cómo relajarnos. Nuestra sociedad no lo promueve, y es una destreza a cuyo aprendizaje no le dedicamos tiempo. Pero la relajación activa es una destreza esencial para la vida si quieres estar saludable y feliz. La sanación, reparación, renovación y regeneración se producen durante un estado de relajación. Debemos activar nuestro sistema nervioso parasimpático, conocido también como respuesta de relajación.[2] ¿Cómo lo hacemos?

Muchas culturas han creado técnicas para relajar la mente y sanar el cuerpo. A continuación te ofrezco dos técnicas que puedes probar para activar tu respuesta de relajación.

Respiración abdominal

Aprender a respirar profundo, una técnica que se conoce a veces como "respiración abdominal" o "respiración diafragmática", puede ayudar a relajarte casi instantáneamente y es una destreza que puedes llevar contigo adonde vayas. Te recomiendo hacerlo al menos cinco veces al día: al levantarte, antes de cada comida, e incluso antes de irte a la cama. Y puedes hacerlo más a menudo si lo deseas. Hazlo cada vez que te sientas estresado o abrumado.

Aprende a respirar con mayor profundidad:

1. Si puedes, desabróchate la ropa y colócate en una posición cómoda. Acuéstate en el suelo o reclínate en la silla de tu oficina, o siéntate derecho donde estés.
2. Cierra los ojos, y entra en contacto con tu respiración durante un breve momento.
3. Coloca una mano sobre el vientre y la otra sobre el pecho. Estate atento a si tu pecho o tu vientre se elevan cuando respiras. Para respirar profundamente, tu vientre debe elevarse más que el pecho. Si esto no ocurre de forma natural, enfoca gentilmente tu atención a entrenar tu cuerpo para hacerlo. Luego coloca las manos suavemente a los lados del cuerpo o en tus rodillas.
4. Aspira profundamente por la nariz y hacia el vientre, contando hasta 4. Tómate tu tiempo.
5. Contén la respiración, cuenta hasta 2.
6. Suelta el aire por la boca lenta y sostenidamente contando hasta 6.
7. Haz una pausa, cuenta hasta 1.
8. Repite el ciclo diez veces.

Si quieres perfeccionar la actividad, puedes incorporarle un "mantra" —una palabra relajante que se repite constantemente— al ejercicio. Para hacerlo, escoge tu mantra —podría ser la palabra "relájate" o "amor" o "paz" o cualquier otra que te ayude a recordar que debes relajarte— y repítela cada vez que sueltes el aire.

También puedes alargar el período de respiración. Algunos recomiendan practicar la respiración diafragmática entre 6 a 10 minutos al día.

Visualización

Como destaca Martin Rossman en su libro *The Worry Solution*, la mayoría de los factores de estrés actuales son internos, desde nuestra comunicación intrapersonal. ¡No debes creer al pie de la letra cada pensamiento estúpido que tengas! Nuestro sistema nervioso simpático se dispara por nuestros pensamientos o por lo que imaginamos como cierto, en vez de hacerlo por causa de los factores de estrés reales externos. Una razón de esta situación es que nuestra imaginación tiende a "volar" con nosotros. Nos obsesionamos con problemas que no podemos resolver; imaginamos la peor situación posible; pensamos que el vaso está medio vacío. Creemos, y a menudo nuestra vida se nutre de historias negativas que nos contamos a nosotros mismos, y buscamos con frecuencia evidencias para afianzar nuestras historias derrotistas y creencias sobre nuestras vidas.

Si podemos usar nuestra imaginación para volvernos ansiosos, también es razonable que pueda usarse para calmarnos. Por tanto, podemos visualizar nuestro camino a un estado más pacífico.

A continuación, un ejercicio simple de visualización que puedes usar para relajarse. Memorízalo, haz una grabación digital tú mismo, pídele a un ser querido que te lo lea, o usa la versión en línea que he creado en www.bloodsugarsolution.com.

1. Aflójate la ropa y colócate en una posición cómoda. Reclínate en tu silla, o acuéstate en tu cama o en el suelo. Cierra los ojos y comienza a respirar profundamente usando el ejercicio de respiración diafragmá-

tica. Siente cómo el aire penetra y sale lentamente. Deja que tu cuerpo comience a relajarse. Nota cómo tus músculos comienzan a relajarse y va desapareciendo la tensión alrededor de tus ojos y tu cabeza.

2. Luego evoca el recuerdo de un sitio apacible y relajante que hayas visitado en donde te hayas sentido amparado. Trata de verlo con todos los detalles en tu mente. Puede ser junto al mar, bajo un bosque de pinos, en la cima de una montaña o sentado en una catedral. Cualquier sitio que te relaje debe ser el lugar donde quieres estar.

3. Mientras te relajas en ese entorno, nota cómo se siente tu cuerpo. ¿Tienes más relajados los pies y las piernas? ¿Se suaviza tu vientre? ¿Sientes los brazos pesados y libres de tensión? ¿Cómo sientes el pecho? ¿Y el cuello y la cabeza? ¿También están relajados y suaves? Dedica un tiempo a analizar tu cuerpo y detectar dónde sigue habiendo tensión. Cuando la encuentres, anímala delicadamente a salir y a despejarse.

4. Entra en sintonía con tu respiración. ¿Es profunda, lenta y poderosa? ¿Puedes sentir que el aire llena todo tu cuerpo? Si no, profundízala y ve si puedes dejar que te dé un "masaje" desde dentro y relaje tu cuerpo.

5. Mantente en ese sitio de profunda relajación todo el tiempo que desees. Cuando estés listo, mueve lentamente los dedos de las manos y los pies, abre los ojos, ponte de pie y reanuda tus actividades cotidianas. Ve si puedes incorporar ese sentimiento de relajación a tu día.

Para tener acceso a más ejercicios como este, te recomiendo las visualizaciones grabadas de Martin Rossman en http://www.bloodsugarsolution.com/the-worry-solution-visualizations.

¡Manos a la obra! Declárate en "Ayuno de medios"

Linda Stone (www.lindastone.net), amiga mía quien trabajó para los directores ejecutivos de Apple y Microsoft, ha hecho algunos descubrimientos notables sobre los efectos de los medios en nuestro sistema nervioso. Recuerda que el estadounidense promedio dedica cada día ocho horas y media a estar delante de una pantalla. La cantidad de información negativa e irrelevante que fluye hacia nuestras mentes es enorme, y puede engordarnos y causar diabetes. También disminuye nuestra capacidad de respirar.

Linda afirma que el tiempo ante la pantalla altera la respiración normal y la califica como "apnea del correo electrónico", pues contenemos la respiración cuando estamos frente a la pantalla del televisor y el ordenador, así como con otros medios como las revistas y la radio.

Como bien afirma:

"La trayectoria de la mala salud de nuestra nación sigue la trayectoria de la ubicuidad de las tecnologías personales, así como nuestra relación con la televisión. Existen al menos dos factores que contribuyen a la apnea del correo electrónico: la mala postura y la sensación de expectación. Cuando esperamos algo, aspiramos. No importa si la expectación se debe a la correspondencia que llega a nuestro buzón electrónico o un emotivo programa de televisión. El resultado es el mismo: aspiramos, y, muy a menudo, no soltamos totalmente el aire.

Nuestros patrones de respiración son vitales para controlar nuestra atención, nuestro sentimiento de bienestar y, más importante aún, para nutrir nuestro cuerpo con una excelente circulación linfática y sanguínea, y con oxígeno. Contener la respiración contribuye a un estado de respuesta psicológica instintiva ante una amenaza, a conductas impulsivas, a una inundación de hormonas de estrés, y a problemas de digestión y eliminación.

El aprendizaje de patrones óptimos de respiración, particularmente en los primeros años de vida, es tan crucial como los ejercicios y una nutrición adecuada".

Recomiendo un "ayuno de medios" de una semana durante el programa *La solución del azúcar en la sangre*.

- Cero computadora (a menos que la necesites para trabajar).
- Cero televisión y películas.
- Cero revistas o libros, excepto una "hora de lectura de recreación" antes de irte a la cama y este libro como guía del programa.
- Cero navegación por la Internet, Facebook, Twitter, enviar mensajes de texto, ni uso del teléfono celular (sólo para recibir llamadas), a menos que estés usando las herramientas complementarias en Internet que apoyan el programa *La solución del azúcar en la sangre*.

Si te preocupa estar ajeno a importantes acontecimientos mundiales, pregúntale una vez al día a un amigo bien informado. Te sorprenderá la cantidad de tiempo de que dispondrás para hacer cosas que mejoran tu vida y tu energía: comprar, cocinar, comer bien, hacer ejercicio, relajarte, dormir, conectarte con amigos y familiares. Luego decide qué medios deseas volver a incorporar a tu vida.

Ejercicio en el diario: escribe sobre tu día

Dedica 20 minutos todas las noches a escribir sobre tu día. Trata de escribir sin parar. Si no sabes lo que vas a escribir, di "No sé de qué escribir", hasta que algo te venga a la mente. Se ha demostrado que hacer anotaciones en el diario es extremadamente efectivo para activar la respuesta de relajación.

¡Manos a la obra! Más sueño reparador

Los resultados de las investigaciones no pueden ser más claros: la falta de sueño o no dormir bien daña tu metabolismo, provoca deseos de comer azúcar y carbohidratos, te hace comer más y eleva el riesgo de enfermedades cardiacas, diabetes y muerte prematura. Dormir lo suficiente y hacerlo bien es esencial para la salud y una forma fácil de mantener el equilibrio del azúcar en la sangre y perder peso.

El primer paso es priorizar el sueño. Yo solía pensar que las siglas de mi título de "Doctor en Medicina" (DM) querían decir "deidad médica", lo cual equivalía a no seguir las mismas reglas de sueño que los demás seres humanos. Trabajaba hasta tarde en turnos prolongados, ignorando la necesidad de descanso que tiene mi cuerpo.

Lamentablemente, nuestras vidas están infiltradas por estímulos y seguimos estimulados hasta el momento que nos metemos en la cama. Pero esa no es la forma de lograr un sueño reparador. Francamente, no es por azar que no podemos dormir bien cuando cenamos tarde, respondemos mensajes electrónicos, navegamos por la Internet o trabajamos, para luego irnos a dormir viendo los noticieros nocturnos y su carga de desastres, dolor y sufrimiento en el mundo.

En lugar de hacer eso, debemos tomarnos unas "vacaciones" dos horas antes de irnos a la cama. La creación de un ritual para dormir —un conjunto especial de cosas que debemos hacer antes de irnos a dormir, a fin de ayudar a que nuestro sistema esté listo para el sueño— puede guiar al cuerpo a un descanso nocturno profundo y reparador.

Todos vivimos con cierto síndrome de estrés postraumático (o tal vez debía decir síndrome de estrés traumático, porque para muchos no hay nada de "post" en ello). Se han realizado numerosas investigaciones sobre los efectos del estrés y las experiencias e imágenes traumáticas en el sueño. Si sigues mis directivas para recuperar tu sueño normal, tu estrés postraumático podría desaparecer.

Tal vez te tome semanas o meses, pero estas veinte estrategias reajustarán eventualmente tus ritmos biológicos:

1. **Practica los ritmos regulares del sueño.** Vete a dormir y levántate todos los días a la misma hora.
2. **Usa la cama para el sueño y el romance.** No leas (a no ser que se trate de algo tranquilizador o calmante) ni veas televisión.
3. **Crea un ambiente estético que induzca al sueño.** Usa colores serenos y tranquilizantes, y elimina el desorden y el desvío de la atención.
4. **Crea oscuridad y tranquilidad total.** Considera el uso de antifaces para los ojos y tapones para los oídos.

5. **Evita la cafeína.** Aunque te ayuda a mantenerte despierto, terminará perjudicándote el sueño.

6. **Evita el alcohol.** Aunque te ayuda a dormir, provoca interrupciones y mala calidad del sueño.

7. **Toma al menos 20 minutos de sol al día, preferiblemente a primera hora de la mañana.** La luz solar penetra por los ojos y obliga al cerebro a liberar sustancias químicas y hormonas específicas como la melatonina, vitales para un sueño, estado de ánimo y envejecimiento saludables.

8. **No ingieras alimentos tres horas antes de irte a la cama.** Ingerir una comida abundante antes de irte a la cama te hará dormir mal.

9. **No hagas ejercicios vigorosos después de cenar.** Esto altera el organismo y te hará más difícil quedarte dormido.

10. **Anota tus preocupaciones.** Una hora antes de irte a la cama, anota las cosas que te causan ansiedad, y haz planes para lo que podrías hacer al día siguiente para reducir tus preocupaciones. Esto liberará tu mente para propiciar un sueño profundo y reparador.

11. **Toma un UltraBaño de aromaterapia con agua caliente, sales/soda.** La elevación de la temperatura corporal antes de irse a la cama induce al sueño. Un baño caliente relaja tus músculos y reduce la tensión física y psíquica. Añade de 1 a 2 tazas de sales Epsom (sulfato de magnesio), de ½ a 1 taza de bicarbonato de sodio, y 10 gotas de aceite de lavanda a tu baño, y disfrutarás de los beneficios de la absorción de magnesio, los efectos de equilibrio alcalino del bicarbonato, y los efectos de disminución de cortisol de la lavanda, todo lo cual te ayudará a dormir.

12. **Date un masaje o estiramiento antes de irte a dormir.** Esto ayuda a relajar el cuerpo y propicia el sueño.

13. **Calienta la sección central del cuerpo.** Esto eleva tu temperatura central y estimula la química adecuada para el sueño. Bastará con una botella de agua caliente, una almohadilla térmica o un cuerpo tibio.

14. **Evita los medicamentos que interfieran con el sueño.** Entre ellos están los sedantes (aunque se usan como tratamiento del insomnio, provocan en última instancia dependencia e interrupción de los ritmos y arquitectura normal del sueño), antihistamínicos, estimulantes, medicamentos para la gripe, esteroides y medicamentos para el dolor de cabeza que contengan cafeína (como el Fioricet).

15. **Usa terapias de hierbas.** Prueba con 300 a 600 mg de granadilla, o 320–480 mg de extracto de raíz de valeriana (Valeriana officinalis) una hora antes de dormir.

16. **Toma de 200 a 400 mg de citrato o glicinato de magnesio antes de dormir.** Esto relaja el sistema nervioso y los músculos. Toma citrato de magnesio si tiendes al estreñimiento, y glicinato de magnesio si eres propenso a las diarreas.

17. **Prueba otras hierbas y suplementos.** El calcio, la teanina (un aminoácido del té verde), GABA, 5-HTP, y la magnolia pueden ayudarte a conciliar el sueño.

18 **Prueba a tomar de 1 a 3 mg de melatonina en la noche.** La melatonina contribuye a estabilizar los ritmos del sueño.

19. **Usa un disco compacto de relajación, meditación o visualización guiada.** Pueden ayudarte a conciliar el sueño, o usa la técnica de respiración y visualización de este capítulo cuando te vayas a dormir.

20. **Consulta con tu médico.** Si sigues confrontando problemas para dormir, tu médico debe evaluarlo para detectar otros problemas que pueden interferir con tu sueño, como sensibilidades a ciertos alimentos, problemas de la tiroides, toxicidad de metales pesados, fatiga crónica, estrés y depresión, y trastornos del sueño, que se pueden diagnosticar en un laboratorio del sueño.

La clave es lograr un sueño de buena calidad y relajarse cada día, aunque sea por 5 minutos. La relajación profunda durante 30 minutos al día transformará tu vida. Puedes usar *UltraCalm*, mi programa de relajación guiada en disco compacto en www.bloodsugarsolution.com/ultracalm, para que puedas apretar tu botón de pausa.

También he creado una secuencia guiada de yoga de restauración de 20 minutos con sonido e imágenes, disponible en www.bloodsugarsolution.com. Es una forma poderosa de relajación profunda y estiramiento pasivo que reajusta sistema nervioso.

22

Semana 4: Ejercicios divertidos e inteligentes

A los sesenta y cuatro años, Geoff pesaba 305 libras. Esto le causó diabetes, enfermedades cardiacas, presión arterial alta y una larga lista de otros problemas de salud, tratados con medicamentos. En una conferencia, me escuchó decir que había pocas personas de ochenta años y 300 libras con vida, y casi ninguna de noventa años y 300 libras. Al concluir la conferencia, se me acercó humildemente y me preguntó si podía ayudarlo. Le contesté que sí, pero sólo si hacía todo lo que le pidiera hacer (sabiendo que la mayoría come la mitad de bien y ejercita la mitad de lo que le recomiendo). Pero Geoff obedeció y lo hizo todo. Antes de incorporarse al programa *La solución del azúcar en la sangre*, su deporte principal eran los atracones. Lentamente llegó a hacer hasta 45 minutos de ejercicios aeróbicos al día, 30 minutos de ejercicios de fuerza 3 veces por semana, y 15 minutos de estiramiento al día. Al cabo de un año vino a verme con 140 libras de menos y libre de diabetes, de enfermedades cardiacas y medicamentos.

El ejercicio es probablemente la medicina más poderosa para el tratamiento de la *diabesidad* y de otras enfermedades. Es una poción milagrosa e integral, y salvaría más vidas que todos los antibióticos y vacunas combinados. Si fuera un medicamento por receta, podríamos comprar acciones en la empresa y jubilarnos mañana mismo. Los científicos se refieren a los ejercicios con el término "policomprimido", porque sirve para todo.[1]

Estos son algunos de sus beneficios. El ejercicio:

- Hace que los músculos y las células sean más sensibles a la insulina.
- Equilibra y reduce el nivel del azúcar en la sangre.
- Fomenta la pérdida de peso y de grasa del vientre.
- Regula el apetito y reduce los deseos de comer.
- Reduce la presión arterial.
- Reduce el nivel de triglicéridos y colesterol LDL (malo).
- Aumenta el colesterol bueno (HDL).
- Reduce la inflamación (proteína C reactiva y otras moléculas citoquinas inflamatorias como IL-6).
- Mejora el hígado graso resultante de la diabesidad.[2]
- Estimula la cantidad y el funcionamiento de las mitocondrias para un metabolismo más rápido y una vida más prolongada.
- Mejora la expresión genética, activa los genes que mejoran la sensibilidad a la insulina y revierten la diabesidad.
- Normaliza el funcionamiento de las hormonas sexuales en hombres y mujeres.
- Ayuda a la corrección y prevención de la disfunción eréctil masculina, provocada a menudo por la diabesidad.[3]
- Mejora el estado de ánimo y la concentración, crea y mejora las conexiones entre las células cerebrales, aumenta la energía, y contribuye al buen funcionamiento digestivo y del sueño.

¡Manos a la obra! Combina acondicionamiento aeróbico y ejercicio de fuerza

Un estudio reciente publicado en la revista *Journal of the American Medical Association*[4] revela que la combinación del acondicionamiento aeróbico (activar el ritmo cardiaco durante un período sostenido) y el ejercicio de fuerza (creación de músculos) tiene los mayores beneficios para la *diabesidad* y la pérdida de peso.

Ejercicios aeróbicos: Añádeles diversión

Idealmente, se debe caminar durante 30 minutos cada día. Usa un podómetro para contar los pasos. Llévalo todos los días y establece una meta de 10,000 pasos al día. Para comprar un buen podómetro, visita www.bloodsugarsolution.com/fitbit.

A menudo, se necesitan ejercicios más vigorosos y sostenidos para revertir la *diabesidad* severa. Corre, monta bicicleta, baila, practica juegos activos, salta sobre una cama elástica o haz cualquier cosa que te resulte divertida. El ejercicio aeróbico sostenido, durante el cual alcances de un 70 a un 85 por ciento de tu ritmo cardiaco máximo (ve cómo calcularlo a continuación) hasta por 60 minutos, de 5 a 6 veces a la semana es necesario con frecuencia para mantener la *diabesidad* bajo control total. Poco es bueno, más es mejor. Comienza con 5 minutos al día y ve aumentando. Todo lo que necesitas es un par de zapatos deportivos.

Ejercicio de intervalos: Breve y rápido

Varios estudios revelan que se puede impulsar el metabolismo, quemar más calorías durante todo el día y perder más peso si te ejercitas por *menos* tiempo. El ejercicio de intervalos —sesiones más cortas con breves impulsos de velocidad, o lo que se conoce en inglés como *wind sprints* o carreras cortas a gran velocidad— es una forma simple de supercomprimir tu rutina. La clave es llegar al estado anaeróbico (cuando las células pasan a quemar calorías sin oxígeno durante breves períodos de tiempo) y sobrepasar el ritmo cardiaco que se propone en breves arranques.

La sustitución de tu rutina habitual de ejercicios aeróbicos por 30 minutos de ejercicio de intervalos 2 o 3 días a la semana te puede ofrecer más beneficios en menos tiempo. Este podría ser un ejemplo de un régimen de ejercicio de intervalos:

- Hacer 5 minutos de calentamiento.
- Hacer 10 intervalos en los que llevas tu ritmo cardiaco a la zona de intervalo (ve debajo) durante 30 segundos y luego vuelves a la zona de ritmo cardiaco objetivo (ve debajo) durante 90 segundos.
- Terminar con un período de enfriamiento de 5 minutos.

He encontrado un poderoso programa de ejercicio de intervalos que muchos de mis lectores usaron con increíble éxito. Visita www.bloodsugarsolution.com/pace para más detalles.

Ejercicio de fuerza: Músculos a toda costa

El ejercicio de fuerza también es importante porque ayuda a mantener y crear musculatura, que a su vez contribuye al buen funcionamiento general del azúcar en la sangre y el metabolismo de energía. Uno de los principales factores del envejecimiento y la *diabesidad* es la pérdida de músculo, conocida científicamente como *sarcopenia*. Es precisamente en los músculos donde se queman más calorías. Si tus músculos son flácidos y llenos de grasa, serás más resistente a la insulina y envejecerás más rápidamente.

Cómo calcular tus zonas de ritmo cardiaco

La zona de ritmo cardiaco ideal es del 70–85 por ciento de tu ritmo cardiaco máximo.
- 220 menos tu edad _____ = Ritmo cardiaco (HR) máximo estimado
- HR máx. × 0.70 = Zona baja
- HR máx. × 0.85 = Zona alta

Nota: Si tomas medicamentos como beta bloqueadores, no te funcionará esta ecuación.

La zona de ritmo cardiaco de intervalos se calcula del 85 al 90 por ciento de tu ritmo cardiaco máximo.
- HR máx. × 0.85 = Zona baja
- HR máx. × 0.90 = Zona alta

Te sugiero que uses un monitor de ritmo cardiaco para garantizar que te mantienes en la "zona". Recomiendo uno en www.bloodsugarsolution.com/heartrate.

Se puede crear músculo de múltiples maneras: usando todo tipo de equipos, desde mancuernas a bandas para hacer ejercicio, pelotas medicinales, máquinas de ejercicio, e incluso tu propio peso corporal en artes marciales, yoga o pilates. Personalmente, me gusta el yoga porque obtengo tres cosas en una: fuerza, estiramiento y relajación. Si haces yoga "caliente", ¡también tendrás baño de vapor y desintoxicación! Es probable que necesites ayuda para comenzar o aprender una rutina, pero hazla tuya y practícala tres veces por semana.

Mantén la flexibilidad: Estírate

Mantenerse flexible con estiramientos o yoga evita las lesiones y el dolor que podrían causar otros tipos de actividad. Con algunos tipos de yoga, puedes incluso hacer ejercicios aeróbicos, de fuerza y estiramiento en una sola sesión. Trata de estirarte al menos durante 5 minutos antes y después de las rutinas de ejercicios, y haz de 30 a 60 minutos de estiramiento de todo el cuerpo un par de veces por semana.

CUÁNTO EJERCICIO DEBES HACER

Como mínimo básico, dedícale al menos 30 minutos a caminar vigorosamente cada día mientras participas en este programa. Más es mejor, y para algunas personas incrementar el ejercicio aeróbico con el tiempo es particularmente importante. Comienza caminando todos los días. Luego, si quieres o necesitas un régimen de ejercicio más integral (que aconsejo insistentemente), sigue estas directivas:

- **Incorpora ejercicios aeróbicos sostenidos más vigorosos.** Lleva tu ritmo cardiaco hasta el 70-80 por ciento de su punto máximo durante 60 minutos hasta 6 veces por semana.
- **Prueba con ejercicios de intervalos.** Prueba sesiones más breves (30 minutos) 2 a 3 veces por semana con arranques regulares de velocidad para supercomprimir tu programa aeróbico y estar en forma más rápido.

- **Fortalécete con ejercicios de fuerza.** Ya sea con ejercicios de resistencia con pesas o una rutina de yoga, integra ejercicios de fuerza de 2 a 3 veces por semana.
- **Mantén tu flexibilidad.** Haz estiramientos durante 5 minutos como mínimo antes y después de tus rutinas de ejercicio y trata de hacer de 30 a 60 minutos de estiramiento de todo el cuerpo dos veces por semana.

Para obtener instrucciones más detalladas, sugerencias y fuentes de información para incorporar los ejercicios a tu vida y crear una rutina conveniente, visita www.bloodsugarsolution.com. Hay muchos programas, ideas y formas excelentes de ponerse en movimiento. ¡Pero empieza a moverte ya!

¡Manos a la obra! Explora las posibilidades jugar

Tengo algo que confesarte: odio hacer ejercicios. Jugar, absolutamente, pero hacer ejercicio, ¡horror! Casi nunca me encontrarás en un gimnasio.

Hago diferentes cosas para estar en buena salud, y te invito a explorar todo lo que te guste hacer y a que reserves el ejercicio tradicional para aquellas ocasiones en las que no encuentres una forma de jugar.

Estas son mis formas favoritas de jugar:

- Baja las persianas, pon tu música favorita y baila sin inhibiciones.
- Practica un juego (tenis, baloncesto, fútbol, voleibol, etc.).
- Incorpórate a una liga deportiva donde puedas jugar regularmente con otras personas que tengan tu nivel de destreza.
- Busca un amigo o amiga con quien trotar o bailar. Usa tu pequeño grupo como oportunidad de conectarte y hacer ejercicio juntos.
- Haz alguna actividad al aire libre: caminatas, senderismo, ciclismo, patinaje o esquí. Esto nutrirá tu cuerpo y tu alma.
- Haz ejercicios de temporada: esquí o caminatas a campo traviesa en

invierno; nadar en un estanque o caminar por la playa en verano. Trata de que sea variado e interesante.

- Ve a clases de ejercicio. Los ejercicios en grupo son más fáciles: spinning, yoga, baile, zumba, etc.
- Haz algo diferente cada día o al menos cada semana.

Ejercicio en el diario: ¿Por qué no te ejercitas?

¿Cuáles son tus excusas para no hacer ejercicios?

- No tengo tiempo suficiente.
- No me gusta hacer ejercicios.
- No sé cómo hacerlos.
- Estoy demasiado cansado para hacer ejercicio.
- Me da vergüenza.
- Estoy lesionado o temo lesionarme.
- Hace frío o calor afuera.
- Es demasiado costoso inscribirme en un gimnasio o tener un entrenador.
- En la escuela se burlaban de mí durante las clases de educación física.
- Es demasiado trabajo.
- No me gusta sudar.
- Me preocupa sufrir un infarto cardiaco o un derrame cerebral.

¿Esas excusas se basan en la realidad, o hay algo que puedas hacer al respecto? La mayoría de las veces hay otro elemento subyacente: falta de motivación, asociaciones negativas o poca autoestima. La inercia es difícil de vencer, y podría haber algunos sentimientos y conceptos iniciales dolorosos, pero una vez que comiences, te preguntarás por qué te negaste a hacerlo durante tanto tiempo.

23

Semana 5: Vive limpio y "verde"

Las toxinas medioambientales son perjudiciales para tu organismo y para el planeta. Lamentablemente, nuestros alimentos, agua, aire, viviendas y productos para el cuidado del cuerpo son a menudo fuente de toxinas ocultas. El vínculo entre las toxinas medioambientales, la obesidad, la diabetes y muchas enfermedades crónicas e inflamatorias, ha dejado de cuestionarse. Lo mejor que podemos hacer es reducir la carga en nuestros organismos y comunidades. Con frecuencia pensamos en cómo crear prácticas medioambientales sostenibles para evitar la destrucción de los ecosistemas del planeta y la extinción de las especies. Pero el pequeño secreto es que también formamos parte del ecosistema y nuestros organismos se han convertido en basureros tóxicos. **Si fuéramos alimentos, sería prejudicial comernos**.

Nunca se ha demostrado que gran parte de las 80,000 o más nuevas sustancias químicas y toxinas en el mercado desde 1900 sean seguras. Usamos algo, y décadas después se prueba que era peligroso (por ejemplo, los cigarrillos, el DDT o las dioxinas y ftalatos en las botellas de agua, o el bisfenol A existente en los biberones para bebitos y en las latas). El método más prudente es no usar algo a menos que se haya demostrado que no es peligroso. Como eso no ocurre en nuestra regulación actual, sigo el principio de la precaución, o sea: ¡más vale prevenir, que tener que lamentar!

Es útil pensar en posibles fuentes de toxinas y tomar las medidas que podamos para reducir nuestro contacto en cada una de las cinco fuentes principales:

1. Alimentos
2. Agua
3. Toxinas metabólicas (productos de desecho internos)
4. Químicos medioambientales y metales ocultos en productos para el cuidado del cuerpo y para el hogar
5. Radiaciones o frecuencias electromagnéticas (FEM)

¡Manos a la obra! Consume alimentos orgánicos, alimentados con pasto, sostenibles y limpios

Evita las fuentes más comunes de sustancias químicas y toxinas en nuestra dieta, siempre que sea posible. Mientras más demanda exista de alimentos limpios, más económicos serán y más disponibles estarán.

Frutas y verduras. Compra productos orgánicos, locales y de temporada siempre que puedas. Si no es posible, evita los alimentos más contaminados (visita www.ewg.org para tener acceso a una lista actualizada de la "docena sucia" y los 15 Limpios). Evita las frutas y verduras cultivadas convencionalmente con la carga más alta de toxinas. Estas son las diez peores: duraznos, manzanas, pimientos dulces, apio, nectarinas, fresas, cerezas, lechugas, toronjas y peras. Escoge solamente versiones orgánicas de estas frutas y verduras con alto contenido de residuos de pesticidas.

Carne de res y aves. Compra carne de animales criados sin hormonas, antibióticos ni pesticidas, que andan sueltos o se alimentan de pasto, siempre que sea posible. La grasa animal es un depósito de pesticidas y otras toxinas. La calidad de la grasa en los animales criados de forma natural es radicalmente diferente a la de los animales criados en comederos, tanto en términos de perfil de ácidos grasos como de perfil tóxico.

Escoge la carne de la mejor calidad que te permita su presupuesto.

Pescado. Evita los peces depredadores grandes y los peces de río, que contienen mercurio y otros contaminantes en cantidades inaceptables, como el pez espada, el atún, la merluza negra, el halibut grande, el blanquillo y el tiburón. Para pescados silvestres con bajo contenido de mercurio y toxinas, te sugiero el salmón, las sardinas, arenques, camarones y vieiras. No consumas peces en peligro de extinción. Usa la tarjeta de identificación de bolsillo del Natural Resources Defense Council a la hora de escoger un pescado (http://www.nrdc.org/salud/efectos/mercurio/walletcard.PDF). Siempre que sea posible, come pescados de criaderos o capturados con prácticas sostenibles, de restauración y regeneración. Visita www.bloodsugarsolution.com/cleanfish para leer una lista de marcas y compañías a elegir.

¡Manos a la obra! Bebe agua limpia

Tu cuerpo está compuesto mayormente por agua, en la que están sumergidas tus células. Es lo que usas para expulsar muchas toxinas. Como me dijo un profesor en la escuela de medicina: «La solución a la contaminación es la disolución».

El agua es la mejor bebida (y hasta hace poco, lo que consumían casi todos los seres humanos). Beber agua limpia, fresca y pura —de seis a ocho vasos al día— tiene muchos beneficios. A menudo pensamos que tenemos hambre cuando en realidad estamos sedientos, o estamos cansados cuando estamos realmente deshidratados.

Si tu orina es oscura o amarilla, no estás bebiendo suficiente agua. Debe ser transparente o amarillo claro (excepto en cuanto tomas tus vitaminas, porque la riboflavina, la vitamina B2, le da un color amarillo brillante a la orina). Si padeces de estreñimiento, esto se debe a menudo a que tus deposiciones están deshidratadas. Si comes fibra pero no bebes agua suficiente, tus deposiciones adquirirán la constitución del cemento.

Hace cuarenta años, cuando era adolescente y solía hacer viajes en canoa por los bosques canadienses, me bastaba acercar el rostro a la superficie de un lago o arroyo para beber agua pura y deliciosa. Pero hoy no me atrevería. Por lo general, los ríos y lagos de agua dulce contienen más de treinta y ocho contaminantes, incluyendo microbios dañinos, pesticidas, plásticos, metales, cloro, fluoruro[1], medicamentos y otras toxinas. ¿Te has preguntado alguna vez adónde va todo el Prozac o el Premarin luego de ser expulsados por la orina de los seres humanos? Todos los mantos acuíferos profundos en los Estados Unidos están contaminados con sustancias petroquímicas provenientes de los pesticidas que penetran en la tierra como consecuencia de prácticas de agricultura industrial. Tampoco es seguro beber agua del grifo. En algunas zonas del país, una nueva técnica de extracción de gas, conocida como "fractura", libera sustancias petroquímicas que van a parar al agua. La gente puede incendiar el agua del grifo con un cerillo encendido.

Con frecuencia, ni el agua embotellada es mucho mejor. Gran parte de sus procesos de fabricación no están regulados, y la que podría ser beneficiosa, como la filtrada por ósmosis inversa, se distribuye en botellas plásticas que podrían contener ftalatos o bisfenol A, sustancias petroquímicas tóxicas.

La mejor opción es filtrar tu propia agua y llevarla contigo en botellas de acero inoxidable. Hay muchas opciones de filtrado. Las dos mejores son los simples **filtros de carbón** (como Brita) o el **sistema de filtrado por ósmosis inversa**, que somete al agua a un proceso de múltiples pasos para eliminar las toxinas. Hay un costo inicial de instalación, pero a la larga es más económico. Ve www.bloodsugarsolution.com/reverse-osmosis-water-filter para tener acceso a sugerencias de filtración de agua.

¡Manos a la obra! Pon en movimientos tus fluidos y elimina las toxinas metabólicas

Tu organismo es inteligente y sabe cómo desintoxicarse. Sólo tienes que asegurarte de ayudarlo a hacer su trabajo. Cada instante de cada día tu organismo se moviliza, se transforma y expulsa toxinas por la orina, el hígado, el sudor y la respiración. Si no respiraras, caerías inconsciente en 4 minutos a causa del dióxido de carbono y morirías. Si no orinaras, fallecerías en más o menos una semana por envenenamiento urémico, y si tu hígado dejara de funcionar y no expulsara las toxinas, morirías en un mes aproximadamente. Y si no sudas, ya sea por ejercicios o baños sauna, no podrías deshacerte de las sustancias petroquímicas y metales almacenados que tu organismo acumula a lo largo de la vida.

Por tanto, necesitas el tratamiento "OETP" para que tu organismo se desintoxique.

1. **Orinar.** Bebe de seis a ocho vasos de agua de 8 onzas al día para tener una orina transparente.
2. **Evacuar.** Evacúa el vientre por lo menos dos veces al día. (Si padeces de estreñimiento, lee el Capítulo 24, Paso 4, o visita www. bloodsugarsolution.com). Consumir adicionalmente citrato de magnesio, vitamina C y fibra (como semillas de lino molidas con ocho vasos de agua al día) curará la mayoría de los casos de estreñimiento.
3. **Transpirar.** Sudar regular y profusamente con ejercicios y baños de vapor o saunas. (Ve las directivas para saunas en el Capítulo 24, Paso 5.) También puedes usar el UltraBaño, mi técnica favorita para calentarse y sudar.
4. **Pranayama ("respiración" en sánscrito).** Aprende y practica la respiración profunda usando la técnica de la respiración abdominal (ve el Capítulo 21).

¡Manos a la obra! Evita las sustancias químicas y metales medioambientales ocultos

Casi nadie está consciente del alcance de nuestro contacto diario con sustancias químicas, plásticos, y metales pesados en el medioambiente; o del moho en nuestros alimentos, agua, aire, viviendas, centros de trabajo y en nuestros pasatiempos. No pensamos dos veces a la hora de elegir los productos de limpieza que usamos en nuestras casas, los fertilizantes que aplicamos a nuestros jardines, o las lociones y maquillajes que usamos en nuestra piel.

A continuación, una lista de contactos comunes diarios con sustancias químicas. No podemos eliminar todos los riesgos o exposiciones, pero es útil estar al tanto. Podemos cambiar las cosas importantes: los productos de limpieza del hogar, para el cuidado de la piel, o las fuentes principales de contaminación del aire bajo techo. Ve la sección de Fuentes de información, o visita www.bloodsugarsolution.com para conocer cuáles son los productos y alternativas más limpias en el mercado.

Para tu hogar

- Decora tu hogar con plantas en macetas para desintoxicar el aire.
- Reduce el polvo, mohos y compuestos orgánicos volátiles (emisión de gases de alfombras sintéticas, muebles y pinturas) y otras fuentes de contaminación del aire en los interiores, usando filtros e ionizadores HEPA/ULPA. Puedes conocer cuáles son mis favoritos en www.bloodsugarsolution.com/air-filters.
- Limpia los sistemas de calefacción y supervísalos para detectar escapes de monóxido de carbono, la causa más común de muertes por envenenamiento en los Estados Unidos.
- Busca productos no tóxicos para el hogar (especialmente limpiadores de tuberías y del horno, detergente para el lavaplatos, aceites y ceras para muebles, y limpiadores de alfombras). Ve una lista de mis productos favoritos en www.bloodsugarsolution.com/household-products.
- Minimiza la estancia en áreas de luz brillante y con iluminación fluorescente lo más posible. Sustituye con bombillas incandescentes tenues de amplio espectro/naturales, las LED o tipo vela siempre que puedas.

Para tu cuerpo

- No "nuclearices" tus alimentos. El horno microondas produce más "AGE" (productos finales de glicación avanzada) en los alimentos y crea más estrés oxidativo, inflamación, y diabesidad.[2] Calentar está bien, pero no los cocines así.

- Evita beber agua de botellas plásticas, que contienen ftalatos. Filtra el agua del grifo o bebe agua de botellas de cristal o acero inoxidable.

- Evita comer alimentos cocinados en parrillas sobre carbón, pues contienen hidrocarburos policíclicos aromáticos que son cancerígenos.

- No compres ni uses productos tóxicos de cuidado personal (desodorantes para las axilas, antiácidos y champú que contengan aluminio). Ve una lista de cosméticos y productos para el cuidado personal limpios en www.bloodsugarsolution.com/personal-care-products.

- Deja de usar cremas, bloqueador solar y cosméticos que contengan parabenos, sustancias petroquímicas, plomo y otras toxinas. La piel absorbe los medicamentos y las sustancias químicas. Si no te los comerías, tampoco te los apliques en la piel.

- Evita el contacto excesivo con sustancias petroquímicas y toxinas medioambientales (sustancias químicas de jardinería, lavado en seco, escape de motores de automóviles, humo "de segunda mano").

Te invito a leer *Raising Healthy Children in a Toxic World: 101 Smart Solutions for Every Family* del Dr. Phillip Lyrigan del Mount Sinai Hospital en Nueva York, un importante libro sobre cómo reducir tu exposición medioambiental, por una de las principales autoridades en la investigación de los efectos biológicos de las toxinas. Y no sólo en los niños, sino también en los adultos saludables. También recomiendo *Green Housekeeping* de Ellen Sybeck, sobre el tema de cómo mantener un hogar sano. Son cambios que no se hacen de la noche a la mañana, pero puedes comprometerte a materializar uno cada semana.

¡Manos a la obra! Cómo minimizar tu contacto con radiaciones electromagnéticas

Una preocupación emergente sobre nuestra salud son los efectos ocultos de la radiación o las frecuencias electromagnéticas (EMF).[3] Vivimos en un mundo inalámbrico, conectado y vinculado, rodeado por ondas invisibles de energía que, con el paso del tiempo, se ha demostrado que son perjudiciales.

Aunque la evidencia es controvertida, cada día se descubren más elementos, como en un estudio reciente publicado en la revista *Journal of the American Medical Association* que revela un incremento en el metabolismo de la glucosa en el cerebro mientras se usa el teléfono celular que no se pudo achacar al calor del receptor.[4] Cada vez más datos vinculan estas EMF con el cáncer y otros trastornos.[5] Miles de millones de personas usan teléfonos celulares y tecnología inalámbrica, y eso no va a cambiar. Pero si nos enfocamos en nuevas tecnologías para disipar o reducir las emisiones o protegernos, podemos mitigar los riesgos. Recuerda que *la ausencia de evidencia no es evidencia de ausencia*. Sólo porque no se ha demostrado que es dañino no quiere decir que sea seguro.

A continuación, varias medidas que puedes tomar para minimizar tus riesgos de efectos perjudiciales causados por las EMF.

- Los niños y las embarazadas no deben hablar por teléfonos celulares.
- No te lo acerques a la cabeza ni lo uses para jugar, ver películas, etc. Apágalo cuando no estés usándolo.
- Trata de mantener tu teléfono celular por lo menos de seis a siete pulgadas de distancia de tu cuerpo mientras esté encendido o cuando hables, envíes mensajes de texto o descargues archivos.
- Usa auriculares con tubo de hueco de aire o pon tu celular en función de altavoz cuando hables. Los auriculares inalámbricos y de cable pueden conducir radiaciones.
- Mantén tu teléfono celular alejado de tus caderas. La médula ósea existente en ellas produce un 80 por ciento de los glóbulos rojos del organismo, y es especialmente vulnerable a las EMF. Además, la cercanía a tu zona genital pudiera afectar la fertilidad.
- Sustituye tantos artículos inalámbricos y WiFi por líneas cableadas y de línea por cordón (teléfonos, Internet, juegos, electrodomésticos, dispositivos, etc.) como puedas.
- Siéntate lo más lejos posible de la pantalla del ordenador. Es preferible usar pantallas planas. Usa conexiones por cable a la Internet, no WiFi, especialmente en el caso de las computadoras portátiles.

■ Mantén tu hogar, tu recámara y área personal con baja influencia de EMR.

1. Coloca tu radio despertador a tres pies de su cabeza, o usa uno de baterías. Seis pies de distancia de todos los dispositivos electrónicos es lo que se recomienda a la hora de dormir.

2. Evita las camas de agua, sábanas eléctricas y marcos de metal que atraen frecuencias electromagnéticas. Los futones y las camas con marco de madera son mejores que los colchones y soportes de cama con resortes metálicos.

3. Cuando uses fogones eléctricos, usa lo más posible los quemadores traseros en vez de los delanteros.

Para conocer más sobre los peligros de la contaminación electrónica, y cómo protegerte, lee *Zapped: Why Your Cell Phone Shouldn't Be Your Alarm Clock and 1,268 Ways to Outsmart the Hazards of Electronic Pollution,* de Ann Louise Gittleman.

24

Semana 6: Personaliza el programa

Seis semanas comiendo alimentos sanos bastan para curar los síntomas crónicos que aquejan a muchas personas. Como has incorporado suplementos, técnicas de relajación y ejercicios y has comenzado a eliminar las toxinas de tu entorno, estoy seguro de que has visto mejoras adicionales en tu salud. Si estás dentro del 80 por ciento de las personas que han obtenido grandes resultados en las primeras seis semanas del programa, es todo lo que necesitas seguir. Pero si no te sientes mejor, o no has perdido peso, o tu nivel de azúcar en la sangre no se ha equilibrado como esperabas, entonces estás en el 20 por ciento con desequilibrios más profundos en los siete sistemas centrales del organismo. Este capítulo te guiará en el proceso de encontrar tus desequilibrios específicos y corregirlos. Es lo más cerca que puedes llegar a ser atendido por un practicante de medicina funcional sin ver a uno de verdad.

Te ayudaré a personalizar el programa *La solución del azúcar en la sangre* con pasos adicionales a los que les doy el nombre de **autoatención**. Para la mayoría, eso será suficiente. Sin embargo, otros necesitarán darle seguimiento con **atención médica**, o sea, más pruebas y tratamientos que destaco en la sección *How to Work With Your Doctor to Get What You Need* en www.bloodsugarsolution.com.

Así es como debes personalizar tu autoatención. El gran secreto es que gran parte de los problemas de salud no necesitan la intervención de un médico. Puedes solucionarlos directamente si tienes la información adecuada. Si sigues estos pasos adicionales, pasarás por un proceso que uso exitosamente cada día con mis pacientes.

Ve a la Parte II del libro y llena los cuestionarios de diagnóstico en cada paso. Si lo hiciste anteriormente, vuelve a hacerlo en esta etapa, pues es probable que tu alimentación y tu plan de estilo de vida sanos hayan ejercido ya un impacto en tu biología y no tendrás la misma puntuación que antes. Usarás la puntuación actual para personalizar tu plan. Así es como debes proceder:

1. Completa los cuestionarios, luego ve si debes seguir la ruta de la autoatención o la atención médica en alguno de los sistemas principales del organismo.
2. Anota tu puntuación en la tabla que está a continuación.
3. Sigue el programa *La solución del azúcar en la sangre* por otras seis semanas mientras integras los pasos de este capítulo en aquel sistema (o sistemas) donde tu puntuación indica aún autoatención o atención médica.

PUNTUACIONES PRINCIPALES DEL CUESTIONARIO

Cuestionario	Puntuación	Autoatención o Atención médica
Paso 1: Estimula tu nutrición		
Cuestionario del magnesio		
Cuestionario de la Vitamina D		
Cuestionario de ácidos grasos esenciales omega-3		
Paso 2: Regula tus hormonas		
Cuestionario de la tiroides		
Cuestionario de desbalance de las hormonas sexuales		
Paso 3: Reduce la inflamación		
Cuestionario de la inflamación		
Paso 4: Mejora tu digestión		
Cuestionario de la digestión		

(Continúa)

Cuestionario	Puntuación	Autoatención o Atención médica
Paso 5: Maximiza la desintoxicación		
Cuestionario de toxicidad		
Paso 6: Perfecciona el metabolismo energético		
Cuestionario del metabolismo energético		
Cuestionario de estrés oxidativo u oxidación		
Paso 7: Tranquiliza tu mente		
Cuestionario de estrés y fatiga adrenal		

Nota: Puedes llenar todos los cuestionarios en Internet y darle seguimiento a tus progresos en www.bloodsugarsolution.com.

CÓMO USAR ESTE CAPÍTULO

Te sorprenderá cuánto ha cambiado tu puntuación en seis cortas semanas. De ser así, es una buena indicación de que vas por el camino de la curación.

Sin embargo, si no ves mejoría en todas las áreas, eso podría significar que padeces desequilibrios más profundos que necesitan un poco más de ayuda.

Si tu puntuación en cualquier paso sigue indicando la necesidad de autoatención o atención médica, ve a las secciones correspondientes de este capítulo. Por ejemplo, si tu puntuación está por encima de 7 en el Cuestionario de inflamación, debes ir al "Paso 3: Reduce la inflamación" e incorporar a tu plan los pasos indicados. Prueba con esos pasos adicionales durante y seis semanas, luego vuelve a llenar el cuestionario. Si al cabo de ese tiempo no ves los resultados deseados, o sigues calificando para atención médica, entonces deberás buscar ayuda de un practicante experimentado en medicina funcional o integrativa. He resumido algunas de las opciones de pruebas y tratamientos que tu médico y tú podrían considerar en cada paso. También hay más información disponible en *How to Work con Your Doctor to Get What You Need.*

Si se te indica autoatención o atención médica en más de un paso, simplemente sigue el programa por otras seis semanas e incorpora las recomendaciones para cada paso en los que obtuviste una puntuación alta. Comienza paso por paso en el orden que indico más adelante. Incorpora recomendaciones para cada paso nuevo cada tres días.

1. Mejora tu digestión. El estómago y los intestinos son con frecuencia la fuente de problemas de salud e inflamación. Comienza por aquí y podrías ver resultados extraordinarios.
2. Reduce la inflamación.
3. Estimula tu nutrición.
4. Maximiza la desintoxicación.
5. Regula tus hormonas.
6. Perfecciona el metabolismo energético.
7. Tranquiliza tu mente.

Aunque este proceso pudiera llevarte algún tiempo, te animo a que sigas estos pasos. Los resultados merecen la pena.

En las secciones que siguen hay más opciones para corregir los sistemas vitales, como cambios de dieta más intensivos, suplementos adicionales e incluso medicamentos. He limitado mis recomendaciones a unas pocas sugerencias para cada paso; sin embargo, se podrían llevar a cabo más tratamientos con la ayuda de un practicante experimentado. Tal vez se necesiten pruebas más avanzadas e innovadoras que un médico promedio no indicaría. La sección *How to Work with Your Doctor to Get What You Need*, en www.bloodsugarsolution.com, te ayudará a encontrar el practicante adecuado y entender qué pruebas o tratamientos adicionales pudieras necesitar.

Por supuesto, te invitamos a trabajar con nuestros médicos, nutricionistas y entrenadores de salud de **The UltraWellness Center** en Lenox, Massachusetts (www.ultrawellnesscenter.com), con quienes hemos colaborado durante quince años para ayudar a miles de personas a recuperar su salud y resolver problemas complejos en sus organismos.

A continuación, te describo las medidas que necesitas tomar para personalizar el programa y reformular cada uno de los siete pasos.

PASO 1: ESTIMULA TU NUTRICIÓN

La herramienta más importante de que dispones para curarte a ti mismo son tus cubiertos. Los alimentos son la medicina más esencial. Cuando los usas con inteligencia y propósito, son lo suficientemente poderosos como para curar la mayoría de las enfermedades crónicas. Sin embargo, a algunas personas no les basta la dieta más sana para eliminar ciertas deficiencias de nutrición.

Las recomendaciones de nutrición de la Semana 1 —cómo, cuándo y qué comer— y los suplementos descritos en la Semana 2 tienen el propósito de trabajar unidos contra la *diabesidad*.

Sin embargo, aquellas personas cuya puntuación indica una deficiencia en grasas omega-3, vitamina D, o magnesio, deben incluir más cantidad de los alimentos siguientes.

Deficiencia de magnesio

Si tu puntuación es mayor que 3 en el Cuestionario del magnesio, concéntrate en consumir los alimentos siguientes:

- Verduras de hojas verde oscuro
- Legumbres: frijoles de todas las variedades
- Frutos secos, especialmente almendras

Además, incorpora uno de los siguientes (no ambos):

- 300 mg de citrato de magnesio dos veces al día, en el desayuno y la cena
- 240 mg de glicinato de magnesio dos veces al día, en el desayuno y la cena

Usa citrato de magnesio si tiendes al estreñimiento (reduce la dosis si comienzas a tener deposiciones flojas). Usa glicinato de magnesio si evacuas normalmente el vientre o tiendes a tener deposiciones flojas o diarreas.

Deficiencia de vitamina D

Si tu puntuación es mayor que 3 en el Cuestionario de la Vitamina D, come más:

- Macarela, arenque
- Hongos porcini o shiitake

Además de tomar un suplemento de vitamina D3, la mejor manera de garantizar niveles adecuados de sangre es exponer diariamente todo tu cuerpo a la luz solar durante 15 minutos entre las 10 a.m. y las 2 p.m., sin bloqueador solar (aunque yo recomendaría bloqueador en el rostro). Como esto sólo tiene efectividad en verano en zonas con inviernos intensos, recomiendo que tomes vitamina D adicional para optimizar el nivel. La mayoría de las personas necesitan entre 2,000 y 5,000 unidades adicionales de vitamina D3 al día.

Deficiencia de grasas omega-3

Si tu puntuación es mayor que 4 en el Cuestionario de ácidos grasos esenciales omega-3, debes incorporar una cantidad abundante de los siguientes alimentos a tu dieta diaria:

- Sardinas, arenque, salmón silvestre, macarela
- Semillas de lino, nueces (walnuts)

Además de mis recomendaciones en el plan de suplementos básico o avanzado, incorpora lo siguiente:

- 1,000 mg adicionales de EPA/DHA dos veces al día. Yo uso una forma de alta concentración que contiene 720 mg de EPA/DHA por cápsula de aceite de pescado de 1,000 mg. Gran parte de las fórmulas de aceite de pescado sólo contienen 300 mg de EPA/DHA por cápsula. O sea, menos píldoras y más beneficios.

PASO 2: REGULA TUS HORMONAS

En el Capítulo 21, "Relaja tu mente, sana tu cuerpo", me concentré en cómo recuperar el equilibrio de tus hormonas de estrés. En esta sección nos enfocaremos en equilibrar la tiroides y hormonas sexuales, vitales para un peso y nivel de azúcar en la sangre óptimos.

Mejora el funcionamiento de tu tiroides
Plan de autoatención
El funcionamiento insuficiente de la tiroides afecta a 1 de cada 10 hombres y a 1 de cada 5 mujeres. Y a un 50% *no* se les diagnostica. Para empeorar la situación, muchos pacientes sometidos a reemplazo de hormonas de la tiroides no reciben el tratamiento adecuado. Si tu tiroides no funciona correctamente, no podrás equilibrar debidamente tu nivel de azúcar en la sangre y tu colesterol, ni tampoco perder peso. Por eso es que la ingestión de una dieta de alimentos enteros, suplementos nutricionales, y la optimización del reemplazo de hormonas de la tiroides son tan críticos para erradicar la *diabesidad*.

Si tu puntuación está por encima de 3 en el Cuestionario de la tiroides, debes estimular esa glándula tan vital con los alimentos siguientes:

- Algas o verduras marinas (para incorporar yodo)
- Pescado, especialmente sardinas y salmón para obtener yodo, grasas omega-3 y vitamina D
- Achicoria amarga para obtener vitamina A
- Capellán, arenque, vieiras y nueces de Brasil para obtener selenio

Ciertos alimentos pueden interferir potencialmente en el funcionamiento de la tiroides. Por ejemplo, el gluten puede provocar enfermedad autoinmune de la tiroides. Por fortuna, ya esto ha sido eliminado como parte del programa *La solución del azúcar en la sangre*.

Por su parte, los alimentos que contienen soya han sido vinculados con problemas en el funcionamiento de la tiroides. Varios estudios revelan que cuando se consumen en sus formas tradicionales (tofu, tempeh, miso, edamame) y cantidades modestas no perjudican el funcionamiento de la tiroides.[1] El problema real está en lo que llamo "Soya Frankenstein"—un subproducto de la extracción del aceite de los granos de soya— que se incluye en los perros calientes de soya, las barritas de proteína y otros alimentos basura variados. Se ha demostrado que este tipo de soya afecta el funcionamiento de la tiroides. Evita estos alimentos.

También evitaría el fluoruro[2] porque compite con el yodo durante la producción de hormonas de la tiroides, lo cual conduce a dificultades potenciales en la producción de la tiroides. Compra dentífrico que no tenga fluoruro y filtra tu agua como expliqué en el Capítulo 23.

Plan de atención médica

No siempre los médicos realizan a cabalidad una prueba de funcionamiento de la tiroides. Se limitan a un análisis conocido como TSH, sin analizar otros valores como la T3 libre, T4 libre y anticuerpos antitiroideos. O sea, que podrían ignorar sutiles desequilibrios de la tiroides. Y para el tratamiento de los desequilibrios, sólo usan la hormona tiroidea inactiva (T4) existente en el Synthroid o el Levoxyl. La mayoría de las personas responde mejor a una combinación de la hormona activa (T3) e inactiva (T4) llamada Armour® Thyroid.

Las directivas para hacer pruebas efectivas de la tiroides y la sustitución natural de la hormona de la tiroides están en la sección *How to Work With Your Doctor to Get What You Need* (www.bloodsugarsolution.com). Si tienes problemas significativos de la tiroides o estás bajo un régimen de medicamentos para la tiroides, te recomiendo que leas mi reporte o veas mi seminario Web *The UltraThyroid Solution* (www.bloodsugarsolution.com/ultrathyroid).

Regula tus hormonas sexuales
Plan de autoatención

Si tu puntuación es superior a 9 (en las mujeres) y más de 4 (en los hombres) en el Cuestionario de desbalance de las hormonas sexuales, los alimentos siguientes pueden ayudar a la recuperación del equilibrio de las hormonas para ambos sexos:

- Alimentos enteros tradicionales de soya como tofu, tempeh, miso, natto y edamame, que contienen isoflavones.
- Semillas de lino molidas, 2 cucharadas al día, que contienen lignanos.

Además del plan básico de suplementos, las mujeres deben tomar:

- **Aceite de prímula nocturna.** Una grasa esencial antiinflamatoria omega-6 (GLA, o ácido gamma). Toma 1,000 mg dos veces al día, en el desayuno y la cena.
- **Extracto de fruta del árbol casto.** (Vitex agnus-castus.) Puede ayudar a equilibrar las hormonas que segrega la glándula pituitaria, y a regular los ciclos menstruales y aliviar el PMS (síndrome premenstrual).[3] Toma 100 mg dos veces al día, en el desayuno y la cena.
- **Serenoa.** Aunque se usa a menudo para la salud de la próstata, también es importante para bloquear la enzima que provoca el aumento de la testosterona. Puede reducir el vello facial y el acné en las mujeres. Toma 320 mg dos veces al día, en el desayuno y la cena.

Los hombres deben tomar lo siguiente, además del plan básico de suplementos:

- **Arginina.** Un aminoácido que, al igual que la Viagra, crea óxido nítrico sin los dolores de cabeza ni los puntos visuales azules. Toma 700 mg dos veces al día, en el desayuno y la cena.
- **Fruta del tribulus.** Esta hierba ayurvédica estimula el funcionamiento sexual. Toma 1,000 mg dos veces al día, en el desayuno y la cena.

- **Ginseng.** Esta hierba china también estimula el funcionamiento sexual. Toma 200 mg de un extracto estandarizado al 8% (16 mg) de ginsenósidos dos veces al día, en el desayuno y la cena.

Plan de atención médica

En ocasiones, se necesita un tratamiento de hormonas bioidénticas. Yo recomiendo a menudo la crema o gel tópico de testosterona para los hombres que tienen bajos niveles de testosterona, pues ayuda a crear músculo, perder peso, mejorar la sensibilidad a la insulina, a tener más energía y mejor apetencia sexual, y mejores erecciones. En casos de *diabesidad* avanzada, pueden producirse daños a los vasos sanguíneos o los nervios, y medicamentos como Viagra pueden ser útiles. Las mujeres también se pueden beneficiar con apoyo adicional como terapia de sustitución de hormonas. Puedes encontrar las directivas para hacerte pruebas de hormonas sexuales y para la sustitución natural de hormonas bioidénticas en *How to Work With Your Doctor to Get What You Need.*

PASO 3: REDUCE LA INFLAMACIÓN

Las dos causas principales de la inflamación que lleva a la *diabesidad* son: primera, los alimentos procesados, el alto contenido de azúcar, la dieta inflamatoria y el estilo de vida sedentario; y segunda, las sensibilidades ocultas a los alimentos o los alérgenos, sobre todo al gluten y los productos lácteos. Recuerda el "efecto dominó" del azúcar: provoca una subida de insulina que causa la acumulación de grasa en la zona del vientre. Esas células de grasa del vientre producen toneladas de moléculas inflamatorias que inflaman todo el sistema, lo cual produce más resistencia a la insulina y aumento de peso. Por su parte, las toxinas y microbios medioambientales y el estrés también desencadenan inflamación.

La solución del azúcar en la sangre tiene el objetivo de ser un potente programa antiinflamatorio. Una dieta de alimentos enteros, baja en azúcar, abundante en grasas omega-3 y fitonutrientes; ejercicios;[4] multivitamínicos,[5] aceite de pescado, vitamina D, y reducción del estrés, son poderosos antiinflamatorios naturales.

Pero en algunos casos la inflamación va a persistir, y eso quiere decir que es necesario buscar la causa, ya sea por tu cuenta o con la ayuda de tu médico. Las causas más comunes y obvias son la dieta y la falta de ejercicio. Pero hay muchos factores, y en ocasiones es necesario recurrir a pruebas y tratamientos especializados para determinar las causas ocultas como virus, parásitos o bacterias que no provocan síntomas inmediatos; el moho del entorno (oculto en paredes, sótanos húmedos o baños mohosos); un medicamento que estás tomando como las píldoras anticonceptivas; o toxinas como el mercurio o los pesticidas.

Plan de autoatención

Si tu puntuación en el Cuestionario de la inflamación está por encima de 6, toma las siguientes medidas adicionales:

- Sigue una dieta más integral de eliminación/reintroducción después de terminado el período de seis semanas. Además del gluten y los productos lácteos, elimina los huevos, levadura, maíz, cacahuetes, cítricos y soya, los otros alimentos comunes que desencadenan sensibilidades e inflamación. Para tener acceso a un plan paso por paso para seguir la dieta de eliminación, refiérete a mi libro *The UltraSimple Diet* (www. bloodsugarsolution.com/ultrasimple-diet) o el programa relacionado en DVD, *Kick-Start Your Metabolism in 7 Days: The UltraSimple Plan to Quickly and Safely Lose up to 10 Pounds* (www .bloodsugarsolution. com/ultrasimple-challenge).
- Incorpora hierbas como cúrcuma, romero y jengibre a la hora de cocinar.
- Toma un suplemento antiinflamatorio de hierbas. La curcumina, especia amarilla existente en el curry, es el mejor antiinflamatorio. También puedes comprar suplementos antiinflamatorios de hierbas

en combinaciones como cúrcuma, jengibre, y romero. Toma 200 mg dos veces al día, en el desayuno y la cena.

Plan de atención médica

Si de acuerdo a tu cuestionario debes buscar atención médica, ve *How to Work With Your Doctor to Get What You Need* (www.bloodsugarsolution. com) para tener más opciones de tratamiento y pruebas para la inflamación, alergias, infecciones ocultas y toxinas.

PASO 4: MEJORA TU DIGESTIÓN

Uno de los descubrimientos más sorprendentes de la última década es el vínculo entre los problemas intestinales, la obesidad y la diabetes. Aunque parezca raro, los científicos han revelado que dos importantes problemas intestinales provocan el aumento de peso y la diabetes: filtración intestinal y microbios perjudiciales. Esto lo leíste en el Capítulo 11. Cuando el recubrimiento intestinal es dañado por medicamentos, dieta insuficiente, alérgenos de los alimentos, proteínas irritantes de alimentos como el gluten y los productos lácteos, y desequilibrios en el sistema intestinal, se absorben las proteínas y las partículas de alimentos sin digerir. Esto provoca inflamación, lo que a su vez, según sabes ya, causa el aumento de peso y la resistencia a la insulina.

La reparación del sistema digestivo es algo que muchos pueden hacer por su cuenta con unas cuantas medidas simples. Esto no sólo puede ayudarte a perder peso y revertir la *diabesidad*, sino también a arreglar otros problemas crónicos de salud como fatiga, trastornos del estado de ánimo, dolores de cabeza, artritis, enfermedades autoinmunes y otros males.

Si tus intestinos están sanos, pueden alejar las bacterias perjudiciales y evitar que los alérgenos se filtren por tu barrera intestinal. Esto disminuirá la inflamación, contribuirá al control del apetito, e impedirá que las bacterias dañinas le roben más calorías a tus alimentos. O sea, ¡que terminarás con más alimentos en la boca y menos en tus caderas!

Estas son algunas opciones que puedes probar. Pero los que padezcan de un crecimiento de bacterias muy perjudiciales o microbios dañinos como los parásitos, gusanos u hongos, necesitarán pruebas y tratamiento médico para erradicarlos.

Plan de autoatención

Si tu puntuación es mayor que 8 en el Cuestionario de la digestión, puedes hacer lo siguiente:

- Debes eliminar durante seis semanas aquellos alimentos de tu dieta que se fermentan y producen gases en los intestinos (frijoles, granos y todos los azúcares, incluyendo los endulzantes artificiales, especialmente los alcoholes de azúcar). Esto matará de hambre a los microbios dañinos.
- Come despacio, mastica bien los alimentos y come sentado. Todo lo anterior contribuye a una digestión sana.
- Toma enzimas digestivas y suplementos de ácido hidroclórico para ayudarte a desdoblar los alimentos y evitar alergias y fermentación de almidones (ve más abajo).
- Toma probióticos (bacterias sanas) para recuperar las bacterias beneficiosas en los intestinos y reducir la inflamación (ve más abajo).
- Toma nutrientes de reparación intestinal como L-glutamina y quercitina, además de tus suplementos básicos (ve más abajo).
- Si los síntomas no mejoran y tu puntuación en el Cuestionario de la digestión sigue alta después de las seis semanas del plan de autoatención, sigue el plan de atención médica en *How to Work With Your Doctor to Get What You Need* (www.bloodsugarsolution.com).

Suplementos para sanar los intestinos

Esto es lo que te sugiero:

ENZIMAS

- Toma 2 cápsulas de una enzima digestiva vegetal de amplio espectro 3 veces al día, una vez con cada comida. El producto debe contener enzimas que disuelvan las proteínas, grasas y carbohidratos.

APOYO CON ÁCIDO HIDROCLÓRICO

Si bien demasiado ácido en el estómago puede provocar reflujo y otros síntomas, tener muy poco causa inflamación, incapacidad de disolver los alimentos o las enzimas digestivas activas, y una sobreacumulación de hongos y bacterias.

Si estás tomando un medicamento bloqueador de ácidos, esto podría ser parte del problema. Ve si los cambios de dieta y otras recomendaciones en *La solución del azúcar en la sangre* te ayudan a disminuir el reflujo, y trabaja con tu médico en la eliminación de ese medicamento.

Yo recomiendo usualmente que los suplementos de betaína o de ácido hidroclórico se usen con precaución, bajo la supervisión de un practicante de salud. Sin embargo, si sigues las directivas siguientes, pueden ser muy útiles en el proceso de curación de tus intestinos.

- Comienza con 1 cápsula o tableta al inicio de cada comida. Incrementa la dosis en 1 cápsula por comida hasta que sientas calor en el estómago. Vuelve a reducir la dosis que hasta llegar a la que ingerías antes de sentir ese calor interno. Sigue la dosis entre uno y dos meses, luego deja de tomar el suplemento y ve cómo te sientes.

PROBIÓTICOS

Estos ingredientes esenciales apoyan la salud intestinal. Nuestra dieta de pésima calidad, el uso exagerado de medicamentos y el estrés alteran nuestra flora o bacterias intestinales normales y saludables. La flora anormal puede provocar la liberación de toxinas en el organismo, y generar inflamación local y aumento de peso,[6] los cuales desencadenan la inflamación sistémica. Creo que debido a tanto estrés en nuestros intestinos, la gran mayoría de las personas necesitamos probióticos para garantizar nuestra salud a largo plazo.

Entre los compuestos disponibles están las bacterias secas en frío y envasadas en forma de polvos, tabletas o cápsulas. Es importante tomar un producto de combinación con múltiples especies de organismos.

Si tienes sensibilidad a los productos lácteos, busca marcas que no los contengan.

- Toma un probiótico de amplio espectro con 10-20 mil millones de organismos por lo menos, dos veces al día, en el desayuno y la cena.

Nutrientes para la reparación de los intestinos

Aunque el zinc, las grasas omega-3, la vitamina A y otros nutrientes para la salud intestinal forman parte del plan básico, hay otros que también pueden ser útiles.

La L-glutamina, un aminoácido no esencial que es el alimento de las células que recubren los intestinos, está disponible generalmente en forma de polvo y se combina a menudo con otros compuestos que propician la salud intestinal. La quercitina es un potente antiinflamatorio, útil para la recuperación del equilibrio de los intestinos.

- Toma 2,500 mg de L-glutamina dos veces al día, en el desayuno y la cena.
- Toma 500 mg de quercitina dos veces al día, en el desayuno y la cena.

Plan de atención médica

La detección y solución de los problemas intestinales es una de las misiones más importantes de mi trabajo. Lamentablemente, los médicos con entrenamiento más convencional ignoran cómo diagnosticar problemas comunes como filtraciones intestinales o sensibilidades a los alimentos, y no tienen idea de cómo hacer las pruebas adecuadas para identificar una sobreacumulación de hongos, parásitos y gusanos. En *How to Work con Your Doctor to Get What You Need* (www.bloodsugar-solution.com), explico las pruebas y el tratamiento de los problemas intestinales. Existen medicamentos seguros y efectivos para la sobre-acumulación bacteriana, los parásitos y los hongos, que pueden ayudar a los pacientes a recuperarse más rápido. Si tu puntuación está por encima de 13 en el Cuestionario de la digestión, o si sientes que pudieras confrontar un problema (aunque no tengas síntomas digestivos), consulta con un practicante de medicina funcional.

PASO 5: MAXIMIZA LA DESINTOXICACIÓN

A menudo las toxinas son invisibles. Están en el aire y en el agua, y en los alimentos que ingerimos. Lenta, diaria e inevitablemente, nuestros organismos acumulan más y más toxinas. Una carga abundante de toxinas en el organismo puede impedirte perder peso, o peor aún, dañar tu metabolismo y estancar la pérdida de peso.

Vivir limpios y "verdes" es la piedra angular de creación de salud, pérdida de peso y prevención de la diabetes. Eso ya lo aprendiste en el Capítulo 23. Sin embargo, algunas personas han acumulado una carga tan alta de contaminantes orgánicos persistentes (pesticidas, bifenilos policlorados, ftalatos, retardantes de combustión, etc.) y metales pesados (mercurio, plomo, arsénico, etc.) que necesitan apoyo adicional para la desintoxicación usando alimentos que estimulan la expulsión de esas sustancias dañinas, suplementos, hierbas, saunas y a veces medicamentos quelatantes para eliminar los metales pesados (lo cual debe hacerse con la supervisión de un médico). Si tu puntuación te ubica en autoatención o atención médica en el Cuestionario de la digestión del Capítulo 11, entonces debes incorporar estos próximos pasos a tu programa.

Plan de autoatención

Nuestro organismo posee una inteligencia natural y fue creado para ayudarnos a movilizar y transformar las toxinas. Debido al entorno tóxico actual, es importante que sepas cómo estimular el sistema de desintoxicación de tu organismo.

Algo que no es tan difícil.

Si tu puntuación es superior a 6 en el Cuestionario de toxicidad:

- Consume más verduras crucíferas (brócoli, col rizada, repollo, berza, etc.), ajo, té verde, cúrcuma y huevos enteros, pues contienen compuestos de fitonutrientes que estimulan la desintoxicación. Incorpóralos diariamente a tu dieta. Otros alimentos que aportan los mismos beneficios son: cilantro, apio, perejil, hojas de diente de león, cáscaras de cítricos, granadas y romero.
- Toma los suplementos de estímulo del glutatión y desintoxicación como NAC, cardo lechoso y vitamina C (ve abajo).
- Suda regularmente usando baños sauna (ve más debajo).

Suplementos para el estímulo de la desintoxicación

Puedes tomar estos tres suplementos, o sólo el NAC, que considero el más importante.

- **N-acetil-cisteína o NAC.** Este aminoácido incrementa enormemente el glutatión. Incluso se usa en las salas de emergencia para el tratamiento de la insuficiencia hepática provocada por sobredosis de Tylenol. Toma 600 mg dos veces al día, en el desayuno y la cena.
- **Cardo lechoso.** Esta hierba se ha usado durante mucho tiempo para las enfermedades del hígado y ayuda a estimular los niveles de glutatión. Toma 175 mg de extracto estandarizado dos veces al día, en el desayuno y la cena.
- **Ácido ascórbico reducido (vitamina C).** Esta vitamina es especialmente útil durante períodos de notable desintoxicación. Toma 1,000 mg dos veces al día, en el desayuno y la cena. Demasiada vitamina C puede causar diarreas. Si te ocurre, reduce la dosis.

Terapia hipertérmica o de calor

En todo el mundo se han usado durante cientos de años los baños sauna y terapias de calor para purificar la mente y el cuerpo. Recientemente, la Environmental Protection Agency (EPA), determinó la utilidad de la terapia de baños sauna para la expulsión de metales pesados (plomo, mercurio, cadmio y sustancias químicas solubles en grasa como los PCB [bifenil policlorinado], PBB [bifenil polibrominado] y HCB [hexaclorobenzeno]).[7] También mejora la calidad de vida en pacientes con diabetes tipo 2[8], disminuye la presión arterial, propicia bajas de peso y reduce el estrés. Creo que es el ejercicio de las personas perezosas.

Sigue estas directivas para lograr una desintoxicación segura. Los protocolos de desintoxicación más intensos deben usarse sólo en conjunción con un médico o practicante de salud.

- Si estás sometido a un régimen de múltiples medicamentos o padeces una enfermedad crónica, verifica con tu médico antes de iniciar una terapia de calor y comienza lentamente.
- Bebe al menos 16 onzas de agua purificada antes de entrar en la sauna o el baño de vapor.
- Bebe 16 onzas después de la sauna o el vapor.
- Comienza con 3 y aumenta hasta 5 a 7 saunas por semana.
- Comienza con 10 minutos durante tu primer tratamiento y aumenta 5 minutos durante cada tratamiento subsiguiente hasta llegar a un máximo de 30 a 45 minutos. Debes darte un baño o lavados con agua fría bajo la ducha cada 10 minutos. La temperatura de la sauna o el vapor debe ser inferior a 150 grados.
- Para una desintoxicación más intensa, usa la terapia de calor diariamente por espacio de seis semanas; y después una vez por semana como terapia de mantenimiento.
- Si te das saunas o baños de vapor más de 3 a 4 veces por semana, te recomiendo un suplemento multimineral adicional para recuperar lo que sudaste. Este suplemento no contiene vitaminas sino minerales como zinc, magnesio, potasio, sodio y calcio, que se pierden con la sudoración.
- Las saunas infrarrojas trabajan a temperaturas más bajas y pueden ser más efectivas y mejor toleradas que las convencionales. En casa tengo una sauna Sunlighten para uso de toda la familia. (Ve www.bloodsugarsolution.com/sunlighten-saunas.)

- Elimina las toxinas de la piel después de la sauna o el baño de vapor. Usa un baño caliente con jabón e incluso un cepillo para la piel.
- Algunas personas tienen síntomas provocados por la liberación de toxinas, como erupciones de la piel, dolores de cabeza, fatiga, náuseas, irritación intestinal, confusión o problemas de memoria. Si experimentas algunos de estos efectos colaterales, toma vitamina C reducida, o busca la ayuda de un practicante de medicina funcional o integrativa.

Plan de atención médica

Si tu puntuación indica que debes buscar atención médica, tu practicante debe hacerte pruebas para detectar la presencia de metales pesados como mercurio y plomo, y recomendar estrategias adicionales de desintoxicación como suplementos, nutrientes por vía intravenosa y quelación.

He descubierto que más del 80 por ciento de los pacientes que atiendo (confieso que vienen más enfermos de lo acostumbrado) tienen niveles elevados de mercurio, y el 40 por ciento muy elevados. Pero como el organismo oculta estos metales en los órganos y tejidos, los análisis convencionales de sangre no son confiables. Recomiendo una prueba especial conocida como "prueba del desafío de la quelación" con medicamentos tales como DMSA (ácido dimercatosuccínico) o DMPS (ácido 2 3-dimercapto-1-prosarténosulfónico) que propicia el surgimiento del mercurio y otros metales almacenados ocultamente y da un panorama mejor de la carga total en el organismo. Si tienes niveles elevados, existen tratamientos médicos para ayudarte a expulsar esos metales. En *How to Work With Your Doctor to Get What You Need* (www.bloodsugarsolution.com), explico las pruebas que pueden evaluar el sistema de desintoxicación de tu organismo y los niveles de contaminantes orgánicos persistentes y metales pesados. También explico las opciones de tratamiento. Esto es, con frecuencia, un paso vital para contribuir a perder peso y corregir la *diabesidad*.

PASO 6: PERFECCIONA EL METABOLISMO ENERGÉTICO

Al seguir el plan básico de *La solución del azúcar en la sangre*, ya estás dando pasos para perfeccionar tu metabolismo: consumir una dieta basada en plantas y rica en antioxidantes, ejercicios, reducción de contacto con sustancias tóxicas y disminución de la inflamación. Y al complementar con compuestos antioxidantes y que protegen las mitocondrias, podemos preservar y restaurar nuestro metabolismo energético a su funcionamiento óptimo.

Si tu puntuación es superior a 6 en el Cuestionario del metabolismo energético, sigue los pasos siguientes.

Suplementos para estimular energía y reducir el estrés oxidativo

Cada vez más personas con *diabesidad* experimentan un mal funcionamiento de sus mitocondrias y necesitan ayuda para quemar calorías y grasa. Por tanto, hay varios nutrientes especiales que se convierten en esenciales bajo ciertas condiciones de estrés, toxicidad y envejecimiento. Si se ingieren en forma de suplementos, pueden mejorar enormemente la producción de energía y el funcionamiento de las mitocondrias, así como protegerlas de cualquier daño. Se han hecho varios estudios notables sobre el ácido alfa lipoico[9]; es el nutriente de mitocondrias más importante para la pérdida de peso, el control del azúcar en la sangre y la neuropatía diabética. Por esa razón lo he incluido en el plan básico de suplementos, pero a menudo se necesitan dosis más altas en casos de *diabesidad* más avanzada. A continuación, lo que debes incorporar a tu régimen:

- 300–600 mg de ácido alfa lipoico dos veces al día, una vez antes del desayuno y una vez antes de la cena.
- 300–500 mg de L-carnitina dos veces al día, en el desayuno y la cena. La L-carnitina ayuda a quemar grasas en las mitocondrias[10] y a tratar la neuropatía diabética.
- 100 mg de CoQ10 una vez al día con el desayuno. La coenzima Q10 disminuye los niveles de insulina y glucosa en ayunas, y mejora la presión arterial y el estatus de antioxidantes.[11]

- 400 mg de resveratrol dos veces al día, en el desayuno y la cena. El resveratrol, existente en las uvas violeta oscuro, mejora el funcionamiento de la insulina[12] gracias a su efecto en las sirtuinas, genes maestros del control del metabolismo.[13] Además, se está estudiando como compuesto que podría desacelerar el envejecimiento.

- Nuevos estudios han revelado que los "aminoácidos de cadena ramificada" pueden ser de utilidad para mejorar el funcionamiento de las mitocondrias, crear nuevas y aumentar la sensibilidad a la insulina.[14] Además, ayudan a incrementar el tamaño de los músculos, la resistencia física y la coordinación motora, e incluso aumentan la expectativa de vida en estudios realizados con animales. El estudio se basa en un producto de origen alemán que yo uso. La dosis consiste en un paquete (5.5 gramos) dos veces al día, disuelto en agua. En www.bloodsugarsolution.com, explico cómo usarlo y dónde puedes adquirirlo.

Plan de atención médica

Un médico experto en medicina funcional puede chequear el estatus de las mitocondrias y el estrés oxidativo por medio de un análisis de orina que evalúe los ácidos orgánicos, y puede recomendar suplementos adicionales como la D-ribosa, creatina, glutatión y arginina. Para más detalles acerca de las pruebas y tratamiento de tus mitocondrias, ve *How to Work con Your Doctor to Get What You Need* en www.bloodsugarsolution.com.

PASO 7: TRANQUILIZA TU MENTE

El estrés viene a nosotros. No tenemos que buscarlo. Es parte inevitable de la vida. Pero la relajación intensa y profunda y la calma del sistema nervioso no ocurren automáticamente. Como no conocemos el antídoto contra el estrés crónico, tratamos de buscarlo: bebemos alcohol, embotamos nuestras emociones con azúcar y comida basura, nos refugiamos frente a la pantalla del televisor o de la computadora. Pero estas son conductas de inadaptación que empeoran los problemas. No tenemos idea de cómo podemos encontrar o pulsar nuestros botones de pausa. Pero es vital para una buena salud.

Padecemos estrés constante e incesante. Nuestros niveles de cortisol se mantienen elevados, y eso es mala noticia porque la abundancia de cortisol nos incrementa la grasa en el vientre y la pérdida de músculo, da apetito y deseos de comer azúcar, y provoca diabetes.

Todos tenemos botones de pausa diferentes. Busca los tuyos. Hay muchos recursos y programas maravillosos disponibles para ayudarte a lograr ese propósito vital para una prolongada salud metabólica. Tenemos que hacerlos parte de nuestra vida cotidiana.

Si tu puntuación es superior a 7 en el Cuestionario de estrés y fatiga adrenal, estos pasos te pueden ayudar a recuperar el equilibrio.

Plan de autoatención

- Si todavía no has creado o te has integrado a un grupo de apoyo, hazlo hoy mismo. Puede ser un grupo por Internet, pero idealmente debería estar integrado por personas con las que compartes tu vida. Ve en el Capítulo 16 cómo recuperar tu salud para siempre aprovechando el poder de la comunidad. Para aprender a crear o integrar tu propio grupo, ve a www.bloodsugarsolution.com.
- Identifica y reduce las causas de factores de estrés sociales, psicológicos y físicos en tu propia vida. Revisa el ejercicio para el diario en las páginas 167-169 sobre la obtención y el agotamiento de la energía. Usa los ejercicios del Capítulo 21, "Relaja tu mente, sana tu cuerpo", o busca ayuda de profesionales psicoterapéuticos o médicos si lo necesitas.
- Prueba con entrenadores de vida. Es una forma de hacer que tu vida esté más integrada, y eliminar los obstáculos que te impiden prosperar. Te recomiendo el Handel Group, que te ayudará a convertir información en transformación. Ve www.bloodsugarsolution.com/handelgroup para buscar un entrenador.
- Incorpora una o dos formas adicionales para pulsar el botón de pausa además de la respiración abdominal, visualización guiada, yoga

de restauración o estiramiento, como los UltraBaños o saunas (ve las páginas 274 y 311-313). También puedes usar UltraCalm, mis discos compactos de relajación guiada (www.bloodsugarsolution.com/ultracalm) con ejercicios guiados de respiración, visualización y más.

■ Prueba además hierbas para balancear el estrés como cordyceps, extracto de raíz de rhodiola y extracto de raíz de ginseng asiático (ve debajo).

He encontrado muchas maneras de pulsar mi botón de pausa, y he usado varias de ellas con mis pacientes. Tienes que encontrar la que te funcione bien. Pero, ¡por favor, búscalo y hazlo! En la sección Resources en www.bloodsugarsolution.com, te doy recomendaciones más detalladas.

Hierbas y suplementos para reducir el estrés

El estrés puede agotar el suministro de nutrientes necesarios para la relajación profunda del sistema nervioso, como magnesio, vitaminas B y vitamina C. Cuando sigas el plan básico de suplementos, deberás garantizar que cuentas con la cantidad suficiente.

Ciertos compuestos de plantas conocidos como adaptógenos contribuyen a modular y equilibrar la respuesta al estrés, y corrigen algunos de los efectos negativos del estrés crónico.[15] Yo recomiendo a menudo un suplemento de combinación de cordyceps, extracto de raíz de rhodiola y de ginseng asiático.[16] Cuando se ingiere con alimentos, el ginseng puede disminuir el nivel del azúcar en la sangre y mejorar el funcionamiento de la insulina.

Puedes incorporar los suplementos de reducción del estrés siguientes si estás desequilibrado en esta área:

■ 400 mg de cordyceps (que contiene ácido cordicéptico y adenosina) dos veces al día, en el desayuno y la cena.

■ 50 mg de extracto de raíz de rhodiola (estandarizado al 1% [0.5 mg] de salidrosidos) dos veces al día, en el desayuno y la cena.

- 200 mg de extracto de raíz de ginseng asiático (estandarizado al 8% [16 mg] de ginsenosidos) dos veces al día, en el desayuno y la cena.

Plan de atención médica

Algunos de mis pacientes necesitan más apoyo para curarse del estrés crónico. Podrían necesitar terapia, entrenadores o incluso medicamentos como puente a corto plazo para lidiar con las partes más difíciles de sus vidas. Siempre los refiero a un buen psicoterapeuta, psiquiatra o entrenador de vida. Ve la sección de Fuentes de información y el sitio Web de *La solución del azúcar en la sangre* (www.bloodsugarsolution. com) para más información acerca de cómo encontrar la ayuda apropiada.

25

La solución del azúcar en la sangre: Resumen semanal

En este capítulo te ofrezco un breve resumen de los puntos principales destacados en cada semana del programa así como listas de comprobación que puedes usar en la medida de tu avance. Revisa el resumen cada semana y luego usa la lista de comprobación correspondiente para analizar los elementos de acción diaria que debes completar. Puedes encontrar versiones imprimibles o marcables de todo lo anterior en www. bloodsugarsolution.com.

SEMANA 1: "COME" TU MEDICINA: ELEMENTOS BÁSICOS DE NUTRICIÓN PARA TODOS

Los elementos básicos de una buena nutrición son simples: lo que debes evitar y lo que tienes que incorporar. A continuación, un breve recordatorio de cada uno.

Lo que debes evitar

1. Todos los azúcares en cualquiera de sus formas.
2. Todos los productos que contengan harina (incluso sin gluten).
3. Todos los alimentos procesados.
4. Todo el gluten y los productos lácteos.
5. Todos los granos y verduras y frutas con almidón (exceptuando ½ taza de frutillas al día) si estás en el plan avanzado.

Lo que debes incorporar

1. Alimentos de alta calidad.

2. Comidas de baja carga glucémica.

3. Alimentos ricos en fitonutrientes.

4. Carbohidratos de combustión lenta, en vez de alimentos bajos en carbohidratos.

5. Grasas omega-3 y otras grasas sanas.

6. Proteínas de alta calidad.

7. Hierbas y especias curativas.

8. Tres comidas completas y dos meriendas.

9. Comer en un estado de consciencia.

SEMANA 1: LISTA DE COMPROBACIÓN DIARIA

Levántate 1 hora antes del desayuno. Haz alguna actividad física que te agrade, como caminar o yoga.	☐
Desayuno. Prueba con un licuado de proteínas, huevos o usa una de las recetas de desayuno en el plan de alimentación.	☐
Ejercicio en el diario. Anota lo que comiste y cómo te hizo sentir.	☐
Merienda a media mañana. Un puñado de frutos secos y un pedazo de fruta hacen una gran merienda.	☐
Ejercicio en el diario. Anota lo que comiste y cómo te hizo sentir.	☐
Almuerzo. Prueba una de las comidas rápidas en las páginas 179-181 o en el plan de alimentación.	☐
Ejercicio en el diario. Anota lo que comiste y cómo te hizo sentir.	☐
Merienda a media tarde. Experimenta con cosas diferentes. ¿Qué tal medio aguacate con jugo de limón, sal y pimienta; o humus con vegetales? En el plan de alimentación hay meriendas excelentes.	☐
Ejercicio en el diario. Anota lo que comiste y cómo te hizo sentir.	☐
Cena. De nuevo puedes probar una de las comidas rápidas de las páginas 179-181 o en el plan de alimentación.	☐
Ejercicio en el diario. Anota lo que comiste y cómo te hizo sentir. Piensa en cómo tu experiencia con la comida impactó tu día. ¿Qué mejoras ves en tu energía y tu capacidad para enfocarte? ¿Cómo se siente tu cuerpo diferente? ¿Cómo te hacen sentir estos cambios?	☐

SEMANA 2: OPTIMIZA EL METABOLISMO CON SUPLEMENTOS NUTRICIONALES

Los suplementos son parte esencial y efectiva del tratamiento contra la *diabesidad*, y necesarios para casi todos para mantenernos saludables de por vida. Aunque la incorporación de suplementos pudiera parecer confusa, sólo hay algunas cosas que debes recordar:

1. Nuestra reserva de nutrientes está agotada.
2. Todos debemos tomar un buen multivitamínico, aceite de pescado, vitamina D y magnesio. Y muchos también podrían necesitar un probiótico.
3. Las personas con *diabesidad* necesitan más apoyo.
4. Los que están en el plan básico deben tomar ácido alfa lipoico, polinicotinato de cromo, biotina, canela, catequinas de té verde y PGX.
5. Además, los que están en el plan avanzado deben tomar extracto de acacia (duramen), extracto de lúpulo, extracto de semilla de fenogreco, extracto de melón amargo (cundeamor chino) y hojas de gymnema.
6. El PGX se debe tomar antes de las comidas. Y lo demás en dosis divididas entre desayuno y cena.

SEMANA 2: LISTA DE COMPROBACIÓN DIARIA

Levántate 1 hora antes del desayuno. Haz alguna actividad física que te agrade.	☐
Desayuno. Prueba con un licuado de proteínas, huevos o usa una de las recetas de desayuno en el plan de alimentación.	☐
Suplementos. Toma los suplementos matutinos apropiados con el desayuno.	☐
Ejercicio en el diario. Anota lo que comiste y cómo te hizo sentir.	☐
Merienda a media mañana. Refiérete a las recetas de las páginas 376-379 para más opciones.	☐
Ejercicio en el diario. Anota lo que comiste y cómo te hizo sentir.	☐
Almuerzo. Prueba una de las comidas rápidas en las páginas 179-181 o en el plan de alimentación.	☐

(Continúa)

321

Ejercicio en el diario. Anota lo que comiste y cómo te hizo sentir.	☐
Merienda a media tarde. Refiérete a las recetas de las páginas 376-379 para más opciones.	☐
Ejercicio en el diario. Anota lo que comiste y cómo te hizo sentir.	☐
Cena. Usa una de las comidas rápidas de las páginas 179-181 o en el plan de alimentación.	☐
Suplementos. Toma los suplementos vespertinos adecuados con la cena.	☐
Ejercicio en el diario. Anota lo que comiste y cómo te hizo sentir. Piensa en cómo tu experiencia con la comida impactó tu día. ¿Qué mejoras ves en tu energía y tu capacidad para enfocarte? ¿Cómo se siente tu cuerpo diferente? ¿Cómo te hacen sentir estos cambios?	☐

SEMANA 3: RELAJA TU MENTE, SANA TU CUERPO

La relajación es esencial para una salud duradera. El estrés juega un papel impresionante en el equilibrio del azúcar en la sangre, y la relajación contribuye a revertir esa situación. Puedes practicar diariamente la relajación para curar tu cuerpo y tu mente. Sólo tienes que:

1. Buscar tiempo todos los días para una relajación profunda.
2. Practicar la respiración abdominal 5 veces al día.
3. Hacer el ejercicio de visualización una vez esta semana.
4. Hacer una semana de "ayuno de medios".
5. Probar algunos de los 20 consejos para dormir mejor.

SEMANA 3: LISTA DE COMPROBACIÓN DIARIA

Levántate 1 hora antes del desayuno. Haz alguna actividad física que te agrade.	☐
Relajación matutina. Comienza tu día con respiración abdominal. Puedes hacer una secuencia de visualización o yoga de restauración si tienes tiempo. También puedes hacerlo antes de la cena o de irte a dormir.	☐
Desayuno. Prueba con un licuado de proteínas, huevos o usa una de las recetas de desayuno en el plan de alimentación.	☐

(Continúa)

Suplementos. Toma los suplementos matutinos apropiados con el desayuno.	☐
Ejercicio en el diario. Anota lo que comiste y cómo te hizo sentir.	☐
Merienda a media mañana. Refiérete a las recetas de las páginas 376-379 para más opciones.	☐
Ejercicio en el diario. Anota lo que comiste y cómo te hizo sentir.	☐
Justo antes del almuerzo. Haz respiración abdominal.	☐
Almuerzo. Prueba una de las comidas rápidas en las páginas 179-181 o en el plan de alimentación.	☐
Ejercicio en el diario. Anota lo que comiste y cómo te hizo sentir.	☐
Merienda a media tarde. Refiérete a las recetas de las páginas 376-379 para más opciones.	☐
Ejercicio en el diario. Anota lo que comiste y cómo te hizo sentir.	☐
Justo antes de la cena. Haz respiración abdominal.	☐
Cena. Usa una de las comidas rápidas de las páginas 179-181 o en el plan de alimentación.	☐
Suplementos. Toma los suplementos vespertinos adecuados con la cena.	☐
Ejercicio en el diario. Anota lo que comiste y cómo te hizo sentir. Piensa en cómo tu experiencia con la comida impactó tu día. ¿Qué mejoras ves en tu energía y tu capacidad para enfocarte? ¿Cómo se siente tu cuerpo diferente? ¿Cómo te hacen sentir estos cambios?	☐
Relajación antes de ir a dormir. Haz respiración abdominal y prueba otra técnica de relajación como el UltraBaño o el yoga de restauración.	☐

SEMANA 4: EJERCICIOS DIVERTIDOS E INTELIGENTES

Es bien claro el papel de los ejercicios para la salud, la pérdida de peso y el control del azúcar en la sangre. Tenemos un cuerpo. Necesitamos usarlo para mantenernos sanos. La buena noticia es que no tenemos que desgastarnos en la estera para acondicionarnos físicamente. Seguir algunos consejos simples te ayudará a que tus ejercicios sean divertidos y efectivos:

1. Camina todos los días.

2. Supervisa tu ritmo cardiaco.
3. Cuenta tus pasos con un podómetro.
4. Haz ejercicios de intervalos.
5. Incorpora ejercicios de fuerza.
6. Practica el estiramiento.
7. ¡Juega a algo!

SEMANA 4: LISTA DE COMPROBACIÓN DIARIA

Levántate 1 hora antes del desayuno. Haz alguna actividad física que te agrade.	☐
Relajación matutina. Comienza tu día con respiración abdominal. Puedes hacer una secuencia de visualización o yoga de restauración si tienes tiempo.	☐
Estiramientos. Haz de 30–60 minutos de estiramientos de todo el cuerpo por lo menos dos veces por semana.	☐
Desayuno. Prueba con un licuado de proteínas, huevos o usa una de las recetas de desayuno en el plan de alimentación.	☐
Suplementos. Toma los suplementos matutinos apropiados con el desayuno.	☐
Ejercicio en el diario. Anota lo que comiste y cómo te hizo sentir.	☐
Merienda a media mañana. Refiérete a las recetas de las páginas 376-379 para más opciones.	☐
Ejercicio en el diario. Anota lo que comiste y cómo te hizo sentir.	☐
Justo antes del almuerzo. Haz respiración abdominal.	☐
Almuerzo. Prueba una de las comidas rápidas en las páginas 179-181 o en el plan de alimentación.	☐
Ejercicio en el diario. Anota lo que comiste y cómo te hizo sentir.	☐
Merienda a media tarde. Refiérete a las recetas de las páginas 376-379 para más opciones.	☐
Ejercicio en el diario. Anota lo que comiste y cómo te hizo sentir.	☐
En la tarde. Haz 30 minutos de ejercicio casi todos los días (comienza con una caminata rápida).	☐
Justo antes de la cena. Haz respiración abdominal.	☐
Cena. Usa una de las comidas rápidas de las páginas 179-181 o en el plan de alimentación.	☐

(Continúa)

Suplementos. Toma los suplementos vespertinos adecuados con la cena. ☐

Ejercicio en el diario. Anota lo que comiste y cómo te hizo sentir. Piensa en cómo tu experiencia con la comida impactó tu día. ¿Qué mejoras ves en tu energía y tu capacidad para enfocarte? ¿Cómo se siente tu cuerpo diferente? ¿Cómo te hacen sentir estos cambios? ☐

Relajación antes de ir a dormir. Haz respiración abdominal y prueba otra técnica de relajación como el UltraBaño o el yoga de restauración. ☐

SEMANA 5: VIVE LIMPIO Y "VERDE"

Las toxinas son una preocupación creciente. La continua contaminación medioambiental no sólo afecta al planeta, sino también a nuestros organismos. Cura tu organismo y el planeta al mismo tiempo tomando algunas medidas simples:

1. Consume alimentos sostenibles, orgánicos y limpios, procedentes de animales alimentados con pasto.
2. Bebe agua limpia y filtrada.
3. Limpia los líquidos de tu organismo. Recuerda el tratamiento OETP (página 289).
4. Evita las sustancias químicas y metales medioambientales ocultos.
5. Reduce el contacto con frecuencias de radiación electromagnética (EMF).

SEMANA 5: LISTA DE COMPROBACIÓN DIARIA

Levántate 1 hora antes del desayuno. Haz alguna actividad física que te agrade. ☐

Relajación matutina. Comienza tu día con respiración abdominal. Puedes hacer una secuencia de visualización o yoga de restauración si tienes tiempo. ☐

Estiramientos. Haz de 30–60 minutos de estiramientos de todo el cuerpo por lo menos dos veces por semana. ☐

Bebe agua filtrada. Bebe al menos ocho vasos de 8 onzas al día. ☐

Pon tus líquidos en movimiento. Recuerda el tratamiento OETP (página 289). ☐

(Continúa)

Desayuno. Prueba con un licuado de proteínas, huevos o usa una de las recetas de desayuno en el plan de alimentación. ☐

Suplementos. Toma los suplementos matutinos apropiados con el desayuno. ☐

Ejercicio en el diario. Anota lo que comiste y cómo te hizo sentir. ☐

Merienda a media mañana. Refiérete a las recetas de las páginas 376-379 para más opciones. ☐

Ejercicio en el diario. Anota lo que comiste y cómo te hizo sentir. ☐

Justo antes del almuerzo. Haz respiración abdominal. ☐

Almuerzo. Prueba una de las comidas rápidas en las páginas 179-181 o en el plan de alimentación. ☐

Ejercicio en el diario. Anota lo que comiste y cómo te hizo sentir. ☐

Merienda a media tarde. Refiérete a las recetas de las páginas 376-379 para más opciones. ☐

Ejercicio en el diario. Anota lo que comiste y cómo te hizo sentir. ☐

En la tarde: Haz 30 minutos de ejercicio casi todos los días (comienza con una caminata rápida). ☐

Justo antes de la cena. Haz respiración abdominal. ☐

Cena. Usa una de las comidas rápidas de las páginas 179-181 o en el plan de alimentación. ☐

Suplementos. Toma los suplementos vespertinos adecuados con la cena. ☐

Ejercicio en el diario. Anota lo que comiste y cómo te hizo sentir. Piensa en cómo tu experiencia con la comida y la desintoxicación impactó tu día. ¿Qué mejoras ves en tu energía y tu capacidad para enfocarte? ¿Cómo se siente tu cuerpo diferente? ¿Cómo te hacen sentir estos cambios? ☐

Relajación antes de ir a dormir. Haz respiración abdominal y prueba otra técnica de relajación como el UltraBaño o el yoga de restauración. ☐

SEMANA 6: PERSONALIZA EL PROGRAMA

Podría parecer complicado, pero en realidad es muy simple. Para personalizar el programa, sólo necesitas seguir dos principios:

- Elimina lo que te provoca desequilibrio (estrés, toxinas, alérgenos, microbios, dieta insuficiente).
- Incorpora lo que crea equilibrio (alimentos reales, nutrientes, hormonas, sueño, ritmo, aire y agua limpios, movimiento, amor, conexión, significado y propósito)

Cuando lo hagas, el organismo restaurará naturalmente y por su cuenta el equilibrio. En el Capítulo 24, explico los pasos que debes tomar para personalizar el programa. Para usar con efectividad ese capítulo sólo tienes que:

1. Volver a hacer los cuestionarios claves de la Parte II.
2. Anotar tu puntuación. Puedes usar la tabla en las páginas 296-297 o la que te propongo en www.bloodsugarsolution.com.
3. Sigue los consejos del Capítulo 24 para cualquier paso si tu puntuación indica autoatención o atención médica. Para muchos, seguir las primeras seis semanas del programa corregirá gran parte de los desequilibrios.
4. Continúa el programa, con los pasos adicionales, durante otras seis semanas.

SEMANA 6: LISTA DE COMPROBACIÓN DIARIA

Levántate 1 hora antes del desayuno. Haz alguna actividad física que te agrade.	☐
Relajación matutina. Comienza tu día con respiración abdominal. Puedes hacer una secuencia de visualización o yoga de restauración si tienes tiempo.	☐
Estiramientos. Haz de 30–60 minutos de estiramientos de todo el cuerpo por lo menos dos veces por semana.	☐
Bebe agua filtrada. Bebe al menos ocho vasos de 8 onzas al día.	☐
Pon tus líquidos en movimiento. Recuerda el tratamiento OETP (página 289).	☐
Personaliza el programa. Incorpora los pasos necesarios de personalización del Capítulo 24.	☐

(Continúa)

Desayuno. Prueba con un licuado de proteínas, huevos o usa una de las recetas de desayuno en el plan de alimentación. ☐

Suplementos. Toma los suplementos matutinos apropiados con el desayuno. ☐

Ejercicio en el diario. Anota lo que comiste y cómo te hizo sentir. ☐

Merienda a media mañana. Refiérete a las recetas de las páginas 376-379 para más opciones. ☐

Ejercicio en el diario. Anota lo que comiste y cómo te hizo sentir. ☐

Justo antes del almuerzo. Haz respiración abdominal. ☐

Almuerzo. Prueba una de las comidas rápidas en las páginas 179-181 o en el plan de alimentación. ☐

Ejercicio en el diario. Anota lo que comiste y cómo te hizo sentir. ☐

Merienda a media tarde. Refiérete a las recetas de las páginas 376-379 para más opciones. ☐

Ejercicio en el diario. Anota lo que comiste y cómo te hizo sentir. ☐

En la tarde: Haz 30 minutos de ejercicio casi todos los días (comienza con una caminata rápida). ☐

Justo antes de la cena. Haz respiración abdominal. ☐

Cena. Usa una de las comidas rápidas de las páginas 179-181 o en el plan de alimentación. ☐

Suplementos. Toma los suplementos vespertinos adecuados con la cena. ☐

Ejercicio en el diario. Anota lo que comiste y cómo te hizo sentir. Piensa en cómo tu experiencia con los alimentos y tu plan personalizado impactó tu día. ¿Qué mejoras ves en tu energía y tu capacidad para enfocarte? ¿Cómo se siente tu cuerpo diferente? ¿Cómo te hacen sentir estos cambios? ☐

Relajación antes de ir a dormir. Haz respiración abdominal y prueba otra técnica de relajación como el UltraBaño o el yoga de restauración. ☐

PRÓXIMOS PASOS: MANTENERSE SALUDABLE DE POR VIDA

Ahora que ya has transitado por el programa completo, ¿qué más? En el Capítulo 26, aprenderás a conservar los cambios que has logrado y a mantenerte saludable de por vida. También aprenderás a lidiar con obstáculos comunes, y qué hacer cuando las cosas no mejoran.

26

Salud para toda la vida

Es posible que al terminar el programa, quieras salir y celebrar delei-tándote con tus comidas favoritas: pizza, bizcochos de chocolate, una cerveza o unas copas de Chardonnnay. Pero debes resistir esa tentación. Después de una dieta como ésta, sobrecargar tu sistema con alimentos dañinos pude provocar reacciones serias. Si no puedes resistirte, ve paso a paso y escoge con precaución lo que deseas. Podría ser una de las lec-ciones más intensas (y dolorosas) en lo que al poder de los alimentos se refiere.

En este capítulo explico cómo puedes modificar el programa para crear una dieta y un estilo de vida sostenibles a largo plazo.

QUÉ HACER CON LOS ALIMENTOS

Debes cumplir con todos los principios básicos de nutrición del Capí-tulo 19 por el resto de tu vida. O sea, mantener al mínimo la ingestión de azúcar, harina y alimentos procesados; incorporar alimentos enteros de alta calidad con carbohidratos, proteínas y grasas en cada comida; configurar tus comidas de acuerdo al principio 50-25-25 (50 por cien-to de verduras, 25 por ciento de proteína de alta calidad sin grasa y 25 por ciento de granos enteros); cronometrar tus comidas de forma conveniente a tu biología, ingiriendo proteínas en el desayuno y no comer entre 2 y 3 horas antes de irte a dormir; y limitar tu ingestión de sustancias adictivas como la cafeína y el alcohol.

Sólo hay dos alimentos cuya reintegración debes considerar: el gluten y los productos lácteos. Para ello, tienes dos opciones.

Opción 1: Eliminar los productos lácteos y el gluten

Puedes dejar de consumir gluten y productos lácteos tanto tiempo como desees. A pesar de lo que puedan decirte los Grandes Fabricantes de Alimentos, no los necesitas para mantenerte saludable. Si te sientes bien evitando el gluten y los productos lácteos, aléjalos de tu dieta, o cómelos como una pequeña golosina de cuando en cuando.

Después de haber reajustado tu metabolismo, y establecido un patrón de alimentación y de autoatención que te resulte nutritivo, entra en acción la flexibilidad. Sigo insistiendo en que tengas moderación con todo tipo de alimentos. Y aunque decidas eliminar el gluten, los productos lácteos u otros alimentos a largo plazo, es posible que en algún momento de tu vida quieras comerlos o te resulte inevitable hacerlo. Asumiendo que no provocarán una reacción que haga peligrar tu vida, y que no eres una de esas raras personas en las que causa una espiral de ingestión exagerada, no hay problema en ello.

Tu sabiduría interna es el factor vital. Escucha a tu organismo. Mantenerse en equilibrio y encontrar un ritmo son elementos vitales para lograr un metabolismo saludable y salud para toda la vida.

Opción 2: Reintegrar los productos lácteos y el gluten

Como muchas personas estarán dispuestas a probar y reintegrar a su dieta los productos lácteos y el gluten, yo te aconsejo que por lo menos pruebes esos alimentos para confirmar si han estado contribuyendo o no a desencadenar los síntomas que padeciste. La clave es hacerlo lenta y sistemáticamente:

1. Comienza con los productos lácteos.
2. Ingiérelos al menos de 2 a 3 veces al día durante 3 días.
3. Verifica tus reacciones por lo menos durante 72 horas (más adelante te explicaré cómo debes hacerlo).

4. Si hay una reacción, deja de consumir productos lácteos inmediatamente.

5. Espera 3 días.

6. Prueba el gluten. Sigue el mismo proceso de los productos lácteos: Ingiérelo de 2 a 3 veces al día durante 3 días, verifica tus reacciones al menos por 72 horas, y suspende si notas una reacción.

¿Qué tipo de reacciones debes esperar? Cada persona es diferente y se pueden producir muchas reacciones sutiles, pero éstas son algunas de las más comunes:

- Aumento de peso
- Deseos de comer
- Retención de líquidos
- Congestión nasal
- Congestión del pecho
- Dolores de cabeza
- Confusión mental
- Dificultad para recordar
- Problemas de estado de ánimo (depresión, ansiedad o enojo)
- Problemas del sueño
- Dolores en las articulaciones
- Dolores musculares
- Dolores
- Fatiga
- Cambios en la piel (acné)
- Cambios en la digestión o funcionamiento de los intestinos (inflamación, gases, diarreas, estreñimiento, reflujo)

Reacciones como las anteriores pueden ocurrir inmediatamente después de consumir el alimento, o no producirse hasta transcurridas 72 horas. Si no tienes reacción alguna en 72 horas, no deberías confrontar problemas.

Si tienes alguna reacción, te recomiendo eliminar durante doce semanas de tu dieta el alimento que la provocó. Para la mayoría, es tiempo suficiente para que desaparezca la inflamación en el sistema y se curen los intestinos. Después de eso, es posible que vuelvas a consumir nuevamente ese alimento, pero es prudente mantenerlo en proporción mínima (quizás no más de una vez o dos a la semana cuando más) para que no se reinicie el mismo ciclo de enfermedad.

Si después de eliminar el alimento de tu dieta durante doce semanas sigues teniendo reacciones, debes renunciar al mismo de por vida, o consultar con un médico, dietista o nutricionista especializado en alergias a los alimentos.

Darle seguimiento a tus síntomas es simple. Sólo usa la tabla a continuación o descárgala en www.bloodsugarsolution.com.

FECHA	ALIMENTO INTRODUCIDO	SÍNTOMAS

Recuerda que si sigues obteniendo una puntuación alta en el Cuestionario de la inflamación después de doce semanas en el programa (seis semanas de plan básico y seis adicionales integrando los pasos de personalización), esto podría significar que tienes sensibilidades a mucho más que el gluten y los productos lácteos. En ese caso, recomiendo un programa de eliminación-reintroducción más amplio como el que incluyo en *The UltraSimple Diet* (www.bloodsugarsolution.com/ultrasimple-diet). En ese libro y el programa asociado de estudio en casa con DVD, *Kick-Start Your Metabolism in 7 Days: The UltraSimple Plan to Quickly and Safely Lose Up to 10 Pounds* (www.bloodsugarsolution.com/ultrasimple-challenge), propongo un conjunto integral de principios para eliminar y reintegrar todos los principales alérgenos de los alimentos, para que puedas determinar exactamente a cuáles eres más sensible.

QUÉ HACER CON LOS SUPLEMENTOS

Te recomiendo encarecidamente que te mantenga en el plan básico de suplementos de por vida. Si viviéramos en un mundo libre de toxinas; consumiéramos alimentos reales y enteros; no sufriéramos de estrés crónico y nos relajáramos todo lo necesario; ejercitáramos lo suficiente; y tuviéramos fuertes conexiones con nuestra comunidad, no necesitaríamos suplementos. Pero ese mundo no existe, por lo que el 99 por ciento de los estadounidenses padecen deficiencia de nutrientes. Sigue con el plan de suplementos, y le darás a tu organismo gran parte de las materias primas que necesita para su salud a largo plazo.

> ### Una nota especial para los participantes del plan avanzado
>
> Si participas en el plan avanzado, puedes reintroducir granos enteros y frutas en tu dieta después de terminar el programa. Si tuviste que completar pasos de personalización, espera a que terminen las doce semanas del programa (el plan básico de seis semanas, y otras seis con personalización incluida). Cuando incorpores de vuelta esos alimentos, consume porciones pequeñas (no más de media taza de de cada uno por día). También debes monitorear cuidadosamente tu peso y tu azúcar en la sangre cuando los incorpores. Si sientes que estás retrocediendo, elimina esos alimentos hasta que hayas reajustado totalmente tu metabolismo.

Si estás en el plan avanzado, tendrás que mantenerte en el plan avanzado de suplementos al menos por un año. Al cabo de ese tiempo deberás repetir los análisis de laboratorio que te hiciste antes de comenzar el programa, repetir el cuestionario de autoevaluación y evaluar tu progreso. Si tus cifras están en el nivel ideal y han mejorado tus síntomas, puedes incorporarte al plan básico de suplementos.

Si añadiste suplementos como parte de los pasos de personalización del Capítulo 24, sigue tomándolos entre 3 y 6 meses y vuelve a chequear tu puntuación en el cuestionario. Tal vez podrías necesitar esos suplementos a largo plazo. Sin embargo, si tu puntuación en el cuestionario queda fuera de las categorías de autoatención o atención médica, puedes dejar de tomarlos. Si sigues confrontando problemas, busca la ayuda de un practicante de medicina funcional.

QUÉ HACER CON LA RELAJACIÓN

Si necesitas preguntar qué hacer con las técnicas de relajación en este programa, ¡probablemente no has estado usándolas! La relajación diaria es vital para tu salud a largo plazo. Mantén controlados el estrés y sus perjudiciales efectos siguiendo con las estrategias de relajación que incorporaste a tu vida, e incluyendo nuevas con el paso del tiempo.

QUÉ HACER CON LOS EJERCICIOS

Hacer ejercicio es otra parte del programa que deberás seguir de por vida. Y es probable que con el paso del tiempo quieras (y necesites) amplificar tu programa de ejercicio. Si no has estado haciendo ejercicio, sólo 30 minutos de caminata diaria marcará una gran diferencia. Sin embargo, en cuanto comiences a perder peso y a estar en buena forma, necesitarás más ejercicios para conservar los logros obtenidos y mejorar tu salud.

Integra ejercicio de intervalos y de fuerza en tu programa de ejercicios (ve el Capítulo 21). Y no olvides jugar a algo, explora formas nuevas y apasionantes de mover el cuerpo. Tal vez seas una de esas personas que detestan hacer ejercicios, pero sé realmente que puedes encontrar actividades que no sólo te beneficien, sino que además ¡te diviertan!

Vivir limpio y "verde" es una de las mejores maneras de proteger tu salud, la de nuestro planeta y el futuro de nuestros niños. Sigue los consejos del Capítulo 23, e integra la mayor cantidad que puedas con el transcurso del tiempo.

QUÉ HACER CON LA PERSONALIZACIÓN

Después que hayas trabajado con los pasos del Capítulo 24 durante unas seis a doce semanas adicionales, vuelve a evaluar cualquiera de los pasos en los que originalmente tuviste un desequilibrio. Muchas personas podrían descubrir que ya no tienen desequilibrios, y por lo tanto no necesitan seguir las sugerencias de personalizaciones del plan de autoatención o el de atención médica. Si ése es tu caso, puedes optar por suspender la personalización.

Si tu puntuación sigue ubicándote en las categorías de autoatención o atención médica, debes seguir los pasos en los que has estado trabajando. También podrías considerar la ayuda de un practicante de medicina funcional o integrativa para incorporar tratamientos adicionales a tu plan. Hay más información de pruebas y tratamientos adicionales en la guía *How to Get What You Need from Your Doctor* (www.bloodsugarsolution.com).

QUÉ HACER CON LAS PRUEBAS

Es importante buscar un médico y trabajar con él durante el programa. Debes monitorear tus análisis de laboratorio cada 2 a 3 meses, y repetir los que tengan resultados anormales. Eventualmente podrás hacer este régimen de pruebas una vez cada 6 meses o una vez al año. Con el tiempo, conocerás cómo trabaja tu organismo, y las formas de colaborar con él y no en su contra, y necesitarás cada vez menos supervisión y atención médica.

QUÉ HACER SI EL PROGRAMA NO FUNCIONA

Permíteme comenzar por lo obvio: estar y mantenerse saludable en nuestro mundo moderno es una tarea titánica. Una acción subversiva y revolucionaria. Tenemos que navegar por mares procelosos de alimentos, resistir tentaciones cuidadosamente creadas a cada paso, combatir el mercadeo que alude a nuestros impulsos primitivos de supervivencia, y mantener a raya a los traficantes de alimentos, saboteadores y a las miles de tentaciones por Internet, televisión y otros medios.

Para triunfar, es necesario cultivar tus destrezas de supervivencia, y un plan de ataque contra esos obstáculos. Si puedes identificar y evitar esos peligros, te desalentarás menos y tendrás resultados más impresionantes.

Hay cinco razones por las cuales el programa podría no funcionar:

1. Problemas con la dieta

A menudo, muchos piensan que están consumiendo una dieta con poca azúcar, harinas refinadas y carbohidratos, cuando en realidad no es así. Hay variantes engañosas, como las frutas demasiado azucaradas o un desayuno con alto contenido de carbohidratos como la avena. Estos alimentos se pueden considerar sanos, pero pueden causarle problemas a muchos. Suscríbete al plan avanzado y ve qué ocurre. Cero granos, frutas, ni vegetales con almidón por seis semanas.

La supervisión y análisis cuidadoso de tu dieta es vital. Y leer las etiquetas es esencial. Mejor aún: come alimentos frescos sin etiquetas.

2. Ejercicio inadecuado o ineficiente

Si nunca has hecho ejercicios, pequeñas cantidades pueden crear enormes beneficios en la etapa inicial de acondicionamiento. Sin embargo, a medida que progresamos y nos ponemos más saludables, necesitaremos una intensidad más alta de ejercicios para lograr los mismos beneficios. Por ejemplo, una persona que pesa 300 libras y nunca ha caminado en su vida puede caminar una cuadra y hacer un ejercicio extremo; mientras que un maratonista necesita correr diez millas a un ritmo de 5 minutos para obtener resultados similares.

En la medida en que te vas poniendo en forma, incrementa la intensidad y duración de tus ejercicios, e incorpora ejercicios de intervalos para seguir tus logros en peso, azúcar en la sangre e insulina. El Capítulo 22 te guiará para que trabajes con el ejercicio de intervalos. Si no has comenzado a hacer ejercicios de fuerza, comienza ahora mismo: 20 minutos, de 2 a 3 veces por semana.

3. Sensibilidades ocultas a los alimentos, intolerancia al gluten o celiaquía

La eliminación del gluten y los productos lácteos durante seis semanas es una estrategia clave en la estructura de *La solución del azúcar en la sangre*. Sin embargo, algunas personas padecen otras alergias o sensibilidades a los alimentos y necesitan una dieta de eliminación más integral. En mi libro *The UltraSimple Diet* propongo un programa de eliminación para identificar en qué grado las sensibilidades o alergias a los alimentos pueden provocar inflamación.

4. Sobrecarga tóxica

Para muchas personas, la acumulación de toxinas provenientes de sustancias como las petroquímicas y metales pesados puede causar problemas. Esto podría deberse al contacto excesivo, a predisposiciones genéticas que obstaculizan la desintoxicación de esas sustancias químicas, o ambos. Si estás en ese caso, necesitarás protocolos intensos de desintoxicación de metales pesados y saunas. Además, será crítico estimular la desintoxicación con varios suplementos, como N-acetilcisteína, cardo lechoso y vitamina C. Esto forma parte de los pasos de personalización del Capítulo 24.

Ten en cuenta que la desintoxicación de metales pesados es un procedimiento médico que requiere la supervisión de médicos profesionales expertos.

5. Desequilibrios en los siete pasos

Los pasos de personalización mencionados en la Semana 6 son esenciales para la curación total de muchas personas. Como no oyen hablar con mucha frecuencia a los médicos de la necesidad de enfocarnos en nuestros desequilibrios bioquímicos y metabólicos específicos, muchos creen que esta parte del programa se puede obviar sin problemas. Pero no es así.

El programa básico de dieta y estilo de vida que contiene *La solución del azúcar en la sangre* es suficiente para ayudar al 80 por ciento de las personas que padecen *diabesidad*. Sin embargo, algunos necesitan intervenciones ulteriores.

Asegúrate de responder con cuidado los cuestionarios y seguir los pasos de autoatención contenidos en este libro. Si lo haces y no ves los resultados que esperabas, es posible que tengas que buscar la ayuda de un practicante experto en medicina funcional o integrativa. Tal vez tengas desequilibrios más profundos como microbios en las vías digestivas, funcionamiento insuficiente de la tiroides, u otros desequilibrios que provocan problemas de salud. El tratamiento de estos trastornos ocultos es vital para una curación total.

Ahora que vas por el camino hacia la buena salud, te invito a incorporarte al movimiento para poder crear juntos un mundo más sano.

PARTE V

RECUPERA TU SALUD

Si quieres llegar rápido, viaja solo. Si quieres llegar lejos, viaja acompañado.

— Proverbio africano

27

Salud para todos:
Creación de un movimiento social

Nuestra salud nos ha sido secuestrada, lenta y calladamente, durante el último siglo. Nuestros entornos actuales de alimentación, social, familiar, escolar, laboral, religioso y comunitario, así como las instituciones de salud y las políticas gubernamentales nos obstaculizan la toma de decisiones saludables. Nos presentan opciones que fomentan malos hábitos de alimentación. Pero si nos unimos es posible mantenernos saludables, dada la información, herramientas, apoyo y acción colectiva para **recuperar nuestra salud.**

Nuestras opciones de alimentos están influidas por subsidios del gobierno a la producción agrícola masiva de grasas y azúcares de mala calidad. La pirámide de alimentos suministrada por el gobierno refleja los intereses de la industria, no de la ciencia, aunque el informe 2010 Dietary Guidelines y la nueva iniciativa "mi plato" den un paso en la dirección correcta, recomendando una dieta de alimentos enteros, a base de plantas, con menos carne, azúcar y alimentos refinados. Por otro lado, la Food and Drug Administration (FDA) no nos ha protegido de la dañina influencia de la industria farmacéutica, y se le ha permitido a Avandia, el principal medicamento contra la diabetes en el mundo, permanecer en el mercado estadounidense a pesar de que se ha demostrado su responsabilidad en más de 47,000 muertes por enfermedades cardiacas desde su aparición en 1999.

Durante el proceso de reforma de la salud, el Dr. Dean Ornish, fundador del Preventive Medicine Research Institute; el Dr. Michael Roizen, Director Principal de Bienestar de Cleveland Clinic; y yo ayudamos a los senadores Harkin, Wyden, y Cornyn a presentar el anteproyecto de la "Ley para recuperar su salud de 2009" (*Take Back Your Heatlth Act of 2009*), cuyo propósito era suministrar reembolsos a los pacientes con enfermedades cardiacas, diabetes y prediabetes para invertirlos en tratamientos intensivos de estilo de vida. Se estimó que los ahorros netos en costos directos de salud ascenderían a $930 mil millones en 10 años. El anteproyecto de ley murió en la "sala de corte y edición" del Senado en una negociación informal de último minuto. Posteriormente, en una reunión de dos horas que sostuve con el senador Harkin, insistí en que nuestro único objetivo era que la política fuese un reflejo de la ciencia. El legislador hizo una breve pausa y destacó: «Eso tendría demasiado sentido».

La salud es un derecho humano que se ignora y subvalora. Es hora de recuperarlo.

Ningún cambio realizado individualmente nos ayudará a recuperar nuestra salud. Las compañías farmacéuticas prometen continuamente nuevos avances en el tratamiento de la diabetes, la obesidad y las enfermedades cardiacas, pero al final nos decepcionan los escasos beneficios de los nuevos medicamentos, o nos desilusionan sus daños inesperados. Por su parte, las industrias de alimentos y dieta prometen soluciones nuevas, rápidas y eficientes: come esto, haz esto o practica este superejercicio y tus problemas y tus libras de más desaparecerán. Pero nunca habrá una solución única y rápida.

Los cientos de pequeñas decisiones que tomamos cada día son lo que transformará nuestra salud colectiva, y tendrá algunos buenos efectos colaterales como evitar el colapso económico, los cambios climáticos y la degradación medioambiental; revigorizar a las familias, comunidades y organizaciones religiosas; y revertir la epidemia de obesidad y enfermedades crónicas que aquejan a nuestro planeta. Tomando decisiones como personas, familias y comunidades podemos forzar el cambio. Por ejemplo, la demanda de alimentos más sanos ha obligado a la gran cadena de tiendas minoristas Walmart a ofrecer productos orgánicos y con menos azúcar y grasas. Ese tipo de presión es lo que impulsa al cambio en grandes sectores de la economía (como los que cultivan y producen alimentos) y reduce la carga tóxica en el medioambiente.

Con nuestras acciones colectivas y las herramientas de Internet como www.takebackourhealth.org, podemos comunicarnos con nuestros representantes y vincularnos a fuentes de información que pueden ayudarnos a propiciar cambios en el ámbito local y nacional. Estas son algunas medidas específicas que podemos tomar o pedir con nuestras palabras, acciones y votos.

Aporta tus ideas a www.takebackourhealth.org y ayuda a crear el movimiento para que todos podamos recuperar nuestra salud.

¡Manos a la obra! Es hora de recuperar nuestra salud por nuestros organismos

Uno de cada dos estadounidenses padece de prediabetes o diabetes. Uno de cada tres niños que nazcan hoy será diabético. Y las enfermedades crónicas de estilo de vida, tratables y que se pueden prevenir, les cuestan la vida cada año a 50 millones de personas. Es hora de actuar.

- **Sigue el plan de seis semanas en** *La solución del azúcar en la sangre.* Crea salud con alimentos, suplementos, ejercicios, herramientas para el control del estrés y reducción del contacto con las toxinas. Equilibra los sistemas de tu organismo.
- **Vota cada día con el tenedor.** Lo que tomas con tu tenedor es lo que ejerce un mayor impacto en tu salud, en nuestra prosperidad económica y en la salud del medioambiente.
- **Menos tiempo ante la pantalla.** Invierte más tiempo en tu cuidado personal, aprendiendo a cocinar, caminando, bailando en tu sala de estar, practicando yoga y ejercicios de respiración profunda, o conectándote con tus seres queridos o amigos.

¡Manos a la obra! Es hora de recuperar nuestra salud por nuestras familias

Tienes un control total sobre lo que llevas a tu casa, y sobre lo que decides hacer allí. Los cambios pequeños ejercen un gran impacto en la salud y felicidad de tu familia, y en la industria de los alimentos, la agricultura y las prácticas mercadotécnicas.

- **Come en casa.** En 1900, el 2 por ciento de las comidas se hacían fuera de casa. En el 2010, la cifra ascendió al 50 por ciento. Una de cada cinco personas desayuna en McDonald's. Las comidas familiares se hacen unas tres veces por semana, duran menos de 20 minutos y transcurren mientras se ve televisión o se envían mensajes de texto, mientras cada miembro de la familia come un "alimento" diferente calentado en el horno microondas y procedente de una fábrica diferente. Aunque nos quejamos de no tener tiempo suficiente para cocinar, los estadounidenses emplean más horas viendo programas culinarios en *The Food Network* que en preparar sus propias comidas.

- **Coman juntos.** Independientemente de lo modesta que pueda ser la comida, creen un sitio especial para sentarse juntos, y pon la mesa con cuidado y respeto. Las comidas en familia son momentos de empatía y generosidad, para congeniar y comunicarse. Varios estudios revelan que los niños que comen regularmente con sus padres tienen un mejor rendimiento en sus vidas, desde mejores calificaciones a relaciones sanas, tienden a evitar problemas, y son un 42 por ciento menos propensos a beber, un 50 por ciento menos propensos a fumar y un 66 por ciento menos propensos a consumir marihuana. Las cenas regulares protegen a las chicas de la bulimia, anorexia y píldoras para bajar de peso. Las cenas familiares reducen la incidencia de obesidad infantil. En un estudio sobre las rutinas hogareñas y la obesidad en niños estadounidenses en edad preescolar, los pequeños con edades tan tiernas como cuatro años corrieron menos riesgos de obesidad si participaban en comidas familiares regulares, dormían lo suficiente y no veían televisión entre semana. Recuperar la tradición de las comidas familiares nos ayudará a buscar y preparar alimentos verdaderos de forma rápida y simple, a enseñar a nuestros hijos a comunicarse, y crear protección, seguridad y destrezas sociales, comida tras comida y día tras día.

- **Recupera tu cocina.** Desecha los alimentos con sirope de maíz con alto contenido de fructosa, grasas hidrogenadas y azúcares o grasas como primer o segundo ingrediente en la etiqueta. Llena tu cocina con alimentos reales, frescos, enteros y locales siempre que te sea posible. Incorpórate a una red agrícola respaldada por la comunidad para obtener un suministro más económico de verduras frescas, o compra en mercados agrícolas cercanos.

- **Crea un huerto.** Son los alimentos más sabrosos, nutritivos y afines a la protección medioambiental que comerás jamás. Puedes crear un pequeño huerto en una caja en la azotea o el portal si no tienes mucho espacio.

- **Preserva, haz abono orgánico y recicla.** Lleva tus propias bolsas de compra al mercado, y recicla tus papeles, latas, botellas y envases plásticos. Crea un receptáculo para abono orgánico (y busca los sitios de tu comunidad donde puedas compartir este fertilizante rico en nutrientes).

¡Manos a la obra! Es hora de recuperar nuestra salud en nuestras comunidades

Vivimos en comunidades sin aceras o donde no es seguro caminar por la calle, o donde tenemos que recorrer cinco millas para encontrar una verdura. Muchos residen en comunidades donde el único "mercado" es la tienda de artículos varios de la gasolinera. Y en los supermercados hay que recorrer millas de pasillos llenos de diversas variantes de azúcar, grasas, sal y colorantes disfrazados de alimentos, y de los que se ha demostrado que son causantes de enfermedades y muerte prematura. Cerca de donde vivo hay diez restaurantes McDonald's dispersos en un radio de diez millas, y que conste, es en un sitio remoto del campo.

- **Salud para todos.** Los grupos pequeños son el catalizador que facilitará la labor. Crea tu propio grupo de amigos, compañeros de trabajo, o miembros de tu iglesia, mezquita, sinagoga o comunidad para apoyar nuestro viaje al bienestar. Más detalles en www.takebackourhealth.org.
- **Crea grupos virtuales.** Aprende a iniciar un grupo en Facebook u otra red social en www.takebackourhealth.org.
- **Crea un club de comidas o de cocina**. Túrnense entre sí con amigos o familiares para preparar comidas sanas y sabrosas una vez por semana.

¡Manos a la obra! Es hora de recuperar nuestra salud y quitarle el control a las prácticas mercadotécnicas de los medios y la industria de los alimentos

El niño promedio permanece diariamente siete horas y media ante una pantalla, observando mil millones de dólares en publicidad de alimentos de la más ínfima calidad nutritiva.[1] Los niños pasados de peso consumen el 50 por ciento de sus comidas frente al televisor. Enseñar cada día a nuestros hijos a lograr una nutrición sana no puede competir con la avalancha de mercadotecnia. El Dr. Thomas Frieden, director de los Centers for Disease Control, recomienda que prohibamos la publicidad de alimentos a los niños.

- **Restringe toda la mercadotecnia para productos de calorías líquidas, comida rápida, comida basura y alimentos procesados, especialmente la dirigida a los niños.** Nuestros sentidos son inundados con prácticas mercadotécnicas de la industria de los alimentos, que casi siempre logran convencernos de que sus opciones que minan la salud son fáciles, divertidas y asequibles, y nos convertirán en personas más fuertes y felices. Y hemos mordido el anzuelo. En el mundo se consumen cada día mil millones de latas de Coca-Cola. En comunidades donde no hay atención médica, educación, agua corriente ni alimentos suficientes, ¡hay Coca-Cola! Se debe prohibir la mercadotecnia de alimentos dirigida a los niños (por medio de la Federal Trade Commission). Ya se ha hecho en más de 50 países alrededor del mundo, como Australia, el Reino Unido, Holanda y Suecia. Debemos seguir su ejemplo.

■ **Restringe afirmaciones de beneficios no comprobados en las etiquetas.** A menudo, los alimentos con afirmaciones de beneficios de salud en sus etiquetas son los menos sanos. Añadirle un poco de fibra a un cereal azucarado no lo hace saludable. ¿Y Vitamin Water o Gatorade, cuyos rostros publicitarios son Kobe Bryant y Lebron James, harán que nuestros hijos sean superatletas o sólo supergordos? La FDA debería restringir tales afirmaciones.

■ **"Ayuno de medios".** Evita todos los medios durante una semana (o dos) en compañía de tu familia, o crea un grupo de "ayuno de medios" en tu trabajo o en la escuela.

¡Manos a la obra! Es hora de recuperar nuestra salud en nuestras escuelas

Las escuelas se han convertido en zonas de peligro llenas de calorías vacías, comida basura y programas deficientes de educación física. Si la mayoría de las cocinas escolares sólo tienen freidoras profundas, hornos microondas y máquinas para vender caramelos y comida basura en los mostradores junto a la caja registradora, ¿cómo pueden mantenerse saludables los niños? Si la comida que se sirve es tan adictiva como la heroína o la cocaína, ¿quién es el responsable? El general Jack Keane, ex Vicejefe de Estado Mayor del Ejército de los Estados Unidos, me confesó que el 70 por ciento de los que solicitan entrar en las fuerzas armadas no están aptos para hacerlo. El programa de almuerzo escolar comenzó en 1946 porque los reclutas eran demasiado delgados para prestar servicio en el ejército; hoy en día, gracias en parte a ese mismo programa, nuestros niños son demasiado obesos para seguir una carrera militar.

- **Reinventa los programas de almuerzo escolar.** La "Ley Niños Sanos y Libres de Hambre" de 2010 (*Healthy, Hunger-Free Kids Act*) eliminó la comida basura de las escuelas aplicando estándares de nutrición a todos los alimentos que se venden en los planteles (incluyendo las máquinas expendedoras en los pasillos) y apoya el acceso a vegetales frescos por medio de la creación de redes entre granjas agrícolas y escuelas, la creación de huertos escolares y el uso de alimentos locales. Aunque no resuelve la brecha existente en la educación en lo que respecta a autoatención y nutrición, al menos es algo. Ve la película *Two Angry Moms* para enterarte de cómo recuperar el comedor escolar.

- **Apoya las escuelas como zonas seguras.** Dale acceso a los estudiantes sólo a alimentos que propicien la salud y el funcionamiento cerebral óptimo.

- **Apoya cambios en leyes de zonificación.** Evita la operación de establecimientos de comida rápida y basura cerca de las escuelas.

- **Apoya políticas escolares de "comer sólo en el comedor".** Varios estudios revelan que cuando los distritos escolares prohíben comer en pasillos y aulas, los niños pierden un 10 por ciento de su peso corporal sin necesidad de NINGÚN OTRO cambio en la dieta o ejercicio.

- **Crea huertos escolares.** Enseña a los niños el origen de los alimentos y déjalos experimentar el deleite sensorial de frutas y verduras reales y recién extraídas del huerto.

- **Apoya la integración de un currículo de autoatención y nutrición en las escuelas.** Colabora con la junta escolar local o regional para introducir programas como los HealthCorps de Mehmet Oz en las escuelas del país.

- **Aporta destrezas básicas de cocina a las escuelas.** Incorpora estas destrezas a un currículo que incluya herramientas esenciales para la vida.

¡Manos a la obra! Es hora de recuperar nuestra salud en nuestros centros laborales

Los centros de trabajo son entornos peligrosos. Los tazones de papas fritas, los refrigeradores llenos de gaseosas llenas de azúcar y cafeína, las cafeterías donde apenas se ve una verdura, las gavetas llenas de caramelos, y los ambientes con alto nivel de estrés alimentan nuestra salud deficiente. Además, el correo electrónico y los BlackBerries nos encadenan física y mentalmente al trabajo las 24 horas y los 7 días de la semana. El director de recursos humanos de una compañía grande me confesó que tenían en proyecto bloquear el acceso de los empleados al correo electrónico cuando se fueran de vacaciones.

Cuando Starbucks gasta más dinero en salud que en granos de café; y General Motors más en salud que en acero, algo tiene que cambiar. Las empresas tienen mucho más que ganar si invierten en la creación de entornos más sanos, programas de bienestar y permiten opciones automáticas que respalden la salud.

- **Identifica y entrena campeones de bienestar físico en los centros de trabajo.** Estas personas pueden dirigir grupos de apoyo de empleados para lograr salud para todos siguiendo el curso por Internet de *La solución del azúcar en la sangre.*
- **Mejora la alimentación en los centros laborales mejorando las ofertas de áreas de meriendas y cafeterías.** Ofrece más alimentos reales y frescos y menos alimentos procesados y azucarados. Apoya iniciativas de almuerzos compartidos para repartir la carga y el costo de crear almuerzos sanos y fortalecer la comunidad dentro de las organizaciones.
- **Crea incentivos (incluidos los económicos) para empleados que participen en programas de bienestar.** Steve Burd, de Safeway, implementó incentivos económicos para cambios de estilo de vida sana para sus empleados, conocidos como Healthy Measures.[2] Si este tipo

de programa se implementara nacionalmente, reduciría unos $550 mil millones de nuestra cuenta de atención médica al año.

■ **Apoya la creación de programas de autoatención y grupos de apoyo en los centros laborales.** Las compañías están comenzando a comprender que la solución del problema de una salud deficiente no es un gasto sino una oportunidad de inversión. El presentismo (ir a trabajar enfermo o permanecer más horas de las que garantiza un rendimiento óptimo), les cuesta a las compañías dos o tres veces más que sus gastos médicos directos, sobre todo en productividad perdida a causa de síntomas relacionados con obesidad y depresión como fatiga, confusión mental y poca motivación. Globalmente, las compañías pierden $2 millones de millones al año en productividad a causa de trastornos de estilo de vida que se pueden evitar. Las iniciativas de bienestar en los centros laborales pueden producir réditos del 1,000 al 2,000 por ciento. El Foro Económico Mundial creó una "aplicación de bienestar" (*Wellness App*) para mostrarles a las compañías cuánto pueden ahorrar con la creación de programas de bienestar físico (http://wellness.weforum.org).

¡Manos a la obra! Es hora de recuperar nuestra salud en nuestros centros religiosos

"¿O no sabéis que vuestro cuerpo es santuario del Espíritu Santo, que está en vosotros y habéis recibido de Dios y que no os pertenecéis? ¡Habéis sido bien comprados! Glorificad, por tanto, a Dios en vuestro cuerpo". (*1 Cor. 6:19–20*)

El pastor Rick Warren, de Saddleback Church, congregación de 30,000 feligreses, hizo una afirmación radical cuando inició El plan Daniel (ve el Capítulo 16): Dios quiere que estemos sanos. En su sermón, destacó que las principales tradiciones religiosas occidentales —Judaísmo, Cristianismo e Islam— cuentan con enseñanzas de ética, compasión y espiritualidad, respaldo de la mente y del espíritu. Pero en las sinagogas, iglesias, templos y mezquitas del mundo, la salud y el cuerpo son temas de los que raramente se habla. Ningún rabino, sacerdote, ministro, pastor o imán propicia el cuidado del cuerpo como el del alma. Aunque las funciones de la iglesia y el templo son ser centros de actividad comunitaria, proporcionan una gran abundancia de alimentos de mala calidad, ricos en calorías, almidón y azúcar que contribuyen a que los feligreses se vayan al cielo antes de tiempo.

- **Anima al cuidado del cuerpo tanto como al del alma.** Con frecuencia, los cambios sociales comienzan en organizaciones religiosas: abolición, derechos civiles y humanos. Pero la salud es el más ignorado entre los derechos humanos. La comunidad, las conexiones y las redes sociales que ya existen dentro de esas organizaciones pueden apoyar la salud de la mente, el espíritu, y el cuerpo.
- **Incorpora "estudios del cuerpo" a los grupos de estudio bíblico.** Incorpora el "cuerpo" y el alma a pequeños grupos de apoyo y de estudio en comunidades religiosas. Se puede estudiar un currículo de estilo de vida saludable como El plan Daniel (www.danielplan.com).
- **Crea una cultura de bienestar dentro de las organizaciones religiosas.** Propicia el consumo de alimentos sanos en reuniones y eventos. Crea actividades de bienestar físico para hacer juntos. Sigue algunos de los ejemplos que usamos en Saddleback Church (www.danielplan.com).

¡Manos a la obra! Es hora de recuperar nuestra salud en nuestra democracia

En junio de 2009 fui invitado junto a otros expertos en prevención y bienestar físico al Foro de Prevención y Bienestar de la Casa Blanca. Como parte de nuestra iniciativa para crear cambios verdaderos en el sistema de salud, abogamos por un consejo interagencias para apoyar, coordinar y crear movimientos de promoción de la salud y el bienestar físico en todas las agencias gubernamentales. En junio de 2010, el presidente

Obama creó el National Council on Prevention, Health Promotion, and Public Health, y el senador Tom Harkin me nominó para formar parte de una designación presidencial a un grupo de 25 personas que asesoraría a la administración y al nuevo concejo. Un paso en la dirección correcta. Pero hay mucho más que se puede hacer.

Envía cartas y mensajes de correo electrónico a tus representantes electos para apoyar iniciativas de salud como:

- **Eliminar los alimentos perjudiciales de todas las escuelas, instalaciones de cuidados infantiles y de salud, y todas las instituciones gubernamentales.** El gobierno debe crear estándares rigurosos de nutrición escolar que se correspondan con la ciencia actual (a través del U.S. Department of Agriculture o USDA). Igualmente, necesitamos crear programas de nutrición para otras instituciones públicas y gubernamentales como las fuerzas armadas, Veteran Affairs, el Indian Health Service, y los centros de salud comunitaria.
- **Apoyar reformas de cabildeo.** Debemos cambiar las leyes de financiamiento de campañas políticas para que las donaciones empresariales de entidades pertenecientes a los Grandes Fabricantes de Alimentos, Productos Agrícolas y Farmacéuticos dejen de controlar el proceso electoral.
- **Subsidiar la producción de frutas y verduras.** Cambiar la Ley de Alimentos, Conservación y Energía de 2008 (conocida como Farm Bill). La política agrícola debe respaldar la salud pública y estimular la producción de frutas y verduras, no productos mercantiles como el maíz y la soya. El ochenta por ciento de los subsidios gubernamentales van actualmente a estos dos últimos, que se usan para crear gran parte de la comida basura que consumimos. Es necesario reformular los subsidios y apoyar más a los agricultores pequeños y una gama más abundante de frutas y verduras.
- **Incentivar a los supermercados a crear establecimientos en comunidades pobres.** La pobreza y la obesidad van de la mano. Una razón

de esto son los "desiertos de alimentos" que vemos en todo el país. Los pobres también tienen derecho a alimentos de alta calidad. Es necesario crear formas de proporcionárselos.

- **Incorporar el costo real de los alimentos industriales en el precio.** Incluir su impacto en gastos de salud y pérdida de productividad.
- **Impuestos al azúcar.** Ya existen impuestos para los cigarrillos y el alcohol, y esto contribuye a pagar los programas de prevención y tratamiento. El azúcar es por lo menos tan adictivo, si no más aún. Los científicos sugieren un impuesto de un centavo la onza en gaseosas. Esto reduciría el consumo de azúcar, la obesidad y los gastos de atención médica, y proporcionaría ingresos para apoyar programas de prevención y tratamiento de la obesidad y las enfermedades crónicas.
- **Crear una campaña publicitaria de la salud pública.** Vamos a decirles a todos lo bueno que es ser saludable y sexy y exponer las prácticas subversivas de los Grandes Fabricantes de Alimentos, Productos Agrícolas y Farmacéuticos. Usa las técnicas de publicidad que mejor se correspondan con las necesidades del consumidor y de nuestros niños.
- **Apoyar la creación de "cuerpos de salud".** Nuestro propósito debería ser el entrenamiento de un millón de trabajadores y promotores de la salud en las comunidades del país para 2020. Mediante el acto de recuperar juntos nuestra salud, podemos crear una doble revolución: cambiar la medicina que practicamos (de estilo de vida y funcional) y cómo la practicamos (en pequeños grupos de apoyo). Esta nueva fuerza laboral de trabajadores de salud comunitaria deberá "acompañar" y apoyar a las personas a tomar mejores decisiones de alimentación y estilo de vida, y lograr hogares, centros de trabajo, escuelas, organizaciones religiosas y un medioambiente más limpio.

¡Manos a la obra! Es hora de recuperar nuestra salud del sistema de "Atención a enfermos"

Marcia Angell, ex jefa de redacción de la revista *New England Journal of Medicine*, escribió una crítica mordaz sobre la infiltración de los

Grandes Fabricantes de Productos Farmacéuticos en la política de investigaciones médicas, educación, salud y medicamentos.[3] Además de los $30 mil millones anuales que se invierten en la mercadotecnia de productos farmacéuticos a los médicos (conocida como "capacitación médica continua"), los Grandes Fabricantes de Productos Farmacéuticos han convertido a muchos investigadores académicos en sus empleados contratados. Aunque los líderes de los centros médicos académicos reciben subvenciones para hacer investigaciones "contratadas" por compañías farmacéuticas, las mismas son creadas, ejecutadas y escritas en la sombra por los que las financian. Las declaraciones de conflicto de intereses de los autores en los artículos investigativos ocupan con frecuencia varias páginas. Estos autores no sólo reciben subvenciones, sino que además son miembros de juntas asesoras, reciben cuantiosas sumas como conferencistas, y suscriben acuerdos de patentes y derechos de autor con las Grandes Farmacéuticas.

Aparentemente, nuestra medicina fundamentada en evidencias no se basa en evidencias muy buenas. Pero tenemos el poder de cambiar esa situación.

- **Elimina los perversos incentivos financieros en los reembolsos por atención médica.** En la Ciudad de Nueva York se implementó un exitoso programa de prevención y tratamiento de la diabetes, que dio como resultado menos complicaciones, hospitalizaciones y amputaciones. Sin embargo, el hospital canceló el programa porque disminuyeron sus ingresos. Por tanto, amputarle el pie a un diabético y recibir $6,000 como reembolso del Medicare es mejor que un reembolso de $100 por una consulta de nutrición. El sistema obtiene ganancias por tener pacientes más enfermos y obesos.

- **Apoya una reforma real de la salud.** Es necesario cambiar no sólo la regulación de los seguros, sino también el tipo de medicina que practicamos (de estilo de vida y funcional) y cómo prestamos servicios de salud (en pequeños grupos, en comunidades y en organizaciones de salud). Durante el proceso de reforma de la salud en Washington, D.C., a Dean Ornish, a Michael Roizen y a mí se nos preguntó qué organización representábamos. La respuesta fue simple: no representábamos a nadie más que a los pacientes y a ninguna otra cosa que no fuera la ciencia. La respuesta fue aceptada, pero se nos miró con perplejidad. Y no es de extrañar. Durante la reforma de la salud, la industria farmacéutica contó con tres cabilderos por cada miembro del Congreso y gastó más de $600,000 al día para garantizar que se representaran sus necesidades en la legislación.

■ **Decreta la capacitación obligatoria en temas de medicina de nutrición y estilo de vida en las facultades y programas de residencia médica.** Como bien sabemos, los principales factores desencadenantes de los gastos por enfermedad y atención médica son los factores de estilo de vida que se pueden prevenir. Si se les diera tratamiento a esos factores, podríamos eliminar el 90 por ciento de las enfermedades cardiacas y la diabetes. Pero sólo una de cuatro facultades de Medicina tiene cursos de nutrición y sólo el 28 por ciento de las escuelas cumplen con el mínimo de 25 horas de educación sobre la nutrición recomendado por la National Academy of Sciences.[4] Gran parte de esas horas de educación se dedican al estudio de enfermedades de deficiencia nutricional como el escorbuto y el raquitismo. Si tuviéramos éxito en reducir a la mitad las enfermedades cardiacas o reducir la diabetes (conjuntamente con sus complicaciones) en un 80 por ciento, los hospitales se irían a la bancarrota, la industria farmacéutica vería desplomarse sus ganancias, y muchos médicos se verían obligados a iniciar "institutos de medicina de estilo de vida" en vez de hospitales de cirugía cardiaca.

■ **Apoya y crea un currículo modular progresivo sobre nutrición.** Si los alimentos son nuestra medicina más poderosa, entonces la capacitación de los profesionales de la salud en lo tocante a nutrición es esencial. Debemos crear y proporcionar fondos para respaldar un currículo de nutrición destinado a los trabajadores del campo de la salud. Esto resolvería la carencia de expertos (podríamos perfeccionar programas existentes como el del Institute for Functional Medicine).

- **Proporciona reembolsos por tratamiento de estilo de vida en casos de enfermedades crónicas.** A pesar del apoyo de casi todas las principales sociedades médicas, que se unieron para la publicación de una revisión de evidencia científica de la medicina de estilo de vida, para la prevención y el *tratamiento* de las enfermedades crónicas,[5] este método no forma parte aún de la capacitación ni de la práctica médica. Es necesario que se paguen debidamente los tratamientos de estilo de vida como los que contiene este libro, si van a formar parte de la práctica médica convencional.

- **Crea más financiamiento para las ciencias de nutrición.** El Congreso debería destinar por decreto más fondos para las ciencias de nutrición, y examinar y poner a prueba modelos innovadores de tratamiento. La responsabilidad de la política dietética debe descansar en un grupo científico independiente como el Institute of Medicine y no en el U.S. Department of Agriculture, susceptible a influencias políticas y empresariales. En la década de los ochenta, aconsejaron una pirámide de dieta compuesta por alimentos bajos en grasa, y al menos de 8 a 11 porciones de pan, arroz, pasta y cereales al día, la cual coincidió con el rápido incremento de la obesidad y la diabetes. Realmente, resultó letal combinar la política con las recomendaciones de salud.

- **Termina las relaciones irresponsables entre la medicina y la industria.** Las organizaciones de salud pública como la American Heart Association y la American Dietetic Association deben evitar asociaciones, respaldo o lazos financieros con las industrias que ponen en peligro su independencia y credibilidad. Coca-Cola patrocinando eventos de la American Dietetic Association o la American Heart Society promoviendo cereales azucarados como saludables para el corazón porque contienen unos granos de trigo entero... ¿Quién puede creerse eso?

Recuperar nuestra salud: incorpórate al movimiento y a la conversación

Ninguna acción aislada, ni individual ni de organizaciones será suficiente para crear cambios. Esto me recuerda lo que dijo en una ocasión la Madre Teresa de Calcuta: *"No podemos hacer grandes cosas, sólo pequeñas cosas con gran amor..."*.

Un paso, una decisión, un cambio cada vez. Una palabra, una acción, un voto cada vez.

Visita www.takebackourhealth.org para dar el primer paso, únete al movimiento, y conoce cómo podemos y debemos garantizar la salud para todos.

Revertir la epidemia de *diabesidad*

Uno de cada tres niños que nacen actualmente en los Estados Unidos será diabético si continúan las tendencias imperantes. Uno de cada dos estadounidenses padecerá de *diabesidad* en 2020, y el 90 por ciento lo ignorará. Esta es la mayor epidemia del mundo, pero se puede evitar en casi un 100 por ciento.

No necesitamos más investigaciones. El seguimiento durante diez años del Diabetes Lifestyle Prevention Trial y el actual estudio Look Ahead Trial en el que se aplicó un tratamiento de estilo de vida grupal intensivo, demuestran que en la prevención de la diabetes la intervención de estilo de vida en grupos es mucho más efectiva que los medicamentos. Es también el tratamiento más poderoso en las personas que ya padecen de diabetes o prediabetes.

La ciencia es clara. Tenemos información suficiente para resolver este problema ahora mismo, pero nadie ha llamado a actuar o a movilizar una campaña global para solucionarlo. Combatimos el SIDA, la malaria y la tuberculosis en todo el mundo, pero cuando nos confrontan con un problema que provoca más muertes que todas las enfermedades infecciosas combinadas, nos quedamos en silencio.

Mi esperanza es que cada uno de ustedes transformará su biología y pasará de la *diabesidad* a una salud óptima y vibrante. Luego comprenderán el poder que tienen para cambiar sus genes y su salud, cambiando lo que comen y cómo lo hacen, respaldando su bioquímica y metabolismo con suplementos, dándole actividad al cuerpo, aprendiendo a relajarse profundamente, y a vivir limpios y "verdes".

Tienes el poder de conjurar los problemas de salud, aprendiendo a respaldar tu organismo para que pueda funcionar óptimamente.

Y también tienes el poder de formar parte de un movimiento para "Recuperar nuestra salud", una solución clara usando el poder de los alimentos y el estilo de vida para prevenir, revertir e incluso curar la mayoría de las enfermedades más crónicas, la causa de interminables sufrimientos personales, y una carga insostenible para nuestras economías globales y estructuras sociales. No necesitamos nuevos descubrimientos. Sólo tenemos que aplicar lo que ya conocemos para que nuestros hijos y los hijos de nuestros hijos puedan vivir en un mundo libre de *diabesidad*, saludable y en participación plena en la vida.

La solución del azúcar en la sangre es un plan personal para estar sano, para que todos lo estemos en nuestras comunidades, y para recuperar nuestra salud como sociedad.

Y comienza con cada uno de nosotros.

PARTE VI

PLAN DE ALIMENTACION Y RECETAS DE *LA SOLUCIÓN DEL AZÚCAR EN LA SANGRE*

Que los alimentos sean tu medicina, y la medicina tu alimento.

— Hipócrates

28

Tu plan de seis semanas

Aunque las directivas que has recibido en este libro bastan para seguir y permanecer con éxito en el programa *La solución del azúcar en la sangre*, muchas personas necesitan un poco más de dirección con respecto a lo que van a comer.

Con la ayuda de Deb Morgan, inspiración y líder culinaria única de Kripalu Kitchen, he creado dos semanas de menús diarios que puedes alternar en el curso del programa. En realidad, puedes usar cualquiera de las recetas cualquier día del programa. Sin embargo, he estructurado menús diarios para que el programa sea agradable y sencillo.

Para simplificar aún más el proceso, sigue los menús como he descrito en los primeros 14 días. Al cabo de dos semanas de usar estas recetas, tendrás una buena idea de lo que desea tu organismo, y cómo nutrirlo adecuadamente. En esta etapa, podrás mezclar y combinar recetas y menús diarios para las cuatro semanas restantes.

Para cada receta de la semana, he creado una lista integral de compras que te facilitará adquirir lo que necesitas para hacer esas comidas deliciosas y nutritivas (ve las páginas 421-424).

Según tus preferencias de alimentos y tradiciones culturales, será posible hacer sustituciones. Por ejemplo, las opciones vegan o vegetarianas se pueden sustituir por las que tienen proteínas animales; sólo hay que sustituir la proteína animal de las recetas con tofu, tempeh, u otras formas de proteína vegetariana. Disfrutarás de los mismos beneficios siempre y cuando consumas alimentos con alto contenido de fibra y densos en nutrientes.

Todas las recetas están permitidas en el programa básico, y la mayoría son apropiadas o se pueden adaptar en el programa avanzado como se ha descrito. También doy consejos para hacer sorprendentes ensaladas de tu creación (ve las páginas 419-420). Además hay muchas más recetas en Internet, como platos adecuados para niños, en www. bloodsugarsolution.com.

Seguir este plan hará más divertida y deliciosa la cura de la diabetes. ¡Disfruta!

MENÚ DE LA SEMANA 1

Día 1

Desayuno: Las selecciones pueden variar; refiérete a las recetas de desayuno.

Merienda: Las selecciones pueden variar; refiérete a las recetas de merienda.

Almuerzo: Ensalada de salmón en *wraps* de hojas de repollo al vapor (ve la página 379-380).

Cena: Cocido de lentejas y pollo con quínoa tostada, col rizada y almendras (ve las páginas 394-395).

Día 2

Desayuno: Las selecciones pueden variar; refiérete a las recetas de desayuno.

Merienda: Las selecciones pueden variar; refiérete a las recetas de merienda.

Almuerzo: Ensalada de alubias con pollo al pesto y nueces (ve las páginas 380-381).

Cena: Pescado con verduras en pergamino con arroz salvaje, pacanas y pilaf con bayas Goji (ve las páginas 396-397).

Día 3

Desayuno: Las selecciones pueden variar; refiérete a las recetas de desayuno.

Merienda: Las selecciones pueden variar; refiérete a las recetas de merienda.

Almuerzo: Ensalada de aguacate con quínoa y frijoles negros con rúcula (ve la página 382).

Cena: Rollo de carne de pavo y espinacas con puré de coliflor con mijo (ve las páginas 398-399) y vegetales salteados con cebolla roja y tomates deshidratados (ve la página 399).

Día 4

Desayuno: Las selecciones pueden variar; refiérete a las recetas de desayuno.

Merienda: Las selecciones pueden variar; refiérete a las recetas de merienda.

Almuerzo: Sopa de guisantes partidos y romero con calabaza picante asada (ve las páginas 383-384).

Cena: Tofu asiático salteado de arvejas con salsa de ajonjolí y cacahuete con arroz integral (ve las páginas 400-401).

Día 5

Desayuno: Las selecciones pueden variar; refiérete a las recetas de desayuno.

Merienda: Las selecciones pueden variar; refiérete a las recetas de merienda.

Almuerzo: Sopa de pollo con verduras y arroz (ve las páginas 384-385).

Cena: Camarones a la mediterránea con polenta asada (ve las páginas 401-402).

Día 6

Desayuno: Las selecciones pueden variar; refiérete a las recetas de desayuno.

Merienda: Las selecciones pueden variar; refiérete a las recetas de merienda.

Almuerzo: Quiche de quínoa empanado (ve las páginas 385-386)

Cena: Sopa de frijoles negros, arroz con comino tostado, y coliflor y col rizada al ajo (ve las páginas 403-404).

Día 7

Desayuno: Las selecciones pueden variar; refiérete a las recetas de desayuno.

Merienda: Las selecciones pueden variar; refiérete a las recetas de merienda.

Almuerzo: Arroz frito con tofu (ve las páginas 386-387).

Cena: Tortas de salmón con pacanas, chutney de durazno y acelga salteada con almendras picadas (ve las páginas 404-406).

MENÚ DE LA SEMANA 2

Día 1

Desayuno: Las selecciones pueden variar; refiérete a las recetas de desayuno.

Merienda: Las selecciones pueden variar; refiérete a las recetas de merienda.

Almuerzo: Ensalada de aguacate con camarones y rúcula (ve páginas 387-388).

Cena: Pollo con curry de coco y verduras con arroz integral (ve las páginas 406-407 y 401).

Día 2

Desayuno: Las selecciones pueden variar; refiérete a las recetas de desayuno.

Merienda: Las selecciones pueden variar; refiérete a las recetas de merienda.

Almuerzo: Sopa sustanciosa con hortalizas y frijoles pintos (ve las páginas 388-389).

Cena: Vieiras empanadas con cilantro y almendras, batatas batidas y espinacas salteadas con berro (ve las páginas 407-409).

Día 3

Desayuno: Las selecciones pueden variar; refiérete a las recetas de desayuno.

Merienda: Las selecciones pueden variar; refiérete a las recetas de merienda.

Almuerzo: Ensalada de arroz con garbanzos y vinagreta balsámica (ve las páginas 389-390).

Cena: Cordero asado con melaza de granadas y alubias, brócoli a la lima (ve las páginas 409-410).

Día 4

Desayuno: Las selecciones pueden variar; refiérete a las recetas de desayuno.

Merienda: Las selecciones pueden variar; refiérete a las recetas de merienda.

Almuerzo: Ensalada de huevos con curry en *wraps* de lechuga con espárragos asados (ve la página 390).

Cena: Chili mexicano rápido, quínoa y tiras de tortillas horneadas con col rizada con zapallo anco asado (ve las páginas 411-413).

Día 5

Desayuno: Las selecciones pueden variar; refiérete a las recetas de desayuno.

Merienda: Las selecciones pueden variar; refiérete a las recetas de merienda.

Almuerzo: Cocido de lentejas rojas (ve la página 391).

Cena: Salmón a la parrilla con chutney de menta y cilantro, ensalada de alubias y maíz, y verduras de verano a la parrilla (ve las páginas 413-415).

Día 6

Desayuno: Las selecciones pueden variar; refiérete a las recetas de desayuno.

Merienda: Las selecciones pueden variar; refiérete a las recetas de merienda.

Almuerzo: Hamburguesas de pavo con tomates deshidratados (ve la página 392).

Cena: Tofu y anacardo salteados con arroz Basmati (ve páginas 415-416).

Día 7

Desayuno: Las selecciones pueden variar; refiérete a las recetas de desayuno.

Merienda: Las selecciones pueden variar; refiérete a las recetas de merienda.

Almuerzo: Pollo y frijoles negros en *wraps* de hojas de repollo al vapor con aguacate y salsa (ve las páginas 392-394).

Cena: Sopa de pescado del domingo por la noche (ve las páginas 416-417).

29

Recetas y listas para la compra del mercado

RECETAS DE DESAYUNO

El UltraLicuado

Este licuado proporciona proteínas esenciales para la desintoxicación, ácidos grasos omega-3 del aceite de linaza, fibra para una digestión y eliminación sanas, antioxidantes y fitonutrientes procedentes de las frutillas y las frutas grandes. Algo que te sostendrá, y controlará tu nivel de azúcar en la sangre y tu apetito durante todo el día.

Te propongo tres variaciones de licuados. Puedes alterar cualquier receta de acuerdo a tus preferencias.

Entra en www.bloodsugarsolution.com para ver instrucciones sobre dónde solicitar mis polvos de proteína favoritos.

NOTA: Usa semillas de lino hasta en dos licuados al día, pero no más. Si estás en el plan avanzado, omite las frutas de estas recetas.

LICUADO DE PROTEÍNA DE ARROZ

Da para 1 ración   *Tiempo de preparación: 5 minutos*   *Tiempo de cocción: cero*

Este licuado satisfactorio es el más fácil de hacer y digerir.

- 2 cucharadas de polvo de proteína de arroz (o sigue las instrucciones para el tamaño de la ración de tu selección de producto)

- 1 cucharada de combinación orgánica de aceite de lino y de borraja
- 2 cucharadas de semillas de lino molidas
- Hielo (hecho de agua filtrada), si lo deseas
- De 6 a 8 onzas de agua filtrada
- ½ taza de frutas orgánicas no cítricas frescas o congeladas (como cerezas, moras azules, frambuesas, fresas, duraznos, peras o bananas)
- Opcional: ¼ taza de frutos secos, remojados desde la noche anterior (como almendras, nueces, pacanas o cualquier combinación)

Coloca todos los ingredientes en una licuadora y combina meticulosamente.

LICUADO DE FRUTAS Y FRUTOS SECOS

Da para 1 ración   Tiempo de preparación: 5 minutos   Tiempo de cocción: cero

Esta receta usa tofu sedoso en vez de proteína de arroz. Un licuado agradable y cremoso.

- ¼ taza de tofu sedoso drenado
- ½ taza de leche de soya (como Silk) pura, sin azúcar ni gluten
- 1 cucharada de combinación orgánica de aceite de lino y de borraja
- 2 cucharadas de semillas de lino molidas
- ½ taza de frutas orgánicas no cítricas, frescas o congeladas (como cerezas, moras azules, frambuesas, fresas, duraznos, peras, o bananas)
- Hielo (hecho de agua filtrada), si lo deseas,
- De 2 a 4 onzas de agua filtrada
- Opcional: ¼ taza de frutos secos, remojados desde la noche anterior (como almendras, nueces, pacanas o cualquier combinación)

Coloca todos los ingredientes en una licuadora y combina meticulosamente.

LICUADO DE FRUTOS SECOS

Da para 1 ración   Tiempo de preparación: 5 minutos   Tiempo de cocción: cero

Este licuado debe ser sin soya.

- ½ taza de leche de almendras o avellanas, pura, sin azúcar ni gluten
- ¼ taza de frutos secos, remojados desde la noche anterior (como almendras, nueces, pacanas o cualquier combinación)

- 1 cucharada de combinación orgánica de aceite de lino y de borraja
- 2 cucharadas de semillas de lino molidas
- $1/2$ taza de frutas orgánicas no cítricas frescas o congeladas (como cerezas, moras azules, frambuesas, fresas, duraznos, peras, o bananas)
- Hielo (hecho de agua filtrada), si lo deseas
- De 2 a 4 onzas de agua filtrada

Coloca todos los ingredientes en una licuadora y combina meticulosamente.

HUEVOS ESCALFADOS CON ESPINACAS

*Da para 4 raciones   Tiempo de preparación: 2 minutos   Tiempo de cocción: 3–4 minutos
Programa: básico y avanzado*

- $1/2$ taza de agua
- 1 taza de tomates, cortados en cuadritos
- 6 tazas de espinacas normales o baby cortadas en pedacitos (sin tallos)
- 4 huevos orgánicos grandes
- Pizca de sal de mar y/o pimienta
- $1/2$ cucharada de tomillo fresco
- Chorrito de aceite de oliva extra virgen

En una sartén a fuego mediano, coloca el agua, los tomates, y las espinacas. Trata de hacerle pequeñas incisiones a las espinacas y luego rompe lentamente los huevos encima. Espolvorea con sal, pimienta y tomillo fresco. Cubre y deja cocinar hasta que los huevos estén hechos a tu gusto. Las espinacas deben estar cocidas y el agua debe haberse evaporado. Sirve con aceite de oliva.

Análisis nutricional por ración: calorías 81, carbohidratos 4.7 g, fibra 1.6 g, proteína 7.2 g, grasas 4.7 g, colesterol 186 mg, sodio 99 mg, calcio 87 mg.

REVOLTILLO DE TOFU

*Da para 4 raciones   Tiempo de preparación: 5 minutos
Tiempo de cocción: 10 minutos   Programa: plan básico y avanzado*

- 1 libra de tofu firme
- 2 cucharadas de aceite de oliva extra virgen

- ½ cebolla pequeña, cortada en pedacitos
- 1 cucharadita de curry en polvo
- 2 tazas de acelga, cortada en pedacitos
- ½ zanahoria, rallada
- ½ cucharadita de orégano seco
- ½ cucharadita de albahaca seca
- ½ cucharada de tamari sin trigo

Enjuaga el tofu, sécalo dándole palmadas, luego desmenúzalo y pónlo a un lado. En una sartén grande a fuego mediano, calienta el aceite de oliva y saltea las cebollas hasta que comiencen a dorarse, alrededor de 5 minutos. Añade el curry en polvo y revuelve. Añade el tofu a las cebollas y revuelve para combinar bien. Añade los ingredientes restantes, y revuelve hasta que todo esté cocinado, dejando que la acelga se cocine. **Análisis nutricional por ración**: calorías 155, carbohidratos 5.1 g, fibra 2.0 g, proteína 10.2 g, grasas 11.6 g, colesterol 0 mg, sodio 184 mg, calcio 260 mg.

TOFU DE AJONJOLÍ CON JENGIBRE

Da para 4 raciones   *Tiempo de preparación: 5 minutos*
Tiempo de cocción: 15 minutos   *Programa: plan básico y avanzado*

- 1 libra de tofu
- 1 cucharada de aceite de ajonjolí
- 1 cucharadita de jengibre, picado finamente
- 1 cucharadita de ajo, picado finamente
- ¾ cucharada de tamari sin trigo
- 1 cucharada de mirin o vino de cocina
- ½ cucharada de vinagre de arroz integral
- 2 cucharadas de semillas de ajonjolí

Enjuaga el tofu, sécalo dándole palmadas, y córtalo en cuadros pequeños. Calienta una sartén a fuego mediano y añade el aceite de ajonjolí. Coloca con cuidado el tofu en la sartén y saltea por unos 5 minutos, volteando ocasionalmente el tofu para que se dore uniformemente.

Combina los ingredientes restantes, échalos sobre el tofu, y revuelve. Pon a hervir y luego reduce la intensidad del fuego. Cocina a fuego lento entre 6 y 8 minutos hasta que el líquido se haya reducido y el tofu esté ligeramente glaseado.

Análisis nutricional por ración: calorías 147, carbohidratos 5.5 g, fibra 1.7 g, proteína 10.5 g, grasas 10.4 g, colesterol 0 mg, sodio 236 mg, calcio 297 mg.

TORTILLA DE HIERBAS Y AGUACATE

Da para 2 raciones   Tiempo de preparación: 5 minutos   Tiempo de cocción: 7 minutos
Programa: plan básico y avanzado

- 3 huevos
- 1 cucharada de agua o leche de soya sin azúcar
- Pizca de sal de mar
- 1 cucharada de aceite de oliva extra virgen
- ½ cucharadita de tomillo fresco
- 1 cucharada de albahaca fresca, cortada en pedacitos
- ½ aguacate maduro, en rodajas
- Pimienta negra, al gusto

Rompe los huevos en un tazón y bate con el agua o la leche de soya. Añade la sal de mar. Calienta una sartén pequeña o una plancha para tortillas a fuego mediano, luego añádele el aceite. Cuando el aceite esté caliente (ten cuidado y no dejes que humée) vierte los huevos. Con una espátula flexible, separa los bordes de los huevos de la sartén y deja que los huevos húmedos se extiendan por el fondo de la sartén. Cuando los huevos estén firmes, coloca hierbas frescas y las rodajas de aguacate en una mitad de la tortilla. Apaga el fuego y dobla los huevos para servirlos. Añade pimienta negra al gusto.

Análisis nutricional por ración: calorías 236, carbohidratos 5.0 g, fibra 3.5 g, proteína 9.4 g, grasas 20.7 g, colesterol 279 mg, sodio 213 mg, calcio 52 mg.

RECETAS DE MERIENDA

PASTA DE MANTEQUILLA DE MIEL Y ALMENDRAS

Da para cuatro raciones de 1cucharada   Tiempo de preparación: 3 minutos
Tiempo de cocción: cero   Programa: plan básico

- ¼ taza de mantequilla de almendras pura
- 1 cucharada de miel pura
- Pizca de cardamomo

Combina los ingredientes. Usa como pasta con manzanas, peras o verduras crudas.

NOTA: Si estás en el plan avanzado, úsala con verduras.

Análisis nutricional por ración: calorías 115, carbohidratos 7.7 g, fibra 0.6 g, proteína 2.4 g, grasas 9.2 g, colesterol 0 mg, sodio 2 mg, calcio 45 mg.

HUMMUS DE MENTA

Da para ocho raciones de 2 cucharadas   Tiempo de preparación: 10 minutos
Tiempo de cocción: cero   Programa: plan básico y avanzado

- ½ taza de almendras
- 1 lata de garbanzos (15 onzas), enjuagados y sin líquido
- 1 cucharada de semillas de ajonjolí, tostadas
- 2 dientes de ajo
- 2 cucharadas de hojas de menta fresca
- ¼ taza de jugo fresco de lima
- 1 cucharadita de comino
- Pizca de sal de mar y pimienta
- ½ taza de agua

Mezcla las almendras, garbanzos, semillas de ajonjolí y el ajo en una procesadora hasta que estén bien batidos. Añade los ingredientes restantes, mezcla hasta que estén suaves. Sirve con verduras crudas o rodajas de manzana.

Análisis nutricional por ración: calorías 239, carbohidratos 34.9 g, fibra 10.3 g, proteína 11.9 g, grasas 6.8 g, colesterol 0 mg, sodio 14 mg, calcio 95 mg.

HUEVOS RELLENOS

Da para 6 raciones Tiempo de preparación: 5 minutos Tiempo de cocción: 15 minutos
Programa: plan básico y avanzado

- 6 huevos
- 1 cucharada de aceite de oliva extra virgen
- 1 cucharada de pepinillo en vinagre, picado finamente
- ½ cucharadita de paprika
- Pizca de sal de mar

Coloca los huevos en una cazuela de agua fría y pon a hervir, para luego bajar el fuego a mediano. Hierve los huevos para endurecerlos de 12 a 15 minutos, dependiendo del tamaño; los huevos extra grandes demorarán hasta 17 minutos. Apaga el fuego, déjalos reposar en el agua por 2 minutos, luego sácalos lentamente del agua y déjalos enfriar. Cuando estén fríos, quítales la cáscara y córtalos por la mitad a lo largo. Saca con cuidado la yema con una cuchara.

En un tazón pequeño, aplasta las yemas de huevo cocidas con un tenedor, y mezcla con el aceite de oliva, pepinillo, paprika y sal. Con una cuchara, vuelve a colocar la mezcla de las yemas en las mitades de las claras de los huevos y espolvorea con un poco más de paprika. Cúbrelos y guárdalos en el refrigerador. Los huevos permanecerán frescos hasta por 5 días. Disfruta como merienda o complemento de una ensalada.

Análisis nutricional por ración: calorías 84, carbohidratos 0.5 g, fibra 0 g, proteína 5.6 g, grasas 6.6 g, colesterol 186 mg, sodio 120 mg, calcio 22 mg.

PERAS ESCALFADAS CON CREMA DE ANACARDO

Da para 4 raciones   Tiempo de preparación: 10 minutos más el remojo del anacardo
Tiempo de cocción: 15 minutos   Programa: plan básico solamente

PARA LA CREMA DE ANACARDOS

- 1 taza de anacardos crudos
- 1 cucharada de miel pura
- 2 gotas de extracto de vainilla

Cubre los anacardos con agua y deja remojar durante la noche. Luego drena los anacardos y guarda el agua. Coloca los anacardos, la miel y la vainilla en una mezcladora, y mezcla añadiendo pequeñas cantidades del agua del remojo hasta que la mezcla esté suave. Coloca la mezcla a un lado.

PARA LAS PERAS

- 2 peras
- 1 rama de canela
- ¼ taza de menta fresca, y reserva más para decorar

Pela las peras, corta por la mitad a lo largo y saca las semillas. Coloca las mitades de las peras en una sartén con la parte cortada hacia abajo y añade agua suficiente para cubrirlas. Añade la rama de canela y la menta. Pon a hervir. Baja el fuego y cocina a fuego lento entre 6 y 8 minutos hasta que las peras estén suaves pero no pastosas. Deja reposar las peras en el agua donde se cocinaron con el fuego apagado entre 4 y 5 minutos, luego sácalas del agua y déjalas enfriar totalmente, o sírvelas ligeramente tibias. Sírvelas con la crema de anacardo.

Análisis nutricional por ración: calorías 276, carbohidratos 32.2 g, fibra 4.7 g, proteína 5.9 g, grasas 16.0 g, colesterol 0 mg, sodio 8 mg, calcio 43 mg.

FRUTOS SECOS Y SEMILLAS ASADAS

Da para 4 raciones   Tiempo de preparación: 1 minuto de preparación, 5 minutos para enfriar   Tiempo de cocción: 10 minutos   Programa: plan básico y avanzado

- ½ taza de nueces
- ½ taza de almendras
- ¼ taza de semillas de calabaza
- ¼ taza de semillas de girasol
- 2 cucharadas de semillas de ajonjolí

PARA TOSTAR LOS FRUTOS SECOS

Calienta el horno a 350°F. Coloca los frutos secos en una bandeja de hornear seca. Hornea de 8–9 minutos aproximadamente, mirándolos a menudo. Los frutos secos estarán tostados cuando empiecen a cambiar de color y expulsen una fragancia. Sácalos del horno y déjalos enfriar. Guárdalos en un envase hermético en un sitio templado y seco, los frutos secos estarán frescos hasta por 2 semanas.

PARA TOSTAR LAS SEMILLAS

Calienta una sartén plana a fuego medio y añade las semillas. Revuelve continuamente hasta que las semillas comiencen a dorarse. Las semillas de calabaza pudieran reventarse un poco. Sácalas inmediatamente y déjalas enfriar antes de guardar.

Combina y guarda en un envase hermético en un sitio templado y seco. Las semillas permanecerán frescas por varias semanas.

Análisis nutricional por ración: calorías 254, carbohidratos 7.3 g, fibra 3.6 g, proteína 9.8 g, grasas 22.8 g, colesterol 0 mg, sodio 3 mg, calcio 118 mg.

RECETAS DE ALMUERZO

ENSALADA DE SALMÓN EN *WRAPS* DE HOJAS DE REPOLLO AL VAPOR

Da para 4 raciones   Tiempo de preparación: 15 minutos   Tiempo de cocción: 45 minutos
Programa: plan básico y avanzado

- 1 taza de arroz salvaje, lavado
- 3 tazas de agua
- 4 hojas medianas de repollo
- 1 lata (7.5 onzas) de salmón sin sal
- 2 cucharadas de cebolla roja, picada finamente
- 1 cucharada de aceite de oliva extra virgen
- 1 diente de ajo, picado finamente
- 1 cucharada de alcaparras
- 6 tomates cherry, en rodajas

PARA COCINAR EL ARROZ SALVAJE

Coloca el arroz salvaje en una sartén pequeña. Añade 1 taza de agua y pon a hervir. Reduce el fuego de mediano a bajo, cubre y cocina a fuego lento por 45 minutos. Elimina el exceso de agua del arroz pasándolo por un colador pequeño.

PREPARACIÓN DEL REPOLLO

Pon 2 tazas de agua a hervir en una sartén grande. Coloca las hojas de repollo en el agua, cubre, y apaga el fuego. Deja reposar 1 minuto, luego enjuaga las hojas en agua fría.

Sácale el líquido al salmón enlatado. Coloca el salmón (piel y espinas pequeñas incluidas) en un tazón mediano, y usa un tenedor para escamar el salmón. Añade la cebolla, aceite, ajo, arroz cocido y alcaparras.

Coloca las hojas de repollo hervidas en un plato y reparte el salmón y las rodajas de tomate en los cuatro platos. Puedes añadirle un poco de tu aderezo sin azúcar favorito, previamente preparado, o un chorrito adicional de aceite de oliva. Enrolla las hojas como si fueran una tortilla y disfruta.

NOTA: Omite el arroz de esta receta si estás en el plan avanzado.

Análisis nutricional por ración: calorías 324, carbohidratos 39.0 g, fibra 5.5 g, proteína 19.9 g, grasas 10.9 g, colesterol 33 mg, sodio 112 mg, calcio 66 mg.

ENSALADA DE ALUBIAS

Da para 4 raciones   Tiempo de preparación: 10 minutos   Tiempo de cocción: 5 minutos
Programa: plan básico y avanzado

- 1 cucharada de aceite de oliva extra virgen
- ½ cebolla roja pequeña, cortada en cuadritos
- 2 dientes de ajo
- 2 cucharadas de tomates deshidratados (en verano puedes usar tomates frescos)
- 1 lata (15 onzas) de alubias cannellini, sin el líquido
- 2 tazas de verduras de tu elección en rodajas (col rizada, acelga o combinación de verduras)
- Pizca de sal de mar
- Pimienta al gusto

En una sartén, calienta el aceite de oliva a fuego mediano y luego añade las cebollas, ajo, y tomates deshidratados. Saltea hasta que las cebollas comiencen a dorarse. Saca del fuego y enfría. Coloca los frijoles en un tazón mediano. Añade la mezcla de cebolla, verduras frescas, sal y pimienta. Acompaña con pesto de pollo con nueces (abajo) y disfruta. **Análisis nutricional por ración**: calorías 411, carbohidratos 69.4 g, fibra 27.5 g, proteína 26.6 g, grasas 4.6 g, colesterol 0 mg, sodio 115 mg, calcio 220 mg.

POLLO AL PESTO CON NUECES

Da para 4 raciones acompañando a la ensalada de alubias   Tiempo de preparación: 10 minutos   Tiempo de cocción: 5 minutos   Programa: plan básico y avanzado

- ¼ libra de pollo deshuesado y sin piel
- Pizca de sal de mar
- 1 cucharada de aceite de semillas de uva o de oliva extra virgen
- 2 cucharadas de aceite de oliva extra virgen
- ¼ taza de nueces crudas
- 2 tazas de hojas frescas de albahaca
- 2 dientes de ajo
- Pizca de sal de mar

Corta el pollo en tiras finas. Échale un poco de sal. Calienta 1 cucharada de aceite de semillas de uva o aceite de oliva en una sartén o parrilla a fuego mediano-alto. Cocina el pollo por cada lado hasta que esté completamente hecho. Deja reposar sobre una toalla de papel para enfriarlo.

Muele las nueces en una procesadora de alimentos hasta que estén bien pulverizadas. Enjuaga la albahaca y sécala con ligeras palmadas. Añade la albahaca, el ajo, y la sal a la procesadora. Con la procesadora en marcha, vierte 2 cucharadas de aceite de oliva hasta que logres la consistencia deseada. Revuelve con las tiras de pollo. El pesto sobrante se puede guardar en el refrigerador hasta por una semana. **Análisis nutricional por ración**: calorías 161, carbohidratos 1.6 g, fibra 0.8 g, proteína 9.2 g, grasas 13.5 g, colesterol 18 mg, sodio 112 mg, calcio 30 mg.

ENSALADA DE AGUACATE CON QUÍNOA Y FRIJOLES NEGROS CON RÚCULA

Da para 4 raciones   Tiempo de preparación: 5 minutos   Tiempo de cocción: 25 minutos
Programa: plan básico y avanzado

- 1 taza de quínoa
- 1 ¾ taza de agua
- ½ pimiento rojo dulce, cortado en cuadritos
- 2 cebollinos, picados en rodajas finas
- ¼ taza de semillas de calabaza, tostadas
- 2 cucharadas de aceite de oliva extra virgen
- ¾ cucharada de jugo de lima fresco
- Pizca de sal de mar
- 4 tazas rúcula baby
- 1 aguacate maduro fresco, en rodajas
- 1 lata (15-onzas) de frijoles negros, lavados y sin el líquido
- 2 cucharadas de cilantro fresco

Enjuaga y drena la quínoa. Colócala en una sartén con el agua. Cubre y pon a hervir. Reduce a fuego lento. Deja cocinar a fuego lento por 12 minutos. Apaga el fuego y déjala reposar, cubierta, por otros 8 minutos hasta que se absorba toda el agua.

Saca la quínoa de la sartén y espónjala con un tenedor en un plato y déjala enfriar. Cuando esté fría, añade la pimienta, los cebollinos y las semillas. En un tazón pequeño, combina el aceite de oliva, el jugo de lima y la sal. Revuelve con la quínoa.

Para servir, coloca la rúcula en un plato, coloca con una cuchara la ensalada de quínoa encima, luego decora con las rodajas de aguacate, una cucharada de frijoles negros sin líquido y un poco de cilantro.

Opcional: Añade tiras de pollo a la parrilla sazonadas con una pizca de sal y pimienta.

NOTA: Si estás en el plan avanzado, omite la quínoa.

Análisis nutricional por ración: calorías 361, carbohidratos 36.4 g, fibra 7.7 g, proteína 10.2 g, grasas 20.8 g, colesterol 0 mg, sodio 103 mg, calcio 77 mg.

Sopa de Guisantes Partidos y Romero

Da para 6 raciones   Tiempo de preparación: 5 minutos   Tiempo de cocción: 1 hora
Programa: plan básico y avanzado

- 1 cucharada de aceite de oliva extra virgen
- 1 cebolla pequeña, cortada en cuadritos
- 2 dientes de ajo, cortados en pedacitos
- 1 taza de zanahorias, cortadas en cuadritos
- ½ taza de apio, cortado en cuadritos
- 1 taza de guisantes partidos secos, enjuagados
- 6 tazas de agua o caldo de verduras
- 2 cucharadas de romero fresco, cortado en pedacitos
- 1 cucharadita de sal de mar
- 2 tazas de guisantes frescos
- Pimienta al gusto

Calienta el aceite de oliva en una cazuela grande de sopa a fuego mediano. Añade las cebollas, ajo, zanahorias y apio, y saltea ligeramente por unos 5 minutos. Añade los guisantes partidos y el agua o el caldo y pon a hervir. Baja el fuego a lento y añade el romero. Cocina a fuego lento hasta que los guisantes partidos estén blandos, por 40 minutos. Añade la sal. Sigue cociendo hasta que los guisantes estén bien blandos. Si quieres una sopa más suave, licúala toda o una parte. Añade los guisantes frescos y cocina a fuego lento hasta que se ablanden, unos 5 minutos, con cuidado de no cocinarlos demasiado. Ajusta la sal si es necesario y añade pimienta al gusto. Sirve con la calabaza picante asada (abajo), a menos que estés en el plan avanzado, en cuyo caso deberás escoger otro acompañante.

Análisis nutricional por ración: calorías 182, carbohidratos 29.2 g, fibra 11.7 g, proteína 11.0 g, grasas 3.0 g, colesterol 0 mg, sodio 336 mg, calcio 67 mg.

Calabaza Picante Asada

Da para 4 raciones Tiempo de preparación: 5 minutos Tiempo de cocción: 25 minutos
Programa: plan básico solamente

- 4 tazas de zapallo anco, cortado en cuñas
- 1 cucharada de aceite de oliva extra virgen

- Pizca de pimentón, chile en polvo, y pimienta de cayena
- Pizca de sal de mar

Precalienta el horno a 375°F. En un tazón grande, revuelve el zapallo anco con el aceite de oliva, las especias y la sal. Coloca en una bandeja de hornear y hornea durante 25 minutos, voltea a la mitad del tiempo de cocción. El zapallo anco estará cocido cuando se ablande.

Análisis nutricional por ración: calorías 93, carbohidratos 16.4 g, fibra 2.8 g, proteína 1.4 g, grasas 3.5 g, colesterol 0 mg, sodio 44 mg, calcio 75 mg.

SOPA DE POLLO CON VERDURAS Y ARROZ

*Da para 6 porciones   Tiempo de preparación: 5 minutos   Tiempo de cocción: 50 minutos
Programa: plan básico solamente*

- 1 cucharada de aceite de ajonjolí
- 1 zanahoria pequeña cortada en cuadritos
- 2 tallos de apio, cortados en cuadritos
- 1 cebolla pequeña, cortada en cuadritos
- 2 pechugas de pollo orgánico con hueso y sin piel
- 1 cucharadita de sal de mar
- Pizca de pimienta negra
- 2 tazas de col verde, picada en rodajas finas
- 1 hoja de laurel
- 1 cucharadita de salvia seca
- 1 cucharadita de tomillo seco
- 6 tazas de agua
- 2 cucharaditas de vinagre de sidra de manzana
- $\frac{1}{2}$ taza de arroz integral de grano largo, enjuagado
- $\frac{1}{4}$ taza de perejil fresco, cortado en pedacitos

Calienta el aceite de ajonjolí en una cazuela de sopa grande a fuego mediano. Añade las zanahorias, apio y cebolla, y saltea hasta que las cebollas se transparenten. Separa las verduras a un lado de la cazuela, coloca las pechugas de pollo en el centro, y espolvorea con sal y pimienta. Sella las pechugas un minuto por cada lado. Revuelve las verduras con el pollo. Añade la col, hoja de laurel, hierbas, agua, y vinagre de sidra. Pon a hervir y luego baja el fuego y cocina a fuego lento por 30 minutos, hasta que el pollo esté bien cocinado.

Saca el pollo de la cazuela. Pon a hervir y añade el arroz. Reduce a fuego mediano, cubre y cocina por 10 minutos hasta que el arroz se ablande. Mientras tanto, deshuesa el pollo. Cuando esté cocinado el arroz, devuelve el pollo a la sopa, ajusta la sazón, añade el perejil y sirve.

Análisis nutricional por ración: calorías 187, carbohidratos 15.9 g, fibra 1.4 g, proteína 19.5 g, grasas 4.5 g, colesterol 49 mg, sodio 377 mg, calcio 45 mg.

QUICHE DE QUÍNOA EMPANADO

Da para 8 raciones Tiempo de preparación: 10 minutos Tiempo de cocción: 45 minutos Programa: plan básico solamente

- 1 ½ cucharada de aceite de oliva extra virgen
- 1 cebolla pequeña, cortada en cuadritos
- 1 zanahoria pequeña, cortada en cuadritos
- 1 pimiento rojo dulce, cortados en cuadritos
- ¼ taza de quínoa, enjuagada
- 2 tazas de brotes pequeños de brócoli
- 10 huevos, batidos
- 1 ½ taza de leche de soya sin azúcar
- 2 cucharadas de hojas de tomillo fresco
- ½ cucharadita de sal
- Pizca de pimienta negra

Precalienta el horno a 350°F. En una sartén mediana, calienta el aceite de oliva a fuego mediano y añade las cebollas, zanahoria y pimienta. Saltea hasta que las verduras estén blandas y las cebollas comiencen a dorarse. Saca del fuego y enfría durante unos minutos.

En un tazón grande combina las verduras cocinadas con los ingredientes restantes. Aceita una bandeja de hornear de 9 × 13 pulgadas y vierte la mezcla. Coloca en el horno y hornea durante 40 minutos o hasta que los huevos estén listos. Deja enfriar 5 minutos antes de servir.

Análisis nutricional por ración: calorías 195, carbohidratos 15.6 g, fibra 2.8 g, proteína 11.5 g, grasas 9.9 g, colesterol 233 mg, sodio 254 mg, calcio 144 mg.

Arroz Frito con Tofu

Da para 4 raciones   Tiempo de preparación: 5 minutos   Tiempo de cocción: 45 minutos para el arroz y 10 minutos para la receta final   Programa: plan básico solamente

- 1 ¼ taza de arroz integral, enjuagado
- 2 ½ tazas de agua
- 2 cucharadas de aceite de ajonjolí
- 1 libra de tofu firme, enjuagado y cortado en cuadros
- 1 cebolla pequeña, cortada en cuadritos
- 1 zanahoria pequeña, cortada en cuadritos
- 1 cucharada de ajo, picado finamente
- 1 cucharada de jengibre, picado finamente
- 1 ½ cucharada de tamari sin trigo
- 1 cucharada de vinagre de arroz integral
- 1 cucharada de vino blanco
- 2 tazas de guisantes verdes congelados
- 2 cebollinos, en rodajas

Coloca el arroz en una sartén, y añade el agua. Pon a hervir, cubre y cocina a fuego lento por 40 minutos hasta que el arroz esté cocinado y el agua se haya evaporado.

En una sartén grande o en una parrilla, calienta el aceite de ajonjolí a fuego mediano-alto. Añade el tofu y sella con calor por un minuto por cada lado. Lentamente saca el tofu de la sartén y colócalo a un lado. En la misma sartén, añade las cebollas y zanahorias, saltea hasta que estén blandas, luego añade el ajo y el jengibre y saltea por unos minutos más. Añade el arroz y mézclalo todo junto. Deja reposar hasta que el arroz comienza a endurecerse en el fondo.

En un tazón pequeño, combina el tamari, vinagre y el vino. Viértelos sobre el arroz y luego revuelve para combinarlos. Deja que arroz vuelva a endurecerse ligeramente otra vez, luego revuelve. Añade el tofu, los guisantes y los cebollinos, revuelve lentamente para combinar. Sigue salteando hasta que los guisantes estén calientes, luego sirve.

Análisis nutricional por ración: calorías 398, carbohidratos 53.5 g, fibra 7.2 g, proteína 18.0 g, grasas 13.2 g, colesterol 0 mg, sodio 406 mg, calcio 308 mg.

Ensalada de Aguacate con Camarones y Rúcula

Da para 4 raciones   Tiempo de preparación: 15 minutos   Tiempo de cocción: 4 minutos
Programa: plan básico y avanzado

- ½ libra de camarones, pelados y desvenados
- Pizca de sal de mar
- ½ cucharadita de chile en polvo
- 1 cucharada de aceite de oliva extra virgen
- ½ pimiento rojo dulce, cortado en cuadritos
- 4 tallos de cebollinos, en rodajas
- 3 cucharadas de cilantro fresco
- 1 aguacate maduro, cortado en cuadritos
- 1 taza de tomates grape o cherry, cortados a la mitad
- 1 cucharada de jugo de limón
- 4 tazas de rúcula

Enjuaga los camarones y sécalos con ligeras palmadas. Espolvorea con la sal y el chile en polvo. Calienta ½ cucharada del aceite de oliva en una sartén a fuego mediano. Coloca con cuidado los camarones en la sartén y séllalos por cada lado durante 2 minutos hasta que estén cocinados. Saca del fuego y deja reposar hasta enfriarse.

Combina las verduras en un tazón para servir y revuelve con el aceite de oliva que quedó y el jugo de limón. Combina lentamente en los camarones y añade la rúcula rociada con un poco de aceite de oliva extra virgen.

Análisis nutricional por ración: calorías 198, carbohidratos 11.5 g, fibra 4.8 g, proteína 14.0 g, grasas 11.7 g, colesterol 111 mg, sodio 202 mg, calcio 85 mg.

Sopa Sustanciosa con Hortalizas y Frijoles Pintos

Da para 6 raciones   Tiempo de preparación: 10 minutos   Tiempo de cocción: 30 minutos
Programa: plan básico y avanzado

- 2 cucharadas de aceite de oliva extra virgen
- ½ cebolla pequeña, cortados en cuadritos
- 1 cucharada de ajo, picado finamente
- 1 cucharada de pasta de tomate
- 1 cucharadita de apio, hinojo, o semillas de comino
- 2 tallos de apio, en rodajas
- 1 zanahoria pequeña, cortada en cuadritos
- 1 nabo pequeño, pelado y cortadas en cuadritos
- 2 tazas de col rizada o acelgas cortadas en pedacitos
- 1 tomates grandes, cortado en pedacitos
- ½ cucharadita de sal de mar
- 1 lata (15-onzas) de frijoles pintos
- 1 taza de maíz fresco o congelado
- 5 tazas de agua
- 2 cucharadas de albahaca fresca o 2 cucharaditas de albahaca seca
- Sal y pimienta al gusto
- Chorrito de vinagre balsámico o jugo de lima

En una cazuela de sopa grande, calienta el aceite a fuego mediano, saltea las cebollas y el ajo hasta que "suden". Añade la pasta de tomate y revuelve para que cubra las cebollas. Añade el apio, hinojo, o semillas de comino, luego las zanahorias y los nabos. Saltea durante algunos minutos para ablandar.

Añade las verduras y los tomates, saltea 1 minuto, luego añade la sal. Añade los frijoles pintos con su jugo, el maíz, agua y albahaca. Pon a hervir, luego cocina a fuego lento por 15 minutos.

Añade sal y pimienta al gusto, un chorro de vinagre balsámico o jugo de lima.

Análisis nutricional por ración: calorías 340, carbohidratos 55.9 g, fibra 13.3 g, proteína 17.6 g, grasas 6.0 g, colesterol 0 mg, sodio 200 mg, calcio 143 mg.

ENSALADA DE ARROZ CON GARBANZOS Y VINAGRETA BALSÁMICA

Da para 6 raciones   Tiempo de preparación: 10 minutos   Tiempo de cocción: 30 minutos
Programa: plan básico solamente

- ¾ taza de arroz integral, enjuagado
- 1 ½ taza de agua
- ½ pimiento verde, cortado en cuadritos
- ½ pimiento rojo dulce, cortado en cuadritos
- ½ zanahoria pequeña, rallada
- 3 tallos de cebollino, en rodajas
- ¾ taza de tomates grape o cherry, cortados en mitades
- 1 tallo de apio pequeño, cortado en cuadritos
- 1 lata (15 onzas) de garbanzos, sin el líquido
- ¼ taza de perejil, cortado en pedacitos
- 2 cucharadas de aceite de oliva extra virgen
- 1 cucharada de vinagre balsámico
- ½ cucharadita de orégano seco
- 2 cucharadas de albahaca fresca
- ¼ cucharadita de sal de mar
- Pizca de pimienta negra

Coloca el arroz en una sartén mediana con el agua. Pon a hervir, cocina a fuego lento hasta que se ablande, unos 25 minutos.

Mientras, combina las verduras y el perejil en un tazón mediano. Deja reposar.

Para hacer el aderezo, bate juntos el aceite de oliva, vinagre, hierbas, sal, pimienta.

Cuando el arroz esté cocinado, revuelve todo junto para hacer una ensalada caliente, o enfría el arroz en un plato, luego combina todos los ingredientes para hacer una agradable ensalada fría de verano.

Análisis nutricional por ración: calorías 151, carbohidratos 23.5 g, fibra 2.0 g, proteína 2.5 g, grasas 5.3 g, colesterol 0 mg, sodio 102 mg, calcio 31 mg.

ENSALADA DE HUEVOS CON CURRY EN *WRAPS* DE LECHUGA CON ESPÁRRAGOS ASADOS

Da para 8 wraps   Tiempo de preparación: 10 minutos   Tiempo de cocción: 10 minutos
Programa: plan básico solamente

- 8 hojas de lechuga romana
- 8 tallos de espárragos, recortados
- 1 cucharada de aceite de oliva extra virgen
- Pizca de sal de mar
- 8 huevos duros hervidos
- 1 tallo apio, picado finamente
- 2 cebollinos, cortados en pedacitos
- ¼ taza de Vegenaise (mayonesa orgánica)
- 1 ½ cucharadita de curry en polvo
- 1 cucharadita de semillas de mostaza molidas
- Chorrito de jugo de lima
- ¼ cucharadita de sal de mar

Precalienta el horno a 375°F. Enjuaga las hojas de lechuga romana y seca con ligeras palmadas. Colócalas a un lado. Enjuaga los espárragos y sécalos con ligeras palmadas. Revuelve el aceite de oliva y la sal. Coloca los espárragos en una bandeja de hornear y hornea entre 8 y 10 minutos hasta que se ablanden. Déjalos reposar para que se enfríen.

Corta los huevos duros en pequeños cuadritos y colócalos en un tazón mediano. Añade los ingredientes restantes y revuelve para combinar. Unta con ensalada de huevo las hojas de lechuga romana. Corta a la mitad cada tallo de espárrago. Si son especialmente largos, córtalos a lo largo. Añade el equivalente de un tallo de espárrago asado a cada *wrap* enrollado.

Análisis nutricional por ración: calorías 135, carbohidratos 2.7 g, fibra 1.2 g, proteína 6.6 g, grasas 11.2 g, colesterol 189 mg, sodio 203 mg, calcio 44 mg.

COCIDO DE LENTEJAS ROJAS

Da para 6 raciones   Tiempo de preparación: 5 minutos   Tiempo de cocción: 45 minutos
Programa: plan básico y avanzado

- 2 cucharadas de aceite de oliva extra virgen
- ½ cebolla, cortados en cuadritos
- 2 cucharadas de ajo, picado finamente
- 2 cucharaditas de semillas de mostaza negra
- 1 cucharadita de comino
- 1 cucharadita de cúrcuma
- ½ cucharadita de cilantro
- 1 zanahoria pequeña, cortada en cuadritos
- 2 tazas de brotes pequeños de coliflor
- 1 ¼ taza de lentejas rojas, enjuagadas
- 6 tazas de agua
- 1 taza de tomates, cortados en cuadritos
- 2 tazas de brotes pequeños de brócoli
- ½ cucharadita de sal de mar
- 1 cucharada de jugo de lima
- Perejil fresco o cilantro cortado en pedacitos para decorar

Calienta el aceite de oliva en una cazuela de sopa grande a fuego mediano. Saltea las cebollas y el ajo hasta que se ablanden. Añade las semillas de mostaza y revuelve hasta que comiencen a estallar. Añade las otras especias y saltea por 1 minuto. Añade las zanahorias y la coliflor y revuelve para que se cubran. Añade las lentejas al agua y pon a hervir. Cocina a fuego lento hasta que las lentejas se ablanden, unos 25 minutos. Añade los tomates, brócoli y sal y sigue cocinando a fuego lento 5 minutos más. Antes de servir, revuelve el jugo de limón y espolvorea con perejil o cilantro.

Análisis nutricional por ración: calorías 223, carbohidratos 32.1 g, fibra 14.8 g, proteína 12.8 g, grasas 5.6 g, colesterol 0 mg, sodio 350 mg, calcio 75 mg.

HAMBURGUESAS DE PAVO CON TOMATES DESHIDRATADOS

Da para 4 hamburguesas   Tiempo de preparación: 15 minutos
Tiempo de cocción: 8 minutos   Programa: plan básico y avanzado

- 3 cucharadas de tomates deshidratados
- 1 cucharadita de aceite de oliva extra virgen
- 1 libra de picadillo de pavo orgánico
- 1 cucharada de vinagre balsámico
- 2–3 cucharadas de albahaca fresca, cortada en pedacitos
- 1 cucharada de ajo, picado finamente
- 1 1/4 cucharadita de mostaza de Dijon
- Pizca de sal de mar
- Pizca de pimienta negra

Cubre los tomates deshidratados con agua tibia hasta que se ablanden. Esto demorará unos 10 minutos, dependiendo de lo blandos que estén los tomates en principio. Drena y corta los tomates en pedazos pequeños. Combina con los ingredientes restantes para formar 4 hamburguesas. Coloca en la parrilla, sella con fuego en la sartén u hornea en el horno a 375°F hasta que estén hechas, o en unos 8 minutos. Sirve con una ensalada grande.

NOTA: Los sabores se combinan cuando reposan, por lo que puedes mezclar los ingredientes previamente. Siempre y cuando las hagas con pavo fresco (que no esté congelado) las hamburguesas sin cocinar pueden congelarse para su uso futuro.

Análisis nutricional por ración: calorías 198, carbohidratos 2.1 g, fibra 0 g, proteína 22.8 g, grasas 11.3 g, colesterol 66 mg, sodio 156 mg, calcio 11 mg.

POLLO Y FRIJOLES NEGROS EN *WRAPS* DE REPOLLO AL VAPOR CON AGUACATE Y SALSA

Da para 4 raciones   Tiempo de preparación: 15 minutos   Tiempo de cocción: 10 minutos
Programa: plan básico solamente

- 1/2 cucharada de comino molido
- 2 cucharaditas de paprika

- Pizca pimienta de cayena
- Pizca de sal de mar
- 1/2 libra de pechuga de pollo deshuesado sin piel
- 1 cucharada de aceite de oliva extra virgen o de semillas de uvas
- 1 cucharada de jugo de limón o lima fresco
- 2 tazas de agua
- 4 hojas de repollo grandes
- 1 lata (15 onzas) de frijoles negros, sin el líquido
- 1 aguacate maduro, en rodajas
- Salsa picante (opcional)

PARA LA SALSA

- 2 tomates medianos maduros, cortados en cuadritos
- 1 cucharada de cebolla morada, cortada en cuadritos
- 1 cucharada de ajo, picado finamente
- 1/2 cucharada de aceite de oliva
- 1 cucharada de cilantro fresco, cortado en pedacitos
- 1 cucharada de jugo de lima fresco
- Pizca de sal de mar

En un tazón grande, combina el comino, paprika, pimienta de cayena, y la sal. Corta el pollo en tiras finas y úntalas con aceite de oliva o de semillas de uvas, y luego revuelve con las especias.

Calienta una sartén grande a fuego mediano, cubierta ligeramente con aceite adicional como consideres necesario. Coloca las tiras de pollo en la sartén caliente, sella con fuego todos los lados hasta que esté cocinado, durante unos 5 minutos dependiendo del grosor del pollo, espolvorea con jugo de limón o lima, colócalo a un lado para enfriar.

Coloca el agua en una sartén, pon a hervir. Añade el repollo, cubre, cocina por 1 minuto, luego saca y enjuaga en agua corriente para enfriar.

Para preparar la salsa, combina todos los ingredientes en un tazón pequeño y revuelve.

Para hacer los *wraps*, coloca las tiras de pollo, frijoles negros, lascas de aguacate y salsa fresca sobre las hojas de repollo. Enrolla las hojas y cierra los extremos. Añade la salsa picante para más sabor.

Análisis nutricional por ración: calorías 267, carbohidratos 11.1 g, fibra 5.5 g, proteína 19.2 g, grasas 17.2 g, colesterol 50 mg, sodio 205 mg, calcio 65 mg.

RECETAS DE CENA

Cocido de Lentejas y Pollo

Da para 4 raciones   Tiempo de preparación: 10 minutos
Tiempo de cocción: 55 minutos   Programa: plan básico y avanzado

- 2 cucharadas de aceite de ajonjolí
- 1 cebolla pequeña, cortada en cuadritos
- 2 tallos de apio, cortados en cuadritos
- 2 zanahorias pequeñas, cortadas en cuadritos
- 2 dientes de ajo
- 1 cucharada de pasta de tomate
- 2 pechugas de pollo orgánico con hueso y sin piel
- 1 cucharada de mezcla de especias Za'atar *
- 1 cucharadita de sal de mar
- ¼ taza de vino de cocina (blanco o tinto)
- 1 taza de lentejas francesas
- 5 tazas de agua o caldo
- 2 cucharadas de aceite de oliva extra virgen

En una cazuela grande, calienta el aceite de ajonjolí a fuego mediano y luego saltea las cebollas, apio y zanahorias hasta que se ablanden. Añade el ajo y la pasta de tomate y sigue salteando por unos minutos. Añade el pollo, el Za'atar (u otras hierbas) y la sal, y saltea unos cuantos minutos más hasta que las verduras comiencen a pegarse al sartén.

Diluye lo que está pegado a la sartén con el vino (para hacerlo, rocía el vino sobre los restos que se pegaron a la sartén durante el salteado, luego raspa la sartén para que se desprendan los pedazos y el sabor). Añade las lentejas al agua o el caldo. Pon a hervir, reduce el fuego a mediano-lento, cubre, cocina a fuego lento por 45 minutos, hasta que el pollo esté cocinado y las lentejas blandas. Durante la cocción el pollo se puede separar de los huesos. Sácalos antes de servir.

Rocía el aceite de oliva sobre el pollo antes de servir. Sirve con la quínoa tostada, col rizada y almendras (ver abajo).

*NOTA: El Za'atar es una especia del Oriente Medio hecha con zumaque, tomillo y semillas de ajonjolí. Si no lo encuentra en los mercados locales, sustitúyelo por una combinación en partes iguales de tomillo, orégano y semillas de ajonjolí.

Análisis nutricional por ración: calorías 467, carbohidratos 34.8 g, fibra 16.0 g, proteína 39.8 g, grasas 17.2 g, colesterol 73 mg, sodio 112 mg, calcio 78 mg.

QUÍNOA TOSTADA, COL RIZADA Y ALMENDRAS

Da para 4 raciones   Tiempo de preparación: 5 minutos
Tiempo de cocción: 25 minutos   Programa: plan básico solamente

- 1 cucharada de aceite de ajonjolí
- 1 taza de quínoa, enjuagada
- 2 tazas de col rizada, cortada en pedacitos
- 1 ¾ taza de agua
- ½ taza de almendras asadas (página 329), cortadas en pedacitos o en rebanadas delgadas

Calienta el aceite de ajonjolí a fuego lento en una sartén mediana. Añade la quínoa. Lleva a fuego mediano y saltea entre 3 y 4 minutos, hasta que la quínoa comienza a despedir su fragancia. Añade los pedacitos de col rizada y revuelve para combinar. Añade el agua y pon a hervir. Reduce y cocina a fuego lento, cubre y cocina durante 12 minutos. Saca del fuego y deja que la quínoa repose cubierta, por otros 10 minutos. Añade las almendras tostadas y sirve.

Análisis nutricional por ración: calorías 272, carbohidratos 33.2 g, fibra 5.1 g, proteína 9.6 g, grasas 12.1 g, colesterol 0 mg, sodio 17 mg, calcio 110 mg.

PESCADO CON VERDURAS EN PERGAMINO

Da para 4 raciones   Tiempo de preparación: 5 minutos
Tiempo de cocción: 20 minutos   Programa: plan básico y avanzado

- 1 ½ libras de filete de pescado fresco (los mejores son merluza o bacalao)
- Pizca de sal de mar y pimienta recién molida
- 1 bulbo pequeño de hinojo, cortado en tiras a la Juliana
- 1 puerro pequeño, cortado en tiras a la Juliana
- 1 zanahoria pequeña, cortada en tiras a la Juliana
- 4 tallos de broccolini, rebanado a lo largo
- 4 dientes de ajo, aplastados
- 1 ½ cucharada de aceite de oliva extra virgen
- 4 rodajas de lima
- ½ cucharadita de semillas de hinojo aplastadas
- 2 cucharadas de vino blanco
- Perejil fresco cortado en pedacitos para decorar

Precalienta el horno a 450°F. Corta el pergamino de hornear en ocho pedazos que sean aproximadamente el doble de cada pieza de pescado. Coloca dos pedazos de pergamino sobre una hoja de igual tamaño de papel de aluminio.

Corta el pescado en cuatro pedazos, sazona con sal y pimienta al gusto. En cada sección de pergamino/papel de aluminio, coloca un cuarto de las verduras y el ajo, y luego un pedazo del pescado. Rocíale encima un poco de aceite de oliva. Coloca una rodaja de lima sobre cada pedazo de pescado y espolvoréales un poco de semillas de hinojo. Rocíales vino blanco.

Dobla el pergamino para cubrir el pescado y cierra los extremos para que selle completamente. Coloca los paquetes en una bandeja grande de hornear y hornea durante 20 minutos, hasta que el pergamino se infle. Abre los paquetes y decora con perejil. Se pueden colocar directamente en platos individuales para servir, o puedes sacar lentamente el pescado y las verduras y colocarlos en un plato. Sirve con arroz salvaje, pacanas y pilaf con bayas goji (ver abajo).

Análisis nutricional por ración: calorías 277, carbohidratos 11.8 g, fibra 3.4 g, proteína 40.9 g, grasas 6.9 g, colesterol 94 mg, sodio 223 mg, calcio 95 mg.

ARROZ SALVAJE, PACANAS Y PILAF CON BAYAS GOJI

Da para 4 raciones Tiempo de preparación: 5 minutos Tiempo de cocción: 45 minutos Programa: plan básico solamente

- 1 cucharada de aceite de oliva extra virgen
- $1/2$ taza de puerros, cortados en cuadritos
- 1 zanahoria, cortada en cuadritos
- 2 tallos de apio, cortados en cuadritos
- $3/4$ taza de arroz integral de grano largo
- $1/4$ taza de arroz salvaje o wehani
- Hierbas frescas (sugiero romero y tomillo)
- Pizca de sal de mar
- 2 tazas de agua
- 1/3 taza de bayas goji secas
- 1/3 taza de pacanas tostadas, cortadas en pedacitos
- Perejil fresco cortado en pedacitos para decorar

Calienta el aceite de oliva en una cazuela mediana a fuego mediano, saltea ligeramente los puerros, zanahorias y apio. Añade el arroz, hierbas y sal, y revuelve para combinar. Añade el agua y pon a hervir. Cubre y reduce a fuego lento por 30 minutos hasta que el arroz se ablande.

Cuando el arroz se ablande, añade las bayas goji y las pacanas, esponja y sirve con el perejil fresco.

Análisis nutricional por ración: calorías 303, carbohidratos 45.3 g, fibra 4.1 g, proteína 7.3 g, grasas 11.1 g, colesterol 0 mg, sodio 84 mg, calcio 65 mg.

ROLLO DE CARNE DE PAVO Y ESPINACAS

Da para 4 raciones   Tiempo de preparación: 10 minutos
Tiempo de cocción: 30 minutos Programa: plan básico y avanzado

- 1 ½ taza de pacanas
- 1 libra picadillo de pavo orgánico
- Paquete de 10-onzas de espinacas, descongeladas y exprimidas
- 2 huevos
- 1 cucharada de aceite de oliva extra virgen
- ½ cebolla pequeña, cortada en cuadritos
- 1 cucharadita de albahaca seca
- ¼ cucharadita de sal de mar
- Pizca de pimienta negra

Precalienta el horno a 375°F. En una procesadora de alimentos, muele las pacanas crudas hasta adoptar una textura mediana-fina. En un tazón grande de mezclar, combina las pacanas molidas con los ingredientes restantes. Mezcla bien. Coloca en un molde rectangular para hornear pan, aceitado previamente y hornea por 30 minutos. Saca del horno, y deja enfriar por 5 minutos antes de servir. Sirve con puré de coliflor con mijo (ver abajo) y vegetales salteados con cebolla morada y tomates deshidratados (ver abajo).

Análisis nutricional por ración: calorías 418, carbohidratos 7.4 g, fibra 4.5 g, proteína 24.7 g, grasas 34.5 g, colesterol 139 mg, sodio 255 mg, calcio 100 mg.

PURÉ DE COLIFLOR CON MIJO

Da para 4 raciones   Tiempo de preparación: 5 minutos
Tiempo de cocción: 30 minutos   Programa: plan básico solamente

- 1 cucharada de aceite de oliva extra virgen
- ½ cebolla pequeña, cortada en cuadritos
- ½ taza de mijo, enjuagado
- 4 tazas de coliflor, cortada en pedacitos
- 1 cucharadita de salvia seca o 1 cucharada de salvia fresca

- 1 ½ taza de agua
- ¼ cucharadita de sal de mar
- Perejil fresco cortado en pedacitos para decorar

En una sartén mediana a fuego mediano, calienta el aceite de oliva, y saltea las cebollas hasta que comiencen a dorarse. Añade el mijo, coliflor y la salvia y saltea 1 minuto más. Añade el agua y pon a hervir, luego añade la sal. Cubre y cocina a fuego lento por 20 minutos, hasta que el mijo se ablande. Cuando esté blando, mezcla con un majador de papas. Espolvorea con el perejil cortado en pedacitos y sirve.

Análisis nutricional por ración: calorías 122, carbohidratos 19.5 g, fibra 3.8 g, proteína 3.9 g, grasas 3.6 g, colesterol 0 mg, sodio 121 mg, calcio 20 mg.

VEGETALES SALTEADOS CON CEBOLLA ROJA Y TOMATES DESHIDRATADOS

Da para 4 raciones Tiempo de preparación: 5 minutos
Tiempo de cocción: 10 minutos Programa: plan básico y avanzado

- ½ cebolla roja, en rodajas
- 2 cucharadas de tomates deshidratados, rebanados
- 4–6 tazas de verduras en rodajas finas (cualquier combinación de col rizada, acelga o repollo funciona)
- ½ taza de agua
- 1 cucharada de aceite de oliva extra virgen
- Chorro de vinagre balsámico (opcional)

Coloca la cebolla, tomate y verduras en sartén con el agua. Pon a hervir, luego reduce y cocina a fuego lento hasta que las verduras estén blandas. Rocía con el aceite de oliva y el vinagre balsámico antes de servir.

Análisis nutricional por ración: calorías 82, carbohidratos 10.6 g, fibra 2.1 g, proteína 3.1 g, grasas 4.0 g, colesterol 0 mg, sodio 72 mg, calcio 120 mg.

Tofu Asiático Salteado de Arvejas con Salsa de Ajonjolí y Cacahuete

Da para 4 raciones   Tiempo de preparación: 5 minutos
Tiempo de cocción: 10 minutos   Programa: plan básico y avanzado

- 1 ½ libras de tofu firme
- 2 cucharadas de mantequilla de cacahuete
- 1 cucharada de vino blanco
- 1 cucharada de tamari sin trigo
- ½ cucharada de vinagre de arroz integral
- Pizca de hojuelas de pimienta picante
- 1 cucharada de semillas de ajonjolí
- 1 cucharada de aceite de ajonjolí
- 1 cucharada de jengibre, picado finamente
- 1 cucharada de ajo, picado finamente
- 4 cebollinos, en rodajas, y más para decorar
- 4 tazas de arvejas

Enjuaga el tofu y sécalo con ligeras palmadas. Corta en cuadritos medianos y deja reposar. Para hacer la salsa, combina la mantequilla de cacahuete, vino, tamari, vinagre de arroz, hojuelas de pimienta picante y semillas de ajonjolí en un tazón pequeño, mezcla hasta que se ablanden.

En un *wok* o sartén grande, calienta el aceite de ajonjolí, añade el jengibre, ajo y cebollinos, y fríe revolviendo durante un minuto, cuidando que no se queme. Añade el tofu y saltea hasta que los lados comiencen a dorarse. Añade las arvejas y saltea por 1 minuto hasta que se ablanden. Añade la salsa y cocina otro minuto. Sirve inmediatamente con arroz integral (página 401), decorado con cebollinos extra.

Análisis nutricional por ración: calorías 346, carbohidratos 29.0 g, fibra 10.3 g, proteína 25.2 g, grasas 16.3 g, colesterol 0 mg, sodio 319 mg, calcio 462 mg.

ARROZ INTEGRAL

Da para 4 raciones Tiempo de preparación: 2 minutos Tiempo de cocción: 25 minutos Programa: plan básico solamente

- 1 taza de arroz integral de grano corto, enjuagado
- 2 tazas de agua
- Pizca de sal de mar

Coloca el arroz en una sartén mediana. Cubre con el agua y pon a hervir. Reduce la intensidad del fuego, añade la sal, cubre. Cocina a fuego lento hasta que el arroz se ablande y se haya evaporado el agua. Sirve inmediatamente. Refrigera los sobrantes en un envase hermético. El arroz integral se mantiene fresco hasta por 5 días.

Análisis nutricional por ración: calorías 172, carbohidratos 12 g, fibra 1.6 g, proteína 3.6 g, grasas 1.3 g, colesterol 0 mg, sodio 44 mg, calcio 21 mg.

CAMARONES A LA MEDITERRÁNEA

Da para 6 raciones   Tiempo de preparación: 10 minutos
Tiempo de cocción: 5 minutos   Programa: plan básico y avanzado

- 1 libra camarones crudos, pelados y desvenados
- Pizca de sal de mar y pimienta
- 2 cucharadas de aceite de oliva extra virgen
- 1 cebolla roja pequeña, en rodajas
- 2 cucharadas de ajo, picado finamente
- 2 tazas de tomates grape, cortados en mitades
- 2 cucharadas de albahaca fresca, en rodajas finas
- ¼ taza de aceitunas kalamata, cortadas en cuadritos
- 4 tazas de espinacas baby

Enjuaga los camarones y sécalos con ligeras palmadas. Sazona con sal y pimienta y pónlos a un lado. En una sartén grande, calienta el aceite de oliva a fuego mediano, añade las cebollas y el ajo, saltea entre 2 y 3 minutos hasta que las cebollas estén ligeramente tostadas. Añade el tomate y saltea otro minuto. Añade los camarones y dora 1 minuto por cada lado. Añade la albahaca fresca y las aceitunas, combina, saca del fuego. Revuelve lentamente las espinacas para que se cocinen. Sirve con polenta asada (ver abajo).

Análisis nutricional por ración: calorías 144, carbohidratos 5.1 g, fibra 1.5 g, proteína 17.2 g, grasas 6.1 g, colesterol 147 mg, sodio 277 mg, calcio 77 mg.

Polenta Asada

Da para 4–6 raciones Tiempo de preparación: 5 minutos Tiempo de cocción: 1 hora (incluye tiempo de asado) Programa: plan básico solamente

- 2 tazas de sémola de maíz
- ½ cucharadita de sal
- 6 tazas de agua
- 2 cucharadas de aceite de oliva extra virgen

En una cazuela mediana, combina la sémola, la sal y el agua. Revuelve para que no se formen grumos y luego cocina a fuego lento continuo. Sigue revolviendo a fuego mediano-lento hasta que el agua se absorba y la sémola esté blanda, por unos 30 minutos.

Aceita una bandeja de hornear de 9 × 13 pulgadas con 1 cucharada de aceite de oliva. Vierte la polenta en la bandeja y deja reposar hasta que se enfríe, por unos 20 minutos. Cuando se enfríe, corta la polenta en cuadrados.

Para asar la polenta, calienta una sartén a fuego mediano. Añade el aceite de oliva restante. Cuando esté caliente, añade los cuadrados de polenta y cocina 3 minutos por cada lado hasta que el exterior esté crujiente pero el interior se mantenga blando. Sirve inmediatamente o mantén caliente en el horno hasta que vayas a usarla.

Análisis nutricional por ración: calorías 141, carbohidratos 30.0 g, fibra 2.9 g, proteína 2.7 g, grasas 1.5 g, colesterol 0 mg, sodio 203 mg, calcio 10 mg.

SOPA DE FRIJOLES NEGROS

Da para 5–7 raciones   Tiempo de preparación: 5 minutos
Tiempo de cocción: 20–25 minutos   Programa: plan básico y avanzado

- 1 cucharada de aceite de oliva extra virgen
- 1 cucharada de ajo
- 1 cebolla pequeña, cortada en cuadritos
- 1 cucharada de comino
- 2 latas (15 onzas) de frijoles negros
- 2 tazas de agua o caldo de verduras
- 1 hoja de laurel
- 1 ½ cucharada de tamari sin trigo
- 1 cucharada de jugo de lima
- Cilantro fresco cortado en pedacitos para decorar

Calienta el aceite de oliva a fuego mediano en una cazuela de sopa. Añade el ajo y las cebollas, cocina hasta que las cebollas estén transparentes. Añade el comino y saltea por unos minutos más. Añade los frijoles enlatados con su líquido, el agua o caldo, y la hoja de laurel. Pon a hervir, reduce la intensidad y cocina a fuego lento entre 10 y 15 minutos. Añade el tamari y el jugo de lima y cocina a fuego lento por 1 minuto más. Añade el cilantro. Sirve con el arroz con comino tostado (ver abajo) y la coliflor y col rizada al ajo (ve la página 402).

Análisis nutricional por ración: calorías 443, carbohidratos 77.7 g, fibra 18.8 g, proteína 27.0 g, grasas 3.9 g, colesterol 0 mg, sodio 224 mg, calcio 176 mg.

ARROZ CON COMINO TOSTADO

Da para 4 Tiempo de preparación: 5 minutos Tiempo de cocción: 35 minutos
Programa: plan básico solamente

- 1 taza de arroz integral de grano largo, enjuagado
- ½ cucharada de semillas de comino
- 2 tazas de agua
- Pizca de sal de mar

Precalienta el horno a 350°F. Esparce el arroz sobre una bandeja de hornear, espolvorea las semillas de comino encima, y tuesta en el horno por 10 minutos aproximadamente. Revuelve ocasionalmente para garantizar que se doren parejo. Coloca el arroz tostado con comino y agua en una sartén. Pon a hervir, añade la sal, luego reduce el fuego, cubre, cocina a fuego lento hasta que se ablande, unos 20 minutos.

Análisis nutricional por ración: calorías 175, carbohidratos 36.5 g, fibra 1.7 g, proteína 3.7 g, grasas 1.4 g, colesterol 0 mg, sodio 45 mg, calcio 30 mg.

COLIFLOR Y COL RIZADA AL AJO

Da para 4 raciones Tiempo de preparación: 3 minutos Tiempo de cocción: 10 minutos Programa: plan básico y avanzado

- 1 cucharada de aceite de oliva extra virgen
- 1 cucharada de ajo, picado finamente
- 2 tazas de brotes pequeños de coliflor
- 6 tazas de col rizada, cortada en pedacitos
- ½ taza de agua

Calienta el aceite en una sartén, luego saltea el ajo y la coliflor a fuego mediano hasta que la coliflor comienza a ablandarse. Añade la col rizada y el agua. Cubre y cocina al vapor hasta que la col rizada se ablande y el agua se evapore, entre 3 y 4 minutos.

Análisis nutricional por ración: calorías 96, carbohidratos 13.4 g, fibra 3.3 g, proteína 4.4 g, grasas 4.1 g, colesterol 0 mg, sodio 59 mg, calcio 165 mg.

TORTAS DE SALMÓN CON PACANAS

Da para 8 tortas medianas Tiempo de preparación: 5 minutos Tiempo de cocción: 30 minutos Programa: plan básico y avanzado

- 1 lata (7.5 onzas) de salmón silvestre
- 1 ¾ taza de pacanas
- 2 huevos

- 3 cebollinos pequeños, cortados en pedacitos
- 1 tallo pequeño de apio, cortado en pedacitos
- 1 cucharada de aceite de oliva extra virgen
- 1 cucharada de jugo de limón
- ½ cucharadita de sal de mar
- Pizca de paprika

Precalienta el horno a 350°F. Drena el salmón enlatado. En una procesadora de alimentos, muele las pacanas hasta que adopten una textura fina. Añade los ingredientes restantes y pulsa la procesadora para combinar. Separa en 8 tortas medianas, colócalas en una bandeja de hornear ligeramente aceitada, hornea hasta que se doren, durante unos 25 a 30 minutos. Corona con *chutney* de durazno (ve abajo) y sirve con acelga salteada con almendras picadas (ve la página 406).

Análisis nutricional por ración: calorías 251, carbohidratos 4.0 g, fibra 2.5 g, proteína 9.5 g, grasas 23.1 g, colesterol 63 mg, sodio 151 mg, calcio 33 mg.

CHUTNEY DE DURAZNO

Da 8 raciones aproximadamente Tiempo de preparación: 5 minutos Tiempo de cocción: 15 minutos Programa: plan básico

- 4 duraznos maduros frescos o 2 tazas de duraznos congelados, pelados y cortados en cuadritos
- 3 tallos de cebollino, cortados en pedacitos
- 1 ½ cucharada de aceite de oliva extra virgen
- 2 cucharadas de cilantro fresco
- 2 cucharadas de jugo de limón fresco
- ½ cucharadita de pimientos jalapeños cortados en cuadritos (o al gusto)
- Pizca de sal de mar

Calienta los duraznos en una sartén pequeña a fuego lento-mediano; si usas duraznos frescos, añade 2 cucharadas de agua a la sartén. Añade los cebollinos, aceite de oliva, cilantro, jugo de limón, jalapeños y la sal. Cocina a fuego mediano-lento hasta que los duraznos estén pastosos.

La mezcla no debe ser una salsa, pero los sabores deben combinarse entre unos 12 a 15 minutos. Sirve caliente o frío.

Análisis nutricional por ración: calorías 44, carbohidratos 5.4 g, fibra 0.9 g, proteína 0.6 g, Grasas 2.7 g, colesterol 0 mg, sodio 21 mg, calcio 9 mg.

ACELGA SALTEADA CON ALMENDRAS PICADAS

Da para 4 raciones Tiempo de preparación: 3 minutos Tiempo de cocción: 10 minutos Programa: plan básico y avanzado

- ¼ taza de almendras picadas
- 1 cucharada de aceite de oliva extra virgen
- 6 tazas de acelga, cortada en pedacitos
- Pizca de sal de mar

Precalienta el horno a 350°F. Coloca las almendras en una bandeja de hornear y hornea entre 6 y 7 minutos, hasta que estén ligeramente tostadas. En una sartén, calienta el aceite a fuego mediano. Añade la acelga y la sal, y sigue salteando hasta que la acelga se ablande. Añade las almendras y sirve.

Análisis nutricional por ración: calorías 74, carbohidratos 6.4 g, fibra 1.6 g, proteína 2.2 g, grasas 6.4 g, colesterol 0 mg, sodio 154 mg, calcio 45 mg.

POLLO CON CURRY DE COCO Y VERDURAS

Da para 4 raciones   Tiempo de preparación: 10 minutos
Tiempo de cocción: 25–30 minutos   Programa: plan básico y avanzado

- 2 cucharadas de aceite de ajonjolí
- 1 cucharada de semillas de mostaza
- 1 taza de cebolla, cortada en pedacitos
- 1 cucharada de ajo, cortado en pedacitos
- 1 cucharada de curry en polvo
- Pizca de pimienta de cayena
- 2 pechugas grandes (o 4 pequeñas) de pollo con huesos
- ½ cucharadita de sal de mar

- 1 zanahoria pequeña, cortada en cuadritos
- 2 taza de brotes medianos de coliflor
- ½ pimiento verde, cortado en cuadritos
- 1 manzana, cortada en pedacitos
- 1 lata (13 onzas) de leche de coco
- 1 ½ taza de guisantes congelados
- Cilantro cortado en pedacitos para decorar

En una sartén grande, calienta el aceite de ajonjolí a fuego mediano. Añade las semillas de mostaza y revuelve durante 10 segundos hasta que comiencen a estallar; ten cuidado de no quemarlas. Añade inmediatamente las cebollas y el ajo y saltea por 5 minutos hasta que comiencen a "sudar". Añade el curry y la pimienta de cayena, y revuelve para que cubran las cebollas. Añade el pollo, espolvorea con ½ cucharadita de sal, y sella con fuego los lados. Añade las zanahorias, coliflor, pimiento verde y cocina de 3 a 4 minutos. Añade la manzana, la leche de coco y la sal restante, y cocina a fuego lento entre 15 y 20 minutos hasta que el pollo esté cocinado. Añade los guisantes y cocina a fuego lento otros 2 a 3 minutos más. Decora con el cilantro y sirve.

Análisis nutricional por ración: calorías 565, carbohidratos 29.1 g, fibra 9.8 g, proteína 34.9 g, grasas 36.6 g, colesterol 73 mg, sodio 618 mg, calcio 110 mg.

VIEIRAS EMPANADAS CON CILANTRO Y ALMENDRAS

Da para 2 raciones Tiempo de preparación: 15 minutos Tiempo de cocción: 10 minutos Programa: plan básico y avanzado

- 6 vieiras grandes
- ½ taza de vino blanco
- 2 pizcas de sal de mar
- ¼ taza de almendras crudas
- 1 cucharada de semillas de cilantro
- Pizca de pimienta negra
- ½ cucharada de aceite de semilla de uva
- 2 cucharaditas de vinagre balsámico

Precalienta el horno a 375°F. Saca el músculo duro de las vieiras, enjuaga, y sécalas con ligeras palmadas. Combina el vino con una pizca de sal y coloca la vieiras en ese adobo durante 10 minutos. Mientras, coloca las almendras en una bandeja de hornear y hornea entre 7 y 8 minutos. En una procesadora de alimentos, muele las semillas de cilantro sin que quede demasiado fina la mezcla. Añade las almendras tostadas, otra pizca de sal y la pimienta, y pulsa para molerlas de la misma forma.

Saca las vieiras del adobo y cubre cada lado con la mezcla de almendras. Calienta el aceite en una sartén a fuego mediano-alto, cocina las vieiras entre 2 y 3 minutos por cada lado. Chorrea con vinagre balsámico y sirve inmediatamente con batatas batidas (ver abajo) y espinacas salteadas con berro (ve la página 409).

Análisis nutricional por ración: calorías 228, carbohidratos 6.4 g, fibra 1.5 g, proteína 17.7 g, grasas 9.9 g, colesterol 30 mg, sodio 383 mg, calcio 65 mg.

BATATAS BATIDAS

Da para 4 raciones   Tiempo de preparación: 5 minutos
Tiempo de cocción: 20 minutos   Programa: plan básico

- 3 batatas pequeñas a medianas
- 2 cucharadas de aceite de oliva extra virgen
- Pizca de sal de mar

Lava las batatas y colócalas en una cazuela grande. Cubre con agua y pon a hervir. Reduce a fuego lento y cocina entre 15 y 20 minutos hasta que las batatas estén blandas pero no pastosas. Saca las batatas del agua y deja reposar para enfriar hasta que puedas procesarlas. Usando un cuchillo o tus dedos, quítales la piel. Saca el agua de la cazuela y coloca las batatas de nuevo en la cazuela, añade aceite de oliva y sal, y aplástalas con un tenedor o un majador de papas.

Análisis nutricional por ración: calorías 137, carbohidratos 17.7 g, fibra 2.8 g, proteína 1.7 g, grasas 6.9 g, colesterol 0 mg, sodio 89 mg, calcio 32 mg.

ESPINACAS SALTEADAS CON BERRO

Da para 4 raciones   Tiempo de preparación: 5 minutos
Tiempo de cocción: 5 minutos   Programa: plan básico y avanzado

- 1 cucharada de aceite de oliva extra virgen
- 2 tazas de berro fresco
- 8 tazas de espinacas frescas
- Pizca de sal de mar

En una sartén grande, calienta el aceite de oliva a fuego mediano. Añade el berro y saltea hasta que se ablande, por unos 3 minutos. Saca del fuego y añade las espinacas hasta que se cocinen. Sazona con la sal.

Análisis nutricional por ración: calorías 46, carbohidratos 3.6 g, fibra 1.4 g, proteína 2.1 g, grasas 3.6 g, colesterol 0 mg, sodio 113 mg, calcio 87 mg.

CORDERO ASADO CON MELAZA DE GRANADAS Y ALUBIAS

Da para 4 raciones   Tiempo de preparación: 30 minutos, incluyendo tiempo de adobo   Tiempo de cocción: 20–25 minutos Programa: plan básico

- 2 cucharadas de vinagre balsámico
- 1 cucharada de ajo
- 1 cucharada de mostaza de Dijon
- 4 piernas de cordero
- 2 cucharadas de aceite de oliva extra virgen
- ½ cebolla pequeña, cortada en cuadritos
- 1 cucharada de ajo
- 2 cucharadas de melazas de granadas
- 1 hoja de laurel
- 1 cucharada de salvia fresca o 1 cucharadita de salvia seca
- ¼ cucharadita de sal de mar
- 1 lata (15 onzas) de alubias cannellini
- ¼ taza de agua o vino tinto
- ¼ taza de perejil fresco
- ½ taza de semillas de granada frescas, opcional

En una bandeja llana grande, combina el vinagre, ajo, y mostaza. Elimina el exceso de grasa del cordero y colócalo en la bandeja, volteándolo para que se cubra con el adobo. Deja reposar por 30 minutos.

Mientras, calienta el aceite de oliva en una sartén a fuego mediano. Añade las cebollas y el ajo y saltea hasta que las cebollas comiencen a dorarse, o durante unos 8 minutos. Añade el cordero y sella por ambos lados. Vierte la melaza sobre el cordero y sigue dorando ambos lados. Añade la hoja de laurel, salvia, sal, alubias con su jugo, y el agua o vino tinto. Cocina a fuego lento hasta que el cordero se ablande y las alubias estén cocinadas, durante unos 15 a 20 minutos, dependiendo del grosor del cordero y el grado de cocción que te guste.

Decora el cordero y las alubias con semillas de granada y perejil. Sirve con brócoli a la lima (ver abajo).

Análisis nutricional por ración: calorías 720, carbohidratos 74.1 g, fibra 27.0 g, proteína 65.4 g, grasas 18.2 g, colesterol 128 mg, sodio 265 mg, calcio 230 mg.

BRÓCOLI A LA LIMA

Da para 4 raciones   Tiempo de preparación: 2 minutos
Tiempo de cocción: 5 minutos Programa: plan básico y avanzado

- 1 cucharada de aceite de oliva extra virgen
- 4 tazas de brotes grandes de brócoli
- Pizca de sal de mar
- ½ lima, cortado en cuñas

Calienta el aceite de oliva en una sartén grande a fuego mediano. Añade el brócoli, revolviendo constantemente hasta que se ablande. Añade la sal. Sirve con las cuñas de lima.

Análisis nutricional por ración: calorías 64, carbohidratos 7.2 g, fibra 2.4 g, proteína 2.5 g, grasas 3.7 g, colesterol 0 mg, sodio 88 mg, calcio 45 mg.

Chili Mexicano Rápido, Quínoa y Tortillas de Maíz

Da para 8 raciones   Tiempo de preparación: 5 minutos
Tiempo de cocción: 25 minutos   Programa: plan básico

- 2 cucharadas de aceite de oliva extra virgen
- 1 cebolla pequeña, cortada en cuadritos
- 2 cucharadas de ajo, cortado en cuadritos
- 2 cucharadas de chile en polvo
- 1 cucharada de comino molido
- 1 cucharada de paprika
- ½ cucharadita de hojuelas de pimienta picante
- 1 cucharadita de orégano seco
- 2 cucharadas de pasta de tomate
- 1 cucharadas de vino tinto o agua
- ½ taza de quínoa, enjuagada
- ½ pimiento verde, sin semillas y cortado en cuadritos
- 1 calabacita pequeña, cortada en cuadritos
- 1 lata (15 onzas) de frijoles negros
- 1 lata (15 onzas) de frijoles pintos
- 4 tazas de agua o caldo de verduras
- 1 lata (8 onzas) de salsa de tomate
- 1 cucharadita de sal de mar
- Chorrito de jugo fresco de limón
- Cilantro cortado en pedacitos para decorar (opcional)

En una cazuela grande de sopa, calienta el aceite de oliva a fuego mediano. Añade las cebollas y el ajo y cocina hasta que comiencen a "sudar". Añade las especias y sigue salteando por 2 minutos. Añade la pasta de tomate y saltea otro minuto. Diluye con el agua o el vino, luego añade la quínoa. Saltea hasta que la quínoa se dore.

Añade el pimiento verde y la calabacita y saltea durante unos minutos hasta que comiencen a ablandarse. Añade los frijoles con su jugo, el agua o el caldo, la salsa de tomate y la sal. Pon a hervir, luego reduce y cocina a fuego lento durante 15 minutos. Corona con jugo de limón y cilantro. Sirve con tiras de tortillas de maíz horneadas (ver abajo).

Análisis nutricional por ración: calorías 467, carbohidratos 79.8 g, fibra 19.2 g, proteína 25.9 g, grasas 6.2 g, colesterol 0 mg, sodio 423 mg, calcio 176 mg.

TIRAS DE TORTILLA DE MAIZ HORNEADAS

Da para 4 raciones   Tiempo de preparación: 5 minutos
Tiempo de cocción: 5 minutos   Programa: plan básico

- 1 cucharada de aceite de oliva extra virgen
- 4 tortillas de maíz orgánico
- Pizca de sal de mar

Precalienta el horno a 375°F. Unta con aceite los dos lados de las tortillas. Corta las tortillas en tiras. Colócalas sobre una bandeja de hornear y hornea durante 5 minutos, hasta que estén tostadas. Espolvorea con sal inmediatamente después de sacarlas del horno.

Análisis nutricional por ración: calorías 62, carbohidratos 10.7 g, fibra 1.5 g, proteína 1.4 g, grasas 1.8 g, colesterol 0 mg, sodio 69 mg, calcio 21 mg.

COL RIZADA CON ZAPALLO ANCO ASADO

Da para 4 raciones   Tiempo de preparación: 5 minutos
Tiempo de cocción: 30 minutos   Programa: plan básico

- 2 tazas de zapallo anco, pelado y cortado en cuadritos
- ½ cebolla roja, picada en rodajas finas
- 2 cucharadas de aceite de oliva extra virgen
- Pizca de sal de mar
- 6 tazas de col rizada, cortada en pedacitos
- ¾ taza de agua

Precalienta el horno a 375°F. Revuelve el zapallo anco y la cebolla roja con 1 cucharada de aceite de oliva y sal. Coloca en una bandeja de hornear y hornea hasta que el zapallo anco se ablande, en unos 25 minutos.

Calienta una sartén a fuego mediano. Añade la col rizada y el agua y cocina unos minutos, luego cubre con una tapa para que la col se cocine al vapor. Cuando se ablande y se haya evaporado el agua, añade el zapallo anco asado y las cebollas, rocíales el aceite de oliva restante, y sirve. **Análisis nutricional por ración:** calorías 147, carbohidratos 19.5 g, fibra 3.6 g, proteína 4.2 g, grasas 7.5 g, colesterol 0 mg, sodio 105 mg, calcio 186 mg.

Salmón a la Parrilla con Chutney de Menta y Cilantro

Da para 4 raciones Tiempo de preparación: 10 minutos Tiempo de cocción: 20 minutos Programa: plan básico y avanzado

- 1 ½ libras de salmón silvestre
- 1 cucharada de aceite de oliva extra virgen
- Pizca de sal de mar
- Pizca de pimienta negra

PARA EL CHUTNEY

- 1 manojo pequeño de cilantro con sus tallos, enjuagado
- 2 cucharadas de hojas de menta fresca cortadas en pedacitos
- 3 cucharadas de aceite de oliva extra virgen
- 1 ½ cucharada de ajo, picado finamente
- Pizca de sal de mar
- 1 cucharada de jugo fresco de lima o limón
- Pizca hojuelas de chile de árbol (opcional)

Sazona el salmón con el aceite de oliva, sal, pimienta. Deja reposar por 10 minutos.

Combina los ingredientes del *chutney* en una mezcladora. Mezcla hasta que estén suaves y fragantes. Deja reposar.

Calienta una parrilla o una sartén a fuego mediano-alto. Coloca el salmón con la parte de la piel hacia abajo. Deja que se cocine hasta que la piel esté chamuscada y el pescado casi cocinado. Esto demorará unos 15 minutos, dependiendo del grosor del salmón. Voltea salmón sobre la parrilla o sartén y cocina unos minutos más, hasta que esté totalmente cocinado. Saca del fuego y coloca en un plato con el lado de la piel hacia arriba. Sácale la piel y voltea para servir. Unta *chutney* sobre la parte superior del salmón. Sirve con cuñas de lima o limón, y sirve con ensalada de alubias y maíz (ve abajo), y verduras de verano a la parrilla (ve la página 415).

Análisis nutricional por ración: calorías 479, carbohidratos 1.9 g, fibra 0.5 g, proteína 38.1 g, grasas 34.6 g, colesterol 107 mg, sodio 226 mg, calcio 43 mg.

Ensalada de Alubias y Maíz

Da para 4 raciones   Tiempo de preparación: 10 minutos
Tiempo de cocción: cero   Programa: plan básico

- 1 lata (15 onzas) de alubias cannellini o convencionales, sin el líquido
- 1 mazorca de maíz fresco cocinado, los granos fuera de la mazorca o ¾ taza de maíz congelado, descongelado
- 1 zanahoria pequeña, rallada o cortada en cuadritos
- 1 tallo de apio, cortado en cuadritos
- 1 cucharada de perejil fresco cortado en pedacitos

PARA EL ADEREZO

- 3 cucharadas de aceite de oliva extra virgen
- 1 ½ cucharada de jugo de lima
- 1 cucharadita de comino molido
- ½ cucharadita de cilantro molido
- ½ cucharadita de sal de mar
- Cilantro fresco cortado en pedacitos al gusto

Combina los frijoles, maíz, zanahorias, apio y perejil. Deja reposar.

Bate los ingredientes del aderezo y mezcla con la ensalada.

NOTA: Esta ensalada se puede comer inmediatamente o hacer con anticipación para dejar que se mezclen los sabores, y es más sabrosa si se deja reposar. Refrigera lo que sobre.

Análisis nutricional por ración: calorías 478, carbohidratos 71.4 g, fibra 27.7 g, proteína 26.3 g, grasas 11.5 g, colesterol 0 mg, sodio 278 mg, calcio 185 mg.

Verduras de Verano a la Parrilla

Da para 4–6 raciones Tiempo de preparación: 1 hora 5 minutos (incluye adobo)
Tiempo de cocción: 15 minutos Programa: plan básico y avanzado

- 1 ramo de espárragos, cortados
- 1 calabacita
- 1 calabacín de verano
- 1 cebolla
- 1 pimiento rojo dulce
- 1/3 taza de aceite de oliva extra virgen
- Pizca de sal de mar
- Pimienta al gusto

Lava las verduras y corta con el tamaño y forma que prefieras. Coloca en un tazón. Revuelve con el aceite de oliva, sal y pimienta. Cubre y refrigera; deja reposar al menos por 1 hora.

Calienta la parrilla a fuego mediano-alto y coloca las verduras adobadas, volteando ocasionalmente hasta que tengan la blandura deseada. También puedes asarlas en el horno a 350°. El tiempo de horneado dependerá del tamaño de las verduras.

Análisis nutricional por ración: calorías 143, carbohidratos 7.7 g, fibra 2.9 g, proteína 2.7 g, grasas 12.3 g, colesterol 0 mg, sodio 49 mg, calcio 33 mg.

Tofu y Anacardo Salteados con Arroz Basmati

Da para 4 raciones   Tiempo de preparación: 10 minutos
Tiempo de cocción: 10 minutos   Programa: plan básico y avanzado

- 1/2 cabeza de brócoli, con tallos incluidos
- 1 libra de tofu firme
- 1 1/2 cucharada de aceite de ajonjolí
- 1 cucharada de jengibre, picado finamente
- 2 dientes de ajo, picado finamente
- 1 zanahoria grande, cortada en tiras delgadas
- 1 taza de bok choy, en rodajas
- 1 cucharada de tamari sin trigo

- 1 cucharadita de aceite de ajonjolí tostado
- 1 taza de arvejas
- ¾ taza de anacardos enteros crudos
- 1 cucharadita de salsa picante o 1 cucharadita de salsa hoisin (opcional)

Enjuaga el tofu y sécalo con ligeras palmadas. Corta en cuadros. Separa los tallos de los brotes de brócoli. Corta los brotes y deja reposar. Pela los tallos y corte en tiras delgadas. Deja reposar. En una sartén, calienta la mitad del aceite de ajonjolí a fuego mediano. Añade el jengibre y el ajo y revuelve. Añade inmediatamente el tofu y deja dorar por todos los lados. Saca el tofu de la sartén y deja reposar.

Enjuaga y seca la sartén y calienta el resto del aceite de ajonjolí. Añade la zanahoria y los tallos de brócoli y saltea hasta que comiencen a ablandarse. Añade el bok choy y los brotes de brócoli, y sigue salteando. Añade el tamari, el aceite de ajonjolí y las arvejas. Saltea hasta que las arvejas comiencen a ablandarse.

Devuelve el tofu a la sartén y revuelve, junto con los anacardos. Calienta y sirve con salsa picante o hoisin.

NOTA: Omite el arroz si estás en el plan avanzado.

Análisis nutricional por ración: calorías 354, carbohidratos 24.4 g, fibra 7.5 g, proteína 18.3 g, grasas 23.5 g, colesterol 0 mg, sodio 601 mg, calcio 365 mg.

SOPA DE PESCADO DEL DOMINGO POR LA NOCHE

Da para 4 raciones Tiempo de preparación: 10 minutos Tiempo de cocción: 15 minutos Programa: plan básico y avanzado

- 1 ½ cucharada de aceite de oliva extra virgen
- 1 cebolla pequeña, cortado en pedacitos
- 2 dientes de ajo, cortada en pedacitos
- 2 tomates medianos, cortados en cuadritos
- 2 cucharadas de perejil fresco, cortado en pedacitos
- 1 cucharada de tomillo fresco, cortado en pedacitos
- 1 cucharada de romero fresco, cortado en pedacitos

- 1 hoja de laurel
- ½ cucharadita de hojuelas de chile de árbol (como el que sirven en las pizzerías)
- 1 libra pescado blanco (como merluza o bacalao), cortados en cuadros
- ½ libra de camarones, pelados y desvenados
- 1 taza de vino blanco
- 2 tazas de caldo de pescado o verduras
- ½ cucharadita de sal de mar
- Pimienta al gusto
- ½ libra de mejillones, lavados y limpios
- ½ libra de almejas pequeñas
- 1 lima, cortado en cuñas
- Perejil fresco cortado en pedacitos para decorar

En una cazuela grande, calienta el aceite de oliva a fuego mediano. Añade las cebollas y el ajo y saltea unos minutos hasta que las cebollas comiencen a ablandarse. Añade el tomate, hierbas y hojuelas de pimenta y saltea por unos minutos más. Añade el pescado y luego los camarones, sobre las verduras.

Añade el vino blanco, caldo, sal, pimienta y pon a hervir. Reduce el fuego a lento, cubre y cocina a fuego lento durante 4 minutos. Añade las almejas, cubre, cocina a fuego lento hasta que comiencen a abrirse, por unos 5 minutos. Luego añade los mejillones y cocina a fuego lento otros 3 minutos hasta los mejillones y las almejas se abran completamente y el pescado esté firme.

Sirve en tazas y decora con las cuñas de lima, el perejil fresco y pimienta al gusto.

Análisis nutricional por ración: calorías 371, carbohidratos 15.6 g, fibra 2.0 g, proteína 48.5 g, grasas 9.3 g, colesterol 190 mg, sodio 826 mg, calcio 107 mg.

CONSEJOS GENERALES

- Antes de ir al mercado para comprar tu menú semanal:
  1. Elimina cualquier alimento perecedero viejo del refrigerador y determina si puedes sustituir algo que ya tengas por un componente de la lista de compra.
  2. Decide qué comidas quieres hacer en doble cantidad para congelar para usar en el futuro. Entre las comidas que congelan bien están las sopas, estofados, hamburguesas, rollos de carne, platos de arroz y salsas.
  3. Si tienes sobrantes que no puedes congelar debidamente, planifica con anticipación qué día de la semana los usarás.
- Asegúrate de tener suficientes envases. El cristal y Pyrex es lo mejor para conservar los sabores.
- Ofrécele un intercambio de alimentos a un amigo, en el que cada cual haría doble ración de una receta diferente para compartir, de manera que si ambos cocinan el lunes, nadie tendría que cocinar el martes. Además, ¡crea una maravillosa conexión con un amigo o vecino!
- Cuando saques lo comprado, dedica unos minutos adicionales a arreglar la despensa y el refrigerador para que refleje el orden en que serán usados los alimentos. Es útil tener envases para todos los ingredientes refrigerados para hacer una comida en particular, y así poder almacenarlos juntos con sus etiquetas correspondientes.
- Coloca tu menú semanal en el refrigerador, anotando cualquier preparativo que debas hacer en los próximos días.
- Revisa el menú de la semana para ver qué ingredientes puedes preparar con anticipación. Ejemplos: tostar nueces y semillas; hacer una salsa, *chutney* o pesto; o tostar granos.
- Planifica las comidas que puedes cocinar la noche antes, o hacerlas en una olla eléctrica, como sopas, cocidos o granos.

¡Haz tu propio bar de ensaladas!

Muchas de las comidas de este libro se complementarían magnífica-
mente con una gran ensalada de verduras verdes. Para facilitar la preparación, comienza la semana creando tus propios arreglos.

- Lava y corta las verduras en pedazos convenientes para comerlos en
  ensalada y guárdalos en envases herméticos Pyrex en el mismo sitio
  del refrigerador. Corta lo suficiente para dos o tres días, y repite durante la semana cuando lo necesites. Incorpora verduras diferentes al
  menos dos veces por semana para lograr variedad y frescura.
- Guarda los ingredientes que no necesitan refrigeración en frascos pequeños de cristal en un mismo estante. Las nueces y semillas crudas
  y tostadas se mantienen frescas durante varias semanas si se guardan
  en frascos herméticos de cristal.

Para hacer un aderezo sencillo, rocía la ensalada con un poco de
aceite de oliva extra virgen o un chorro de tu vinagre favorito, o con
lima o limón. Las hierbas frescas le dan un gran sabor y reducen la necesidad de aderezos pesados.

Nota: Los arreglos para el bar de ensaladas no están incluidos en
las listas de compra semanal. Escoge una variedad de los que integran
la lista siguiente y añádelos a tu lista cada semana, la cual también incluye sobrantes de comida que se pueden incorporar fácilmente a una
ensalada.

Ingredientes que necesitan refrigeración:

- Rúcula
- Espinacas
- Verduras mixtas
- Pepinos
- Pimientos: rojo, verde, amarillo
- Brotes: arvejas, trébol, brócoli, etc.
- Tomate: grape, cherry

- Zanahorias
- Remolachas
- Cebollas rojas
- Cebollinos
- Brotes de brócoli parcialmente cocinados y fríos
- Brotes de coliflor parcialmente cocinados y fríos
- Hierbas frescas como perejil, cilantro, tomillo
- Granadas
- Higos frescos
- Moras azules
- Frambuesas
- Manzanas (no las cortes antes de tiempo)
- Aguacates (no los cortes antes de tiempo)
- Huevos duros hervidos
- Garbanzos enlatados (abiertos y drenados)
- Salmón o sardinas enlatados
- Granos sobrantes (revuelve con un poco de aceite de ajonjolí o de oliva antes de refrigerar)
- Espárragos o verduras cocinadas y frías
- Edamame cocinado y frío

Ingredientes que no necesitan refrigeración:

- Semillas tostadas o crudas: girasol, calabaza ajonjolí, lino, etc.
- Frutos secos tostados o crudos: almendras, nueces, pacanas, anacardos, etc.
- Bayas Goji secas
- Aceite de oliva extra virgen
- Vinagres: balsámico, de sidra, vino, etc.
- Pimienta fresca molida
- Orégano y albahaca secos

SEMANA 1: LISTA DE COMPRAS

Aderezos	Secos	Productos agrícolas
☐ Aceite de oliva extra virgen	☐ Arroz salvaje (2 tazas)	☐ 2 cebollas rojas pequeñas
☐ Aceite de ajonjolí	☐ Arroz integral grano corto (2 tazas)	☐ 4 cebollas amarillas pequeñas
☐ Tamari sin trigo (salsa de soya natural)	☐ Arroz integral grano largo (2¼ taza)	☐ 1 cabeza de ajo
☐ Vinagre de vino de arroz	☐ Quinoa (1 taza)	☐ 1 pedazo de jengibre
☐ Vino blanco de cocina	☐ Mijo (½ taza)	☐ 4 mazos de verduras, coliflor, acelga, repollos, col rizada
☐ Vinagre balsámico	☐ Lentejas francesas secas (1 taza)	
☐ Vinagre de sidra	☐ Alubias cannellini (1 lata)	☐ Apio
Hierbas (secas)	☐ Frijoles negros (3 latas)	☐ 6 zanahorias pequeñas
☐ Albahaca	☐ Guisantes partidos (1 taza)	☐ 1 bulbo de hinojo pequeño
☐ Laurel	☐ Nueces secas (2 /3 taza)	☐ 2 puerros pequeños
☐ Salvia	☐ Semillas de ajonjolí (1 envase pequeño)	☐ 2 mazos de brócoli, broccolini, o rabé
☐ Tomillo	☐ Pacanas crudas (3¼ taza)	☐ 2 pimientos rojos dulces
Especias	☐ Bayas Goji (1 /3 taza)	☐ 2 mazos de cebollinos
☐ Pimienta negra	☐ Sémola de maíz o polenta (2 tazas)	☐ 1 coliflor
☐ Pimienta de cayena	☐ Mantequilla de cacahuete natural	☐ 1 calabacín de invierno pequeño
☐ Comino molido	☐ Aceitunas Kalamata	☐ 1 col verde pequeña
☐ Semillas de comino	☐ Tomates deshidratados (½ taza)	☐ Arvejas (4 tazas)
☐ Semillas de hinojo	☐ Pasta de tomate	☐ Espinacas baby (4 tazas)
☐ Polvo de chile	☐ Alcaparras	☐ Rúcula (4 tazas)
☐ Paprika	☐ Salmón enlatado	☐ Tomates Cherry o Grape (2 pintas)
☐ Sal de mar	(dos latas de 7.5 oz.)	☐ 1 aguacate

Perecederos y congelados	Hierbas y frutas frescas
☐ 14 huevos	☐ 1 ramo de albahaca
☐ 4 pechugas de pollo con hueso	☐ 1 ramo de perejil italiano
☐ ¼ libra de pollo sin hueso ni piel	☐ 1 ramo de cilantro
☐ 1 libra de camarones	☐ 1 ramo de romero
☐ 1½ libras de pescado blanco	☐ 1 ramo de tomillo
☐ 1 libra de picadillo de pavo orgánico	☐ 1 jalapeño
☐ 2 libras de tofu firme	☐ Hojuelas de chile de árbol
☐ 10 onzas de espinacas congeladas	☐ 2 limas
☐ 10 onzas guisantes congelados	☐ 2 limones
☐ 10 onzas duraznos congelados	

SEMANA 2: LISTA DE COMPRAS

Aderezos	Secos	Productos agrícolas
Además del sobrante de la semana anterior:	☐ Leche de coco (lata de 15 onzas)	☐ 2 pimientos rojos dulces
☐ Semillas de mostaza	☐ Frijoles pintos (dos latas de 15 oz.)	☐ 1 pimiento verde
☐ Polvo de curry	☐ Alubias cannellini (dos latas de 15 oz.)	☐ 2 ramos de cebollinos
☐ Cilantro	☐ Lentejas rojas (1¼ taza)	☐ 1 taza de bok choy
	☐ Quinoa (½ taza)	☐ 2 aguacates maduros
	☐ Arroz integral corto (1¾ taza)	☐ 1 pinta tomate grape o cherry
	☐ Mostaza de Dijon (frasco pequeño)	☐ 6 tomates maduros
	☐ Mostaza molida (frasco pequeño)	☐ 5 cebollas amarillas
	☐ Vegenaise (frasco pequeño)	☐ 1 cebolla roja
	☐ Tomates deshidratados (¼ taza)	☐ 2 cabezas de ajo
	☐ Salsa de tomate (lata de 8 onzas)	☐ 1 taza de arvejas
	☐ Anacardos enteros (¾ taza)	☐ 1 ramo de col rizada
	☐ Almendras crudas (¾ taza)	☐ 1 ramo de acelgas
		☐ 1 cabeza de apio
		☐ 6 zanahorias
		☐ 1 nabo pequeño
		☐ 4 taza de rúcula
		☐ 8 tazas de espinacas
		☐ 1 cabeza lechuga Romana
		☐ 1 ramo berro
		☐ 2 ramos espárragos
		☐ 2 calabacitas
		☐ 1 calabacín amarillo
		☐ 1 cabeza de brócoli
		☐ 3 batatas
		☐ 1 zapallo anco pequeño

Perecederos y congelados	Hierbas y frutas frescas
☐ 10 huevos	☐ 1 ramo albahaca
☐ 1 libra camarones pelados, desvenados	☐ 1 ramo perejil italiano
☐ 6 vieiras grandes	☐ 1 ramo cilantro
☐ 1 libra de pescado blanco	☐ 1 ramo romero
☐ 1.5 libras salmón silvestre	☐ 1 ramo tomillo
☐ 1 libra de mejillones	☐ 1 ramo salvia
☐ 1 libra almejas muy pequeñas	☐ 1 jalapeño
☐ 4 pechugas de pollo con hueso	☐ 2 limas
☐ 1 libra picadillo de pavo	☐ 2 limones
☐ ½ libra pechugas de pollo deshuesadas y sin piel	☐ 1 manzana
☐ 4 piernas de cordero	☐ 1 granada
☐ un paquete de 10-onzas de guisantes congelados y maíz	
☐ 1 libra de tofu firme	
☐ 4 tortillas orgánicas	

Reconocimientos

La oportunidad de escribir un libro es un regalo y una carga a la vez. En este caso, las virtudes son casi siempre ajenas y los errores totalmente míos. Escribirlo fue un recorrido que hice apoyado por la amplia comunidad en la que vivo y exploro con admiración.

Tengo una deuda de agradecimiento con todos los científicos que trabajan sin esperar agradecimientos para comprender los misterios del cuerpo humano; a todos mis pacientes que confiaron en mí, y luego colaboraron conmigo para buscarle una solución a sus problemas de salud cuando no podían encontrar respuestas en el paradigma médico actual. Ellos me enseñaron más de lo que se imaginan.

Mi agente, Richard Pine, orientó este libro desde el comienzo con paciencia, claridad, conocimientos y franqueza inusual, como de costumbre, en su forma modesta y cariñosa. Tracy Behar, mi editora, y todos mis amigos y simpatizantes de Little, Brown, vieron la posibilidad de una nueva solución a la crisis en nuestro sistema de salud. Mi publicista, Bruce Bobbins y su equipo de DKC me ayudaron a aclarar el contenido del mensaje, y a que se hiciera escuchar. Gracias especialmente a mi UltraEquipo: Spencer Smith, Anne McLaughlin, Shibani Subramanya, Daffnee Cohen, Rachel Goldstein, y Bernie Plishtin, quienes hacen posible que pueda hacer el trabajo que amo cada día.

Vaya también mi agradecimiento a más de cien personas, a las cuales, lamentablemente, no puedo mencionar en su totalidad en estas páginas. Ustedes saben quiénes son, y sólo puedo decirles: gracias, gracias, mil gracias. Debo mencionar a unas cuantas personas especiales que me han inspirado, ayudado y apoyado: Jeffrey Bland, quien abrió mi mundo hace quince años (y nunca más ha sido el mismo); a Sidney Baker, uno de los más grandes pensadores originales y anónimos de nuestro tiempo; a mis amigos y colegas docentes del Institute for Functional Medicine: Laurie Hoffman, David Jones, y otros tantos anónimos que me ayudaron allí. Y todos los que me apoyaron desde el principio con su tiempo y sus fondos para impulsar el futuro de la medicina: los Bitzer, los Musses, Maja Hoffmann y Stanley Buchthal, Adelaide Gomer, Alicia Wittink, Ritchie Scaife, los Baldridge, los Nevzlin, Damon Giglio, Donna Karan, Daphne Barak, y tantos otros.

Y sin mis amigos y mi comunidad no podría hacer lo que hago —gracias por estar allí aun cuando yo no estoy presente— por esas personas anónimas. E insisto, ustedes saben quiénes son: Marc David, David y Zea Piver, Michael y Lisa Bronner, Michael Lerner, Colby y Dena Lewis, Jonathan y Michelle Kalman, Dan y Ditte Ruderman, Paul y Andrea DeBotton, Andy y Lisa Corn, David Ludwig, Alberto Villoldo y Marcela Lobos, y la lista sigue. Y un agradecimiento especial a Hillary, Bill, Chelsea y Marc, quienes han respaldado esta obra y contribuido a crear un mejor futuro para todos.

Gracias también a mis cocreadores de la transformación de la medicina, quienes me impactaron y siguen creando cambios sísmicos en nuestra forma de pensar y de vivir: Dean Ornish, Mehmet C. Oz, James Gordon, Andrew Weil, Deepak Chopra, Christiane Northrup, Daniel y Tara Goleman, Jon Kabat-Zinn, Leo Galland, David Perlmutter, Frank Lipman, Patrick Hanaway, Robert Hedaya, Joel Evans, David Eisenberg, Bethany Hayes, David Jones, Tracy Gaudet, Kenneth Pelletier, Peter Libby, y Martha Herbert. Un agradecimiento especial a Arianna Huffington, por proporcionar un sitio donde se puede decir la verdad.

Gracias a Rick Warren y a todos mis amigos de Saddleback, por haber creído en la posibilidad real de recuperar juntos nuestra salud.

Sin el apoyo de mi equipo del UltraWellness Center, donde llevo a cabo mi trabajo real de atender pacientes, no podría empezar a hacer nada más. Ustedes son mi basamento y están en el centro de mi vida. Sus contribuciones me inundan todos los días. Gracias por estar y creer.

Y finalmente, y en primera línea de importancia, a mi familia, expuesta a los peligros de mi pasión (madrugones, trabajo hasta altas horas de la noche, demasiadas ausencias para recordarlas). No hubiera podido lograrlo sin todo su amor y fe en lo que hago. Gracias, Pier, Rachel, Misha, Thor, Ace, Ruth, Richard, Saul, Jesse, Carrie, Ben, Sarah, Paul, Lauren, Jake, y Zachary. Es por ustedes y gracias a ustedes me despierto cada día agradecido y alegre.

Fuentes de Información

Como te prometí, aquí tienes una lista de fuentes informativas para encontrar alimentos de alta calidad, para vivir limpios y "verdes", para relajarte, encontrar un practicante de medicina funcional en tu localidad, y buscar una salud óptima.

LECTURAS Y FUENTES ADICIONALES
DEL DR. MARK HYMAN

Sitios Web del Dr. Mark Hyman

www.drhyman.com
www.bloodsugarsolution.com
www.takebackourhealth.org
www.ultramind.com

The UltraWellness Center

45 Walker Street
Lenox, MA 01240
(413) 637-9991
www.ultrawellnesscenter.com
Nuestro equipo de expertos doctores de medicina funcional, nutricionistas, enfermeras y entrenadores de salud te guiarán en las diferentes modificaciones de dieta y estilo de vida, así como en pruebas especializadas, suplementos de nutrición y medicamentos.

The UltraMind Solution

www.bloodsugarsolution.com/ultramind-solution
Independientemente de que sufras trastornos del estado anímico, problemas neurológicos, dificultad para concentrarte o solamente falta de energía y confusión mental, este programa de seis semanas te ayudará a sanar tu cerebro arreglando primero tu organismo.

The UltraMind Solution PBS Special

www.bloodsugarsolution.com/ultramind-dvd
Conoce los siete sistemas claves que conforman la raíz de los problemas cerebrales, y lo que puedes hacer para vivir una vida vibrantemente saludable.

Six-Weeks to an UltraMind

www.bloodsugarsolution.com/six-weeks-to-ultramind
Este dinámico programa de autoentrenamiento te ofrece una combinación de audio, video y materiales impresos que facilitan al máximo la incorporación del programa UltraMind a tu vida.

UltraCalm

www.bloodsugarsolution.com/ultracalm
¿Estás estresado? ¿Sufres de ansiedad, trastornos obsesivo- compulsivos o ataques de pánico? En este programa de audio, te guiaré por los pasos que debes dar para ayudarte a resolver la ansiedad del estrés. Con visualizaciones guiadas, ejercicios de respiración, consejos de nutrición y desintoxicación, y más.

UltraMetabolism

www.bloodsugarsolution.com/ultrametabolism
Este libro promete reprogramar tu organismo para perder peso automáticamente, activando los mensajes de pérdida de peso y salud, y desactivando los mensajes de aumento de peso y enfermedades.

The UltraMetabolism PBS Special

www.bloodsugarsolution.com/ultrametabolism-dvd
Este especial de dos horas te permite usar en casa los secretos y pasos del programa UltraMetabolism.

The UltraMetabolism Cookbook

www.bloodsugarsolution.com/ultrametabolism-Cookbook
Este libro te proporciona 200 recetas para impulsar al máximo el programa UltraMetabolism. También son excelentes para *La solución del azúcar en la sangre*.

The UltraSimple Diet

www.bloodsugarsolution.com/ultrasimple-diet
Este programa simple de siete días te da las herramientas necesarias para tratar los dos factores ocultos principales del aumento de peso —toxinas e inflamación— y para perder no sólo peso sino muchos de tus síntomas crónicos.

The UltraSimple Challenge

www.bloodsugarsolution.com/ultrasimple-challenge

- **Programa de entrenamiento en DVD**. Los dos DVD tienen información acerca de cómo y por qué funciona el programa, su base científica, videos motivadores e instructivos para cada día, y una sección especial acerca de cómo bajar de peso y no volver a subir y cómo activar tu salud para siempre.
- **Guía para un plan de acción de 7 días**. Con planes de comidas, listas de compra, suplementos recomendados, ejercicios y técnicas de relajación, listas de comprobación diaria, anotaciones de alimentos, un diario y registros del progreso.
- **Comunidad de apoyo en Internet**. Conéctate con otras personas participantes en el programa para compartir experiencias. El apoyo comunitario es un factor vital para hacer cambios a largo plazo.

The UltraThyroid Solution

www.bloodsugarsolution.com/ultrathyroid
Conoce los siete pasos que te ayudarán a resolver de forma integral el problema del mal funcionamiento de tu tiroides y a curarte de ese trastorno potencialmente devastador.

UltraPrevention

www.bloodsugarsolution.com/ultraprevention

Un programa innovador destruye los mitos de la medicina actual que "arregla las piezas rotas".

Five Forces of Wellness

www.bloodsugarsolution.com/5forces

Conoce los cinco desbalances que provocan enfermedades y cómo puedes convertirlos en cinco factores de bienestar.

The Detox Box

www.bloodsugarsolution.com/detoxbox

Creado para eliminar toxinas y alérgenos, estimular la inmunidad, recuperar la energía, este paquete incluye discos CD, tarjetas informativas y una guía de inicio rápido. Te ofrece todo lo necesario para realizar en casa un programa de desintoxicación seguro, efectivo y médicamente informado.

Nutrigenomics

www.bloodsugarsolution.com/nutrigenomics

Entérate de los alimentos que puedes consumir para reforzar la capacidad natural que tiene tu organismo para curarse.

HERRAMIENTAS PARA UNA VIDA SALUDABLE, YOGA, Y RELAJACIÓN

Hay muchos recursos maravillosos a tu disposición para que actives la respuesta de relajación y reduzcas el estrés. A continuación, una selección de los mejores discos CD, productos de estilo de vida (como herramientas de *biofeedback*), y saunas en casa.

Discos CD y DVD

Best of Stress Management Kit

Dr. James Gordon

www.bloodsugarsolution.com/best-of-stress-management

En palabras sencillas, te enseña la ciencia del estrés y de la relajación, y a escoger las técnicas idóneas para el control de tu estrés.

Mindfulness Meditation Practice CDs

Jon Kabat-Zinn www.bloodsugarsolution.com/mindfulness-meditation
El Dr. Kabat-Zinn ofrece meditaciones guiadas que te llevan a la relajación profunda y a la curación, por medio de ejercicios que cultivan la conciencia de la respiración, las sensaciones corpóreas, sonidos, y meditaciones sobre la bondad y la consideración.

Health Journeys

www.bloodsugarsolution.com/healthjourneys
Recursos de autocuración, como cintas de visualización guiada.

Natural Journeys

www.bloodsugarsolution.com/naturaljourneys
Discos DVD sobre Pilates, yoga, tai chi, estar en forma, meditación, autocuración.

Kripalu Center for Yoga Health

www.bloodsugarsolution.com/kripalu
Numerosos discos CD y DVD para apoyar la salud y la relajación.

Herramientas de biofeedback

Journey to Wild Divine

www.bloodsugarsolution.com/wilddivine
Juego de *biofeedback* para la computadora que propicia la relajación profunda.

emWave

www.bloodsugarsolution.com/emwave
De los creadores de HeartMath, es un dispositivo portátil para uso personal que te permite reentrenar tu sistema nervioso y reducir el estrés. También se conecta a tu computadora y tiene muchos ejercicios que te ayudan a tranquilizar tu mente y tu corazón.

Saunas para la desintoxicación

Sunlighten Saunas

www.bloodsugarsolution.com/sunlighten
Mi fuente preferida de saunas infrarrojos.

High-Tech Health

www.bloodsugarsolution.com/hightechhealth
Otra buena fuente de saunas infrarrojos.

Para darle seguimiento a tu peso y presión arterial

Wi-Fi Body Scale Blood Pressure Monitor

www.bloodsugarsolution.com/withings
Esta notable balanza corporal Wi-Fi te permite seguir y graficar fácilmente tu peso y BMI, y puedes conectarte con ella desde tu teléfono inteligente o navegador Web en cualquier momento, así como compartirlo con tu red social y nuestros entrenadores de nutrición y salud. Creado específicamente para dispositivos con sistema operativo IOS, el monitor de presión arterial Wi-Fi (*Wi-Fi Blood Pressure Monitor*) se conecta a tu iPhone, iPad, o iPod touch y te proporciona instantáneamente una medida precisa de tu presión arterial.

LIMPIO Y "VERDE"

Productos para el hogar

Los productos siguientes son útiles para reducir tu carga tóxica y mantener tu hogar limpio y "verde".

Green Home

www.bloodsugarsolution.com/greenhome
Tienda por departamentos en Internet para todas tus necesidades de vida y protección del medioambiente, donde podrás encontrar información actualizada y creíble para tomar decisiones que mejoren tu calidad de vida.

Gaiam

www.bloodsugarsolution.com/gaiam
Gaiam provee información, bienes y servicios a los clientes que valoran el medioambiente, una economía sostenible, estilos de vida saludables, atención médica alternativa y desarrollo personal.

H3Environmental Corporation

www.bloodsugarsolution.com/h3environmental

La "H3" de H3Environmental se refiere a los tres hogares que habitamos: el interior, el literal donde habitamos y el de nuestro planeta. H3Environmental te proporciona productos para el hogar sanos, sofisticados y elegantes, así como valiosa y práctica información sobre un hogar sano.

EcoChoices Natural Living Store

www.bloodsugarsolution.com/ecochoices

Productos para el hogar que protegen el medioambiente.

Allergy Buyers Club

www.bloodsugarsolution.com/allergybuyersclub

Esta organización se especializa en productos para aliviar la alergia. Además ofrecen información para el control y prevención de las alergias, sinusitis y asma. Sus productos, además de ser los mejores en su clase, son naturales, verdes, hipoalergénicos, perfectos para un hogar limpio, saludable y libre de contaminantes.

Lifekind

www.bloodsugarsolution.com/lifekind

Lifekind te proporciona información y productos para reducir tu contacto diario con sustancias químicas peligrosas, y ofrece alternativas seguras y certificadas a los productos fabricados con ingredientes tóxicos y perjudiciales.

Filtros de agua

Custom Pure

www.bloodsugarsolution.com/custompure

Custom Pure ofrece una amplia gama de sistemas de filtración. Sus profesionales capacitados te ayudarán a seleccionar el equipo idóneo, a instalarlo adecuadamente y a mantenerlo para lograr un rendimiento óptimo.

Filtros de aire

AllerAir

www.bloodsugarsolution.com/allerair

AllerAir se dedica a ofrecer la tecnología de limpieza de aire más segura y efectiva disponible, con más de cien modelos para satisfacer cualquier necesidad de purificación de aire.

Productos no tóxicos de limpieza del hogar

Seventh Generation

www.bloodsugarsolution.com/seventhgeneration
Seventh Generation es la principal marca de productos para el hogar y de cuidado personal en Estados Unidos que contribuye a proteger la salud humana y el medioambiente.

Ecover

www.bloodsugarsolution.com/ecover
En una original fábrica ecológica, Ecover crea productos de lavado y limpieza de forma ecológica, económica y socialmente responsable.

Life Without Plastic

www.bloodsugarsolution.com/lifewithoutplastic
LWP es un comerciante minorista por Internet que ofrece a los clientes de todo el mundo alternativas no plásticas a productos de uso diario como botellas de agua, envases para alimentos, y platos, botellas y tazas para niños.

Cosméticos "limpios"

Cosmetic Safety Database

www.bloodsugarsolution.com/cosmeticdatabase
Este sitio Web te proporciona los resultados de una investigación de seis meses realizada por Environmental Working Group sobre la salud y seguridad de más de diez mil ingredientes de productos de cuidado personal.

The Campaign for Safe Cosmetics

www.bloodsugarsolution.com/safecosmetics
Una coalición cuyo propósito es la aprobación de una ley que exija a la industria de productos de belleza a eliminar progresivamente el uso de sustancias químicas que son toxinas conocidas.

Cosméticos naturales

Las siguientes compañías producen cosméticos "limpios".

Dr. Hauschka Skin Care

www.bloodsugarsolution.com/drhauschka

Sophyto Organics

www.bloodsugarsolution.com/sophytoorganics

Avalon Cosmetics

www.bloodsugarsolution.com/avalonorganics

Evan Healy Skincare

www.bloodsugarsolution.com/evanhealy

Sumbody Skincare

www.bloodsugarsolution.com/sumbody

FUENTES INFORMATIVAS SOBRE ALIMENTOS

A continuación encontrarás una amplia gama de alimentos orgánicos; productos para el hogar, la cocina y el cuidado de las mascotas, así como otras valiosas fuentes informativas en estos sitios Web.

Orgánicos esenciales

The Organic Pages

www.bloodsugarsolution.com/theorganicpages
Según su sitio Web, la Organic Trade Association (OTA) presenta The Organic Pages™ para ofrecerles a los usuarios una forma rápida y fácil de encontrar productos, productores, ingredientes, suministros y servicios orgánicos certificados que ofrecen los miembros de OTA, así como temas de interés para toda la comunidad simpatizante de los productos orgánicos.

Organic Provisions

www.bloodsugarsolution.com/orgfood
Organic Provisions es una forma nueva y conveniente de elegir una amplia gama de productos naturales de calidad idóneos para tu hogar.

Organic Planet

www.bloodsugarsolution.com/organic-planet
Organic Planet es un proveedor líder de ingredientes naturales y orgánicos para alimentos.

Sun Organic Farm

www.bloodsugarsolution.com/sunorganicfarm
Sun Organic Farm te proporciona una fuente directa para comprar por Internet una amplia gama de alimentos orgánicos.

Productos agrícolas

Earthbound Farms

www.bloodsugarsolution.com/earthboundfarm
Productos agrícolas frescos y envasados.

Maine Coast Sea Vegetables

www.bloodsugarsolution.com/seaveg
Una amplia gama de verduras marinas, incluyendo algunos tipos orgánicos certificados.

Alimentos orgánicos congelados y enlatados

Cascadian Farm

www.bloodsugarsolution.com/cfarm
Una fuente idónea de verduras y frutas orgánicas congeladas para los que no dispongan de tiempo.

Stahlbush Island Farms, Inc.

www.bloodsugarsolution.com/stahlbush
Una fuente excelente de frutillas congeladas cultivadas de forma sostenible.

Pacific Foods

www.bloodsugarsolution.com/pacificfoods
Pacific Foods vende sopas, caldos, leche de nueces y leche de cáñamo de
alta calidad, y mucho más.

Imagine Foods

www.bloodsugarsolution.com/imaginefoods
Suministrador de alta calidad de deliciosas sopas orgánicas.

Carne de res, de aves, huevos, productos lácteos

Eat Wild

www.bloodsugarsolution.com/eatwild
Carne y productos lácteos provenientes de reses alimentadas con pasto.

Organic Valley

www.bloodsugarsolution.com/organicvalley
Carnes, productos lácteos, huevos y productos agrícolas procedentes de
más de 600 granjas propiedad de miembros.

Peaceful Pastures

www.bloodsugarsolution.com/peacefulpastures
Productos lácteos, carne y aves alimentadas con pasto.

Applegate Farms

www.bloodsugarsolution.com/applegatefarms
Carne de res y de ave, y productos de carnicería empacados.

Pete and Gerry's Organic Eggs

www.bloodsugarsolution.com/peteandgerry
Huevos orgánicos omega-3.

Stonyfield Farm

www.bloodsugarsolution.com/stonyfield
Productos lácteos y yogurt de soya orgánicos y certificados.

Pescado

Vital Choice Seafood

www.bloodsugarsolution.com/vitalchoice

Una selección de salmón silvestre, sardinas, bacalao negro y halibut pequeño frescos, congelados y enlatados.

EcoFish, Inc.

www.bloodsugarsolution.com/ecofish

Productos del mar que cumplen medidas de protección del medioambiente e información.

Crown Prince Natural

www.bloodsugarsolution.com/crownprince

Mariscos silvestres especiales, atrapados en su hábitat natural, cosechados sosteniblemente y enlatados.

SeaBear

www.bloodsugarsolution.com/seabear

Cecina de salmón silvestre para una merienda conveniente.

Nueces, semillas y aceites

Barlean's Organic Oils

www.bloodsugarsolution.com/barleans

Aceites orgánicos y semillas de lino molidas.

Omega Nutrition

www.bloodsugarsolution.com/omeganutrition

Una amplia gama de aceites orgánicos, y productos de semillas de lino y cáñamo.

Spectrum Naturals

www.bloodsugarsolution.com/spectrumorganic

Una extensa línea de aceites, vinagres y productos de lino de alta calidad, y fuentes informativas culinarias.

Maranatha

www.bloodsugarsolution.com/worldpantry
Mantequillas orgánicas de nueces y semillas.

Once Again Nut Butter

www.bloodsugarsolution.com/onceagainnutbutter
Mantequillas orgánicas de nueces y semillas.

Frijoles y legumbres

Eden Foods

www.bloodsugarsolution.com/edenfoods
Una línea completa de frijoles orgánicos secos y enlatados.

Westbrae Natural

www.bloodsugarsolution.com/westbrae
Una amplia gama de frijoles y productos vegetarianos orgánicos (sopas, condimentos, pastas, etc.).

ShariAnn's Organic

www.bloodsugarsolution.com/shariannsorganic
Frijoles orgánicos, frijoles refritos, sopas y más.

Granos

Arrowhead Mills

www.bloodsugarsolution.com/arrowheadmills
Granos orgánicos, incluyendo numerosas opciones sin gluten.

Lundberg Family Farms

www.bloodsugarsolution.com/lundberg
Granos orgánicos y artículos sin gluten, como arroz salvaje.

Hodgson Mill, Inc.

www.bloodsugarsolution.com/hodgsonmill
Una línea completa de granos enteros, incluyendo muchos sin gluten.

Shiloh Farms

www.bloodsugarsolution.com/shilohfarms
Granos enteros orgánicos, granos germinados y artículos sin gluten.

Especias, condimentos, salsas, sopas y otros

Spice Hunter

www.bloodsugarsolution.com/spicehunter
Una línea completa de especias orgánicas.

Frontier Natural Products Co-Op

www.bloodsugarsolution.com/frontiernaturalbrands
Una extensa línea de especias orgánicas, condimentos, sabores y extractos
para hornear, alimentos secos, tés y aparatos culinarios.

Rapunzel Pure Organics

www.bloodsugarsolution.com/rapunzel
Una gran selección de condimentos como Herbamare, hecho con sal de
mar y hierbas orgánicas.

Seeds of Change

www.bloodsugarsolution.com/seedsofchange
Salsas de tomate orgánica, salsas y más.

Edward and Sons Trading Co.

www.bloodsugarsolution.com/edwardandsons
Una extensa línea de productos vegetarianos orgánicos como miso, salsas,
galletas de arroz integral, etc.

Flavorganics

www.bloodsugarsolution.com/flavorganics
Una línea completa de extractos de sabores puros orgánicos certificados.

Bebidas
Bebidas sin lácteos o gluten

Westbrae WestSoy

www.bloodsugarsolution.com/westsoy
Leche de soya sin azúcar.

Imagine Foods (Soy Dream)

www.bloodsugarsolution.com/tastethedream
Helados de soya y de leche de arroz.

White Wave

www.bloodsugarsolution.com/silksoymilk
Bebidas de leche de soya.

WholeSoy & Co.

www.bloodsugarsolution.com/wholesoyco
Yogurt de soya sin azúcar.

Tés orgánicos de hierbas

Mighty Leaf Tea

www.bloodsugarsolution.com/mightyleaf
Tés artesanales en bolsas biodegradables.

Choice Organic Teas

www.bloodsugarsolution.com/choiceorganicteas
Tés orgánicos de comercio justo.

Yogi Tea

www.bloodsugarsolution.com/yogitea
Tés de hierbas medicinales.

Numi Tea

www.bloodsugarsolution.com/numitea

Según su sitio Web, Numi inspira bienestar para la mente, el cuerpo y el espíritu mediante el simple arte del té.

Agua

Los mejores filtros de agua son los de ósmosis inversa. Aunque son más costosos, vale la pena la inversión pues eliminan más toxinas de tu suministro de agua. Si tu presupuesto no te lo permite, Brita es una buena alternativa.

Filtros de ósmosis inversa

www.bloodsugarsolution.com/h2odistributors

Filtros Brita

www.bloodsugarsolution.com/brita

ORGANIZACIONES Y MÉDICOS ORIENTADOS A LA NUTRICIÓN

A continuación encontrarás fuentes informativas sobre médicos que pueden guiarte en gran parte de los protocolos que contiene este libro.

Puedes visitar a nuestro equipo de The UltraWellness Center en Lenox, Massachusetts. Visita www.ultrawellnesscenter.com o llama al (413) 637-9991 para más información sobre cómo hacer una cita con el Dr. Hyman y su equipo especializado de médicos, enfermeras y enfermeros y nutricionistas. También puedes usar las fuentes mencionadas abajo para buscar otras recomendaciones.

The Institute for Functional Medicine (IFM)

www.functionalmedicine.org
Soy el presidente de la junta del IFM, una organización 501c3 sin fines de lucro, cuya misión es servir como la más alta expresión de salud individual por medio de la amplia adopción de la medicina funcional como estándar de atención.

American Board of Holistic Medicine (ABIHM)

www.holisticboard.org
El propósito de ABIHM es crear estándares de atención en la aplicación del conocimiento del cuerpo que abarca la medicina integradora holística, para que estos conceptos puedan ser totalmente integrados a la práctica médica, la educación, la planificación de salud y la investigación.

American Academy of Environmental Medicine

www.aaem.com
La misión de esta organización es promover la salud óptima por medio de la prevención, y tratamientos seguros y efectivos de las causas de las enfermedades, apoyando a los médicos y otros profesionales que sirven al público mediante la educación sobre la interacción entre los seres humanos y su entorno.

American College for Advancement in Medicine

www.acam.org
Organización educativa que capacita a médicos y trabajadores de la salud en materia de medicina funcional e integrativa, con especialización en desintoxicación y quelación.

LABORATORIOS PARA ANÁLISIS ESPECIALIZADOS

Puedes hacerte los análisis mencionados en este programa en los laboratorios siguientes. Trabaja con un médico capacitado en medicina integrativa o funcional para hacerte las pruebas necesarias.

Quest Diagnostics

www.bloodsugarsolution.com/questdiagnostics
Fuente para las pruebas más convencionales de laboratorio.

LabCorp

www.bloodsugarsolution.com/labcorp
La mayoría de las pruebas más convencionales de laboratorio están disponibles aquí.

LipoScience

www.bloodsugarsolution.com/liposcience
Innovadora espectroscopia de medicina nuclear para la evaluación del tamaño de las partículas de lípidos, y mayor exactitud para evaluar factores de riesgo cardiovascular. Esta prueba también la hace LabCorp.

IGeneX

www.bloodsugarsolution.com/igenex
Pruebas especializadas para detectar infecciones crónicas (como la enfermedad de Lyme) con tecnología de reacción en cadena de polimerasa (PCR).

Doctor's Data

www.bloodsugarsolution.com/doctorsdata
Expertos en pruebas de detección de toxicidad de metales pesados y otros trastornos metabólicos y nutricionales.

Metametrix

www.bloodsugarsolution.com/metametrix
Líderes en pruebas metabólicas y nutricionales.

Genova Diagnostics

www.bloodsugarsolution.com/genovadiagnostics
Pruebas genéticas, funcionales, metabólicas y nutricionales.

Immuno Laboratories

www.bloodsugarsolution.com/TheRightFoodForYou
Pruebas de sensibilidad IgG a los alimentos.

Medical Diagnostic Laboratories

www.bloodsugarsolution.com/mdlab
Pruebas avanzadas de infección.

DiagnosTechs

www.bloodsugarsolution.com/diagnostechs
Pruebas de saliva para evaluar funcionamiento adrenal, hormonas de estrés y más.

Prometheus Labs

www.bloodsugarsolution.com/prometheuslabs
Pruebas para sensibilidad al gluten y celiaquía.

Referencias por capítulo

Introducción

1. Garber AJ, et al. Diagnosis and management of prediabetes in the continuum of hyperglycemia: when do the risks of diabetes begin? A consensus statement from the American College of Endocrinology and the American Association of Clinical Endocrinologists. *Endocr Pract.* 2008 Oct;14(7):933–46.

2. DECODE Study Group, European Diabetes Epidemiology Group. Is the current definition for diabetes relevant to mortality risk from all causes and cardiovascular and noncardiovascular diseases? *Diabetes Care.* 2003 Mar;26(3):688–96.

Capítulo 1. Una epidemia oculta: Los Estados Unidos de la diabetes

1. Lin SX, Pi-Sunyer EX Prevalence of the metabolic syndrome among US middle-aged and older adults with and without diabetes—a preliminary analysis of the NHANES 1999–2002 data. *Ethn Dis.* 2007 Winter;17(1):35–39.

2. http://www.who.int/mediacentre/news/releases/2007/pr61/en/index.html.

3. Chan JC, et al. Diabetes in Asia: epidemiology, risk factors, and pathophysiology. *JAMA.* 2009 May 27;301(20):2129–40. Review.

4. http://apps.nccd.cdc.gov/DDTSTRS/FactSheet.aspx (National Diabetes Fact Sheet 2007).

5. http://www.cdc.gov/diabetes/statistics/cvd/fig5.htm.

6. Lakka HM, et al. The metabolic syndrome and total and cardiovascular disease mortality in middle-aged men. *JAMA.* 2002 Dec 4;288(21):2709–16.

7. Ott A, et al. Diabetes mellitus and the risk of dementia: The Rotterdam Study. *Neurology.* 1999 Dec 10;53(9):1937–42.

8. Key T, Reeves GK, Spencer EA. Symposium 1: Overnutrition: consequences and solutions for obesity and cancer risk. *Proc Nutr Soc.* 2009 Dec 3:1–5.

9. Targher G, Day CP, Bonora E. Risk of cardiovascular disease in patients with nonalcoholic fatty liver disease. *N Engl J Med*. 2010 Sep 30;363(14):1341–50. Review.

10. Pan A, et al. Bidirectional association between depression and type 2 diabetes mellitus in women. *Arch Intern Med*. 2010 Nov 22;170(21):1884–91.

11. Emerging Risk Factors Collaboration et al. Diabetes mellitus, fasting glucose, and risk of cause-specific death. *N Engl J Med*. 2011 Mar 3;364(9):829–41.

12. Huang ES, Basu A, O'Grady M, Capretta JC. Projecting the future: diabetes population size and related costs for the U.S. *Diabetes Care*. 2009 Dec;32(12): 2225–29.

13. Seligman HK, Schillinger D. Hunger and socioeconomic disparities in chronic disease. *N Engl J Med*. 2010 Jul 1;363(1):6–9.

14. Yach D, Hawkes C, Gould CL, Hofman KJ. The global burden of chronic diseases: overcoming impediments to prevention and control. *JAMA*. 2004 Jun 2; 291(21):2616–22.

15. Ibid.

Capítulo 2. Las causas reales de la diabesidad

1. Action to Control Cardiovascular Risk in Diabetes Study Group, Gerstein HC, et al. Effects of intensive glucose lowering in type 2 diabetes. *N Engl J Med*. 2008 Jun 12;358(24):2545–59.

2. Chen L, et al. Reduction in consumption of sugar-sweetened beverages is associated with weight loss: the PREMIER trial. *Am J Clin Nutr*. 2009 May;89(5): 1299–306.

3. Bhashyam S, et al. Aging is associated with myocardial insulin resistance and mitochondrial dysfunction. *Am J Physiol Heart Circ Physiol*. 2007 Nov;293(5): H3063–71.

4. Ryan AS. Insulin resistance with aging: effects of diet and exercise. *Sports Med*. 2000 Nov;30(5):327–46. Review.

5. Gaziano JM, et al. Fasting triglycerides, high-density lipoprotein, and risk of myocardial infarction. *Circulation*. 1997 Oct 21;96(8): 2520–25.

Capítulo 3. Siete mitos acerca de la obesidad y la diabetes que nos mantienen enfermos

1. McCarthy MI. Genomics, type 2 diabetes, and obesity. *N Engl J Med*. 2010 Dec 9;363(24):2339–50. Review.

2. Rappaport SM. Implications of the exposome for exposure science. *J Expo Sci Environ Epidemiol*. 2011 Jan;21(1):5–9.

3. Lichtenstein P, et al. Environmental and heritable factors in the causation of cancer—analyses of cohorts of twins from Sweden, Denmark, and Finland. *N Engl J Med*. 2000 Jul 13;343(2):78–85.

4. Olshansky SJ, et al. A potential decline in life expectancy in the

United States in the 21st century. *N Engl J Med.* 2005 Mar 17;352(11): 1138–45.

5. Bibbins-Domingo K, et al. Adolescent overweight and future adult coronary heart disease. *N Engl J Med.* 2007 Dec 6;357(23):2371–79.

6. Diabetes Prevention Program Research Group, Knowler WC, et al. 10-year follow-up of diabetes incidence and weight loss in the Diabetes Prevention Program Outcomes Study. *Lancet.* 2009 Nov 14;374(9702):1677–86.

7. Lim EL, et al. Reversal of type 2 diabetes: normalisation of beta cell function in association with decreased pancreas and liver triacylglycerol. *Diabetologia.* 2011 Oct;54(10):2506–14.

8. Henry B, Kalynovskyi S. Reversing diabetes and obesity naturally: a NEWSTART lifestyle program. *Diabetes Educ.* 2004 Jan-Feb;30(1):48–50, 55–56, 58–59.

9. Jessani S, et al. Should oral glucose tolerance testing be mandatory following acute myocardial infarction? *Int J Clin Pract.* 2007 Apr;61(4):680–83.

10. Khaw KT, et al. Association of hemoglobin A1c with cardiovascular disease acute mortality in adults: the European prospective investigation into cancer in Norfolk. *Ann Intern Med.* 2004 Sep 21;141(6):413–20.

11. Yaffe K, et al. The metabolic syndrome, inflammation, and risk of cognitive decline. *JAMA.* 2004 Nov 10;292(18):2237–42.

12. de la Monte SM, Wands JR. Alzheimer's disease is type 3 diabetes—evidence reviewed. *J Diabetes Sci Technol.* 2008 Nov; 2(6):1101–13.

13. Stein JL, Jack CR Jr, Weiner MW, Toga AW, Thompson PM; Cardiovascular Health Study; ADNI. Obesity is linked with lower brain volume in 700 AD and MCI patients. *Neurobiol Aging.* 2010 Aug;31(8):1326–39.

14. http://www.acpm.org/Lifestyle Medicine.htm.

15. Haffner SM, et al. Mortality from coronary heart disease in subjects with type 2 diabetes and in nondiabetic subjects with and without prior myocardial infarction. *N Engl J Med.* 1998;339:229–34.

16. The NAVIGATOR Study Group. Effect of nateglinide on the incidence of diabetes and cardiovascular events. *N Engl J Med.* 2010. Apr 22;362(16):1463–76.

17. The NAVIGATOR Study Group. Effect of valsartan on the incidence of diabetes and cardiovascular events. *N Engl J Med.* 2010. Apr 22;362(16):1477–90.

18. The ACCORD Study Group. Effects of combination lipid therapy in type 2 diabetes mellitus. *N Engl J Med.* 2010. Apr 29;362 (17):1563–74.

19. Taylor F, et al. Statins for the primary prevention of cardiovascular disease. *Cochrane Database Syst Rev.* 2011 Jan 19:CD004816.

20. Abramson J, Wright JM. Are lipid-lowering guidelines

evidence-based? *Lancet.* 2007 Jan 20;369(9557):168–89.

21. Sirvent P, Mercier J, Lacampagne A. New insights into mechanisms of statin-associated myotoxicity. *Curr Opin Pharmacol.* 2008 Jun; 8(3):333–38.

22. Kuncl RW. Agents and mechanisms of toxic myopathy. *Curr Opin Neurol.* 2009 Oct;22(5):506–15. PubMed PMID: 19680127.

23. Tsivgoulis G, et al. Presymptomatic Neuromuscular Disorders Disclosed Following Statin Treatment. *Arch Intern Med.* 2006; 166:1519–24.

24. Preiss D, et al. Risk of incident diabetes with intensive-dose compared with moderate-dose statin therapy: a meta-analysis. *JAMA.* 2011 Jun 22;305(24): 2556–64.

25. The BARI 2D Study Group. A randomized trial of therapies for type 2 diabetes and coronary artery disease. *N Engl J Med.* 2009 Jun 11;360:2503.

26. Newman MF, et al. Neurological Outcome Research Group and the Cardiothoracic Anesthesiology Research Endeavors Investigators. Longitudinal assessment of neurocognitive function after coronary-artery bypass surgery. *N Engl J Med.* 2001 Feb 8;344(6): 395–402.

27. Saliba J, Wattacheril J, Abumrad NN. Endocrine and metabolic response to gastric bypass. *Curr Opin Clin Nutr Metab Care.* 2009 Sep;12(5):515–21. Review.

28. Sturm W, et al. Effect of bariatric surgery on both functional and structural measures of premature atherosclerosis. *Eur Heart J.* 2009 Aug;30(16):2038–43.

Capítulo 4. Adicción a la comida: Cómo reparar tu química cerebral

1. Gearhardt AN, Corbin WR, Brownell KD. Preliminary validation of the Yale Food Addiction Scale. *Appetite.* 2009;52(2): 430–36.

2. Gearhardt A, et al. Food addiction, an examination of the diagnostic criteria for dependence. *J Addict Med.* 2009;3:1–7.

3. Colantuoni C, Schwenker J, McCarthy P, et al. Excessive sugar intake alters binding to dopamine and mu-opioid receptors in the brain. *Neuroreport.* 2001;12(16): 3549–52.

4. Volkow, ND, Wang, GJ, Fowler, JS, et al. "Nonhedonic" food motivation in humans involves dopamine in the dorsal striatum and methylphenidate amplifies this effect. *Synapse.* 2002;44(3): 175–80.

5. Malik VS, Schulze MB, Hu FB. Intake of sugar-sweetened beverages and weight gain: a systematic review. *Am J Clin Nutr.* 2006 Aug;84(2):274–88. Review.

6. Brownell KD, et al. The public health and economic benefits of taxing sugar-sweetened beverages. *N Engl J Med.* 2009 Oct 15; 361(16):1599–605. Epub 2009 Sep 16.

7. Wang YC, et al. Impact of change in sweetened caloric beverage consumption on energy intake among children and adolescents. *Arch Pediatr Adolesc Med.* 2009 Apr;163(4):336–43.

8. Ludwig DS, Peterson KE, Gortmaker SL. Relation between consumption of sugar-sweetened drinks and childhood obesity: a prospective, observational analysis. *Lancet.* 2001;357:505–8.

9. Ellenbogen SJ, et al. Effects of decreasing sugar-sweetened beverage consumption on body weight in adolescents: a randomized, controlled pilot study. *Pediatrics.* 2006;117:673–80.

10. Schulze MB, et al. Sugar-sweetened beverages, weight gain, and incidence of type 2 diabetes in young and middle-aged women. *JAMA.* 2004;292(8):927–34.

11. Palmer JR, et al. Sugar sweetened beverages and incidence of type 2 diabetes mellitus in African American women. *Arch Intern Med.* 2008;168(14):1487–92.

12. Fung TT, et al. Sweetened beverage consumption and risk of coronary heart disease in women. *Am J Clin Nutr.* 2009;89(4):1037–42.

13. Malik VS, Schulze MB, Hu FB. Intake of sugar-sweetened beverages and weight gain: a systematic review. *Am J Clin Nutr.* 2006;84(2):274–88.

14. Wang YC, et al. Impact of change in sweetened caloric beverage consumption on energy intake among children and adolescents.

Arch Pediatr Adolesc Med. 2009; 163(4):336–343.

15. Dennis EA, et al. Water consumption increases weight loss during a hypocaloric diet intervention in middle-aged and older adults. *Obesity.* 2010 Feb;18(2): 300–7.

16. Forshee RA, Anderson PA, Storey ML. Sugar-sweetened beverages and body mass index in children and adolescents: A metaanalysis. *Am J Clin Nutr.* 2008:87:1662–71.

17. Lesser LI, et al. Relationship between funding source and conclusion among nutrition-related scientific articles. *PLoS Med.* 2007 Jan;4(1):e5.

18. http://consumerfreedom.com/about.cfm.

19. Swithers SE, Davidson TL. A role for sweet taste: calorie predictive relations in energy regulation by rats. *Behav Neurosci.* 2008; 122(1):161–73.

20. Lenoir M, et al. Intense sweetness surpasses cocaine reward. *PLoS One.* 2007;2(1):e698.

21. Ludwig DS. Artificially sweetened beverages: cause for concern. *JAMA.* 2009 Dec 9;302(22): 2477–78.

Capítulo 5. Cómo nos están matando los grandes fabricantes de alimentos, productos agrícolas y medicinas

1. http://www.theatlantic.com/life/archive/2011/04/new-federal-guidelines-regulate-junk-food-ads-for-kids/238053/.

2. Nestle M. Food marketing and childhood obesity—a matter of policy. *N Engl J Med*. 2006 Jun 15;354(24):2527–29.
3. http://www.cspinet.org/new/200709171.html.
4. Kahneman DA. Perspective on judgment and choice: mapping bounded rationality. *Am Psychol*. 2003 Sep;58(9):697–720. Review.
5. Barry CL, et al. Obesity metaphors: how beliefs about the causes of obesity affect support for public policy. *Milbank Q*. 2009 Mar;87(1):7–47.

Capítulo 6. Medicina funcional: Un nuevo método para revertir la epidemia

1. Snyderman R, Williams RS. Prospective medicine: the next health care transformation. *Acad Med*. 2003 Nov;78(11):1079–80.
2. Nelson RA, Bremer AA. Insulin resistance and metabolic syndrome in the pediatric population. *Metab Syndr Relat Disord*. 2010 Feb;8(1):1–14.
3. Silverstein JH, Rosenbloom AL. Type 2 diabetes in children. *Curr Diab Rep*. 2001 Aug;1(1):19–27. Review.
4. The Textbook of Functional Medicine. Institute of Functional Medicine, 2005.

Capítulo 7. Comprender los siete pasos

1. Choi HK, Willett W, Curhan G. Fructose-rich beverages and risk of gout in women. *JAMA*. 2010 Nov 24;304(20):2270–78.

Capítulo 8. Paso 1: Estimula la nutrición

1. Gillis L, Gillis A. Nutrient inadequacy in obese and non-obese youth. *Can J Diet Pract Res*. 2005 Winter;66(4):237–42.
2. Cordain L, et al. Origin and evolution of the Western diet: health implications for the 21st century. *Am J Clin Nutr*. 2005;8(2):341–54. Review.
3. United States Department of Agriculture. Agriculture Factbook Chapter 2: Profiling Food Consumption in America. 2001. Accessed online (http://www.usda.gov/factbook/chapter2.pdf).
4. Dufault R, et al. Mercury from chlor-alkali plants: measured concentrations in food product sugar. *Environ Health*. 2009 Jan 26;8:2.
5. Bray GA, Nielsen SJ, Popkin BM. Consumption of high-fructose corn syrup in beverages may play a role in the epidemic of obesity. *Am J Clin Nutr*. 2004 Apr;79(4):537–43. Review.
6. Eaton SB, Konner M. Paleolithic nutrition: a consideration of its nature and current implications. *N Engl J Med*. 1985 Jan 31;312(5):283–89. Review.
7. Robson AA. Preventing diet induced disease: bioavailable nutrient-rich, low-energy-dense diets. *Nutr Health*. 2009;20(2):135-66. Review.

8. Chandalia M, et al. Beneficial effects of high dietary fiber intake in patients with type 2 diabetes mellitus. *N Engl J Med.* 2000 May 11;342(19):1392–98.

9. Reis JP, et al. Vitamin D status and cardiometabolic risk factors in the United States adolescent population. *Pediatrics.* 2009 Sep; 124(3):e371–79.

10. A scientific review: the role of chromium in insulin resistance. *Diabetes Educ.* 2004;Suppl:2–14. Review.

11. Lau FC, Bagchi M, Sen CK, Bagchi D. Nutrigenomic basis of beneficial effects of chromium (III) on obesity and diabetes. *Mol Cell Biochem.* 2008 Oct;317(1–2):1–10. *Epub.* 2008 Jul 18. Review.

12. Chaudhary DP, Sharma R, Bansal DD. Implications of magnesium deficiency in type 2 diabetes: A review. *Biol Trace Elem Res.* 2010 May;134(2):119–29.

13. Masood N, et al. Serum zinc and magnesium in type-2 diabetic patients. *J Coll Physicians Surg Pak.* 2009 Aug;19(8):483–86.

14. Albarracin CA, et al. Chromium picolinate and biotin combination improves glucose metabolism in treated, uncontrolled overweight to obese patients with type 2 diabetes. *Diabetes Metab Res Rev.* 2008 Jan-Feb;24(1):41–51.

15. Flachs P, et al. Cellular and molecular effects of n-3 polyunsaturated fatty acids on adipose tissue biology and metabolism. *Clin Sci.* 2009 Jan;116(1):1–16. Review.

16. Shay KP, et al. Alpha-lipoic acid as a dietary supplement: molecular mechanisms and therapeutic potential. *Biochim Biophys Acta.* 2009 Oct;1790(10):1149–60.

17. Ornish D, et al. Changes in prostate gene expression in men undergoing an intensive nutrition and lifestyle intervention. *Proc Natl Acad Sci U S A.* 2008 Jun 17;105(24):8369–74.

18. Kallio P, et al. Dietary carbohydrate modification induces alterations in gene expression in abdominal subcutaneous adipose tissue in persons with the metabolic syndrome: the FUNGENUT Study. *Am J Clin Nutr.* 2007 May;85(5):1417–27.

19. Salsberg SL, Ludwig DS. Putting your genes on a diet: the molecular effects of carbohydrate. *Am J Clin Nutr.* 2007 May;85(5):1169–70.

20. Giugliano D, Esposito K. Mediterranean diet and metabolic diseases. *Curr Opin Lipidol.* 2008 Feb;19(1):63–68. Review.

21. Reis JP, et al. Vitamin D status and cardiometabolic risk factors in the United States adolescent population. *Pediatrics.* 2009 Sep; 124(3):e371–79.

22. Chaudhary DP, Sharma R, Bansal DD. Implications of magnesium deficiency in type 2 diabetes: A review. *Biol Trace Elem Res.* 2010 May;134(2):119–29.

23. Poh Z, Goh KP. Current update on the use of alpha lipoic acid in the management of type 2 diabetes mellitus. *Endocr Metab Immune*

Disord Drug Targets. 2009 Dec; 9(4): 392–98.

24. Kligler B, Lynch D. An integrative approach to the management of type 2 diabetes mellitus. *Altern Ther Health Med.* 2003 Nov-Dec;9(6):24–32; quiz 33. Review.

25. Kelly GS. Insulin resistance: lifestyle and nutritional interventions. *Altern Med Rev.* 2000 Apr;5(2):109–32. Review.

26. Kreisberg J. Learning from organic agriculture. *Explore.* 2006 Sep-Oct;2(5):450–52. Review.

27. Fairfield KM, Fletcher RH. Vitamins for chronic disease prevention in adults: scientific review. *JAMA.* 2002 Jun 19;287(23): 3116–26. Review.

Capítulo 9. Paso 2: Regula tus hormonas

1. Maratou E, et al. Studies of insulin resistance in patients with clinical and subclinical hypothyroidism. *Eur J Endocrinol.* 2009 May;160(5):785–90.

2. Ayturk S, et al. Metabolic syndrome and its components are associated with increased thyroid volume and nodule prevalence in a mild-to-moderate iodine-deficient area. *Eur J Endocrinol.* 2009 Oct;161(4):599–605.

3. Golden SH. A review of the evidence for a neuroendocrine link between stress, depression and diabetes mellitus. *Curr Diabetes Rev.* 2007 Nov;3(4):252–59. Review.

4. Van Cauter E, et al. Impact of sleep and sleep loss on neuroendocrine and metabolic function. *Horm Res.* 2007;67 Suppl 1:2–9.

5. Garruti G, et al. Adipose tissue, metabolic syndrome and polycystic ovary syndrome: from pathophysiology to treatment. *Reprod Biomed Online.* 2009 Oct; 19(4):552–63.

6. Chavarro JE, et al. Diet and lifestyle in the prevention of ovulatory disorder infertility. *Obstet Gynecol.* 2007 Nov;110(5):1050–58.

7. Chavarro JE, et al. Use of multivitamins, intake of B vitamins, and risk of ovulatory infertility. *Fertil Steril.* 2008 Mar;89(3):668–76.

8. Rhodes ET, et al. Effects of a low-glycemic load diet in overweight and obese pregnant women: a pilot randomized controlled trial. *Am J Clin Nutr.* 2010 Dec;92(6): 1306–15.

9. Zitzmann M. Testosterone deficiency, insulin resistance and the metabolic syndrome. *Nat Rev Endocrinol.* 2009 Dec;5(12): 673–81.

Capítulo 10. Paso 3: Reduce la inflamación

1. Deng Y, Scherer PE. Adipokines as novel biomarkers and regulators of the metabolic syndrome. *Ann NY Acad Sci.* 2010 Nov;1212(1):E1–E19.

2. Sedghizadeh PP, et al. Celiac disease and recurrent aphthous stomatitis: a report and review of the

literature. *Oral Surg, Oral Med, Oral Pathol, Oral Radiol, and Endod.* 2002 Oct;94(4):474–78. Review.

3. Freeman MP, et al. Omega-3 fatty acids: evidence basis for treatment and future research in psychiatry. *J Clin Psychiatry.* 2006 Dec;67(12):1954–67. Review.

4. Vasquez, A. The clinical importance of vitamin D (cholecalciferol): a paradigm shift with implications for all healthcare providers, *Altern Ther Health Med.* 2004 Sep–Oct;10(5):28–36.

5. Holick, M. Vitamin D: importance in the prevention of cancers, type 1 diabetes, heart disease and osteoporosis. *Am J Clin Nutr.* 2004;79:362–71.

6. Wilkins CH, et al. Vitamin D deficiency is associated with low mood and worse cognitive performance in older adults. *Am J Geriatr Psychiatry.* 2006 Dec;14(12):1032–40.

7. Mischoulon D, Raab MF. The role of folate in depression and dementia. *J Clin Psychiatry.* 2007; 68 Suppl 10:28–33. Review.

8. Penninx BW, et al. Vitamin B(12) deficiency and depression in physically disabled older women: epidemiologic evidence from the Women's Health and Aging Study. *Am J Psychiatry.* 2000 May; 157(5):715–21.

9. Almeida C, et al. Subclinical hypothyroidism: psychiatric disorders and symptoms. *Rev Bras Psiquiatr.* 2007 Jun;29(2):157–59.

10. Smith RN, et al. A low-glycemic-load diet improves symptoms in acne vulgaris patients: a randomized controlled trial. *Am J Clin Nutr.* 2007 Jul;86(1):107–15.

11. Koponen H, et al. Metabolic syndrome predisposes to depressive symptoms: a population-based 7-year follow-up study. *J Clin Psychiatry.* 2008 Feb;69(2): 178–82.

12. Ludvigsson JF, et al. Coeliac disease and risk of mood disorders— a general population-based cohort study. *J Affect Disord.* 2007 Apr; 99(1–3):117–26. Epub 2006 Oct 6.

13. Ch'ng CL, Jones MK, Kingham JG. Celiac disease and autoimmune thyroid disease. *Clin Med Res.* 2007 Oct;5(3):184–92. Review.

14. Wilders-Truschnig M, et al. IgG antibodies against food antigens are correlated with inflammation and intima media thickness in obese juveniles. *Exp Clin Endocrinol Diabetes.* 2008 Apr;116(4): 241–45.

15. Pradhan AD, et al. C-reactive protein, interleukin 6, and risk of developing type 2 diabetes mellitus. *JAMA.* 2001 Jul 18;286(3): 327–34.

16. Wilders-Truschnig M, et al. IgG antibodies against food antigens are correlated with inflammation and intima media thickness in obese juveniles. *Exp Clin Endocrinol Diabetes.* 2008 Apr;116(4): 241–45.

17. Pelsser, et al. Effects of a restricted elimination diet on the behaviour of children with attention-deficit hyperactivity disorder (INCA study): a randomised controlled trial. *Lancet.* 2011;377:494–503.

18. Cortese S, Morcillo Peñalver C. Comorbidity between ADHD and obesity: exploring shared mechanisms and clinical implications. *Postgrad Med.* 2010 Sep;122(5): 88–96. Review.

19. Rubio-Tapia A, et al. Increased prevalence and mortality in undiagnosed celiac disease. *Gastroenterology.* 2009 Jul;137(1):88–93.

20. Ludvigsson JF, et al. Small-intestinal histopathology and mortality risk in celiac disease. *JAMA.* 2009 Sep 16;302(11): 1171–78.

21. Sapone A, et al. Divergence of gut permeability and mucosal immune gene expression in two gluten-associated conditions: celiac disease and gluten sensitivity. *BMC Med.* 2011 Mar 9;9:23.

22. Catassi C, Fasano A. Celiac disease diagnosis: simple rules are better than complicated algorithms. *Am J Med.* 2010 Aug; 123(8):691–93.

23. Atkinson RL. Viruses as an etiology of obesity. *Mayo Clin Proc.* 2007 Oct;82(10):1192–98. Review.

24. Navas-Acien A, et al. Arsenic exposure and prevalence of type 2 diabetes in US adults. *JAMA.* 2008 Aug 20;300(7):814–22.

25. Jones OA, Maguire ML, Griffin JL. Environmental pollution and diabetes: a neglected association. *Lancet.* 2008 Jan 26;371(9609): 287–88.

26. Munhoz CD, et al. Stress-induced neuroinflammation: mechanisms and new pharmacological targets. *Braz J Med Biol Res.* 2008 Dec; 41(12):1037–46. Review.

27. Smith JK, et al. Long-term exercise and atherogenic activity of blood mononuclear cells in persons at risk of developing ischemic heart disease. *JAMA.* 1999 May 12;281(18):1722–27.

28. Church TS, et al. Reduction of C-reactive protein levels through use of a multivitamin. *Am J Med.* 2003 Dec 15;115(9):702–7.

Capítulo 11. Paso 4: Mejora tu digestión

1. Larsen N, et al. Gut microbiota in human adults with type 2 diabetes differs from non-diabetic adults. *PLoS One.* 2010 Feb 5; 5(2):e9085.

2. Tsai F, Coyle WJ. The microbiome and obesity: is obesity linked to our gut flora? *Curr Gastroenterol Rep.* 2009 Aug;11(4):307–13. Review.

3. Bäckhed F, Ding H, Wang T, Hooper LV, Koh GY, Nagy A, Semenkovich CF, Gordon JI. The gut microbiota as an environmental factor that regulates fat storage. *Proc Natl Acad Sci U S A.* 2004 Nov 2;101(44):15718–23.

4. Cani PD, et al. Metabolic endotoxemia initiates obesity and insu-

lin resistance. *Diabetes.* 2007 Jul;56(7):1761–72.

Capítulo 12. Paso 5: Maximiza la desintoxicación

1. Jones OA, Maguire ML, Griffin JL. Environmental pollution and diabetes: a neglected association. *Lancet.* 2008 Jan 26;371(9609): 287–88.
2. http://www.ewg.org/reports/bodyburden2/newsrelease.php.
3. Lang IA, et al. Association of urinary bisphenol A concentration with medical disorders and laboratory abnormalities in adults. *JAMA.* 2008 Sep 17;300(11):1303–10.
4. Lee DH, et al. A strong dose-response relation between serum concentrations of persistent organic pollutants and diabetes: results from the National Health and Examination Survey 1999–2002. *Diabetes Care.* 2006 Jul;29(7): 1638–44.
5. Navas-Acien A, Silbergeld EK, Pastor-Barriuso R, Guallar E. Arsenic exposure and prevalence of type 2 diabetes in US adults. *JAMA.* 2008 Aug 20;300(7): 814–22.
6. Fujiyoshi PT, Michalek JE, Matsumura F. Molecular epidemiologic evidence for diabetogenic effects of dioxin exposure in U.S. Air Force veterans of the Vietnam War. *Environ Health Perspect.* 2006 Nov;114(11):1677–83.
7. Chen JQ, Brown TR, Russo J. Regulation of energy metabolism pathways by estrogens and estrogenic chemicals and potential implications in obesity associated with increased exposure to endocrine disruptors. *Biochim Biophys Acta.* 2009 Jul;1793(7):1128–43. Review.
8. Hyman M. Systems biology, toxins, obesity, and functional medicine. *Altern Ther Health Med.* 2007 Mar–Apr;13(2):S134–39. Review.
9. Remillard RB, Bunce NJ. Linking dioxins to diabetes: epidemiology and biologic plausibility. *Environ Health Perspect.* 2002 Sep;110(9):853–38. Review.
10. Griffin JL, Scott J, Nicholson JK. The influence of pharmacogenetics on fatty liver disease in the wistar and kyoto rats: a combined transcriptomic and metabonomic study. *J Proteome Res.* 2007 Jan;6(1):54–61.

Capítulo 13. Paso 6: Perfecciona el metabolismo energético

1. Hampton T. Mitochondrial defects may play role in the metabolic syndrome. *JAMA.* 2004 Dec 15; 292(23):2823–24.
2. Petersen KF, et al. Impaired mitochondrial activity in the insulin-resistant offspring of patients with type 2 diabetes. *N Engl J Med.* 2004 Feb 12;350(7): 664–71.
3. Henriksen EJ, Diamond-Stanic MK, Marchionne EM. Oxidative stress and the etiology of insulin

resistance and type 2 diabetes. *Free Radic Biol Med.* 2011 Sep 1;51(5):993–99.

4. Thomas DE, Elliott EJ, Naughton GA. Exercise for type 2 diabetes mellitus. *Cochrane Database Syst Rev.* 2006 Jul 19;3: CD002968. Review.

5. Fontana L. The scientific basis of caloric restriction leading to longer life. *Curr Opin Gastroenterol.* 2009 Mar;25(2):144–50. Review.

6. Valerio A, D'Antona G, Nisoli E. Branched-chain amino acids, mitochondrial biogenesis, and healthspan: an evolutionary perspective. *Aging.* 2011 May;3(5): 464–78.

7. http://www.ultrawellness.com/blog/resveratrol.

Capítulo 14. Paso 7: Tranquiliza tu mente

1. Holt RI, et al. Hertfordshire Cohort Study Group. The relationship between depression and diabetes mellitus: findings from the Hertfordshire Cohort Study. *Diabet Med.* 2009 Jun;26(6): 641–48.

2. Pan A, et al. Bidirectional association between depression and type 2 diabetes mellitus in women. *Arch Intern Med.* 2010 Nov 22;170(21):1884–91.

Capítulo 15. Inicia el viaje

1. Dufault R, et al. Mercury from chlor-alkali plants: measured concentrations in food product sugar. *Environ Health.* 2009 Jan 26;8:2.

Capítulo 16. Aprovecha el poder de la comunidad

1. Boltri JM, et al. Diabetes prevention in a faith-based setting: results of translational research. *J Public Health Manag Pract.* 2008;14(1):29–32.

2. Knowler WC, et al. Reduction in the incidence of type 2 diabetes with lifestyle intervention or metformin. *N Engl J Med.* 2002;346 (6):393–403.

3. Diabetes Prevention Program Research Group, et al. 10-year follow up of diabetes incidence and weight loss in the Diabetes Prevention Program Outcomes Study. *Lancet.* 2009 Nov 14; 374(9702):1677–86.

4. Ilanne-Parikka P, et al. Finnish Diabetes Prevention Study Group. Effect of lifestyle intervention on the occurrence of metabolic syndrome and its components in the Finnish Diabetes Prevention Study. *Diabetes Care.* 2008 Apr;31(4):805–7.

5. Look AHEAD Research Group, Wing RR. Long-term effects of a lifestyle intervention on weight and cardiovascular risk factors in individuals with type 2 diabetes mellitus: four-year results of the Look AHEAD trial. *Arch Intern Med.* 2010 Sep 27;170(17): 1566–75.

6. United Health Center for Health Reform and Modernization, The United States of Diabetes. November 2010 (www.unitedhealth group.com/reform).

Capítulo 17. Mídete a ti mismo

1. Schneider HJ, et al. The predictive value of different measures of obesity for incident cardiovascular events and mortality. *J Clin Endocrinol Metab.* 2010 Apr;95(4): 1777–85.

Capítulo 19. Semana 1: "Come" tu medicina: Elementos básicos de nutrición para todos

1. Ebbeling CB, Leidig MM, Feldman HA, Lovesky MM, Ludwig DS. Effects of a low-glycemic load vs low-fat diet in obese young adults: a randomized trial. *JAMA.* 2007 May 16;297(19): 2092–102.
2. Larsen TM, et al. Diet, Obesity, and Genes (Diogenes) Project. Diets with high or low protein content and glycemic index for weight-loss maintenance. *N Engl J Med.* 2010 Nov 25;363(22): 2102–13.
3. Campbell TC. A study on diet, nutrition and disease in the People's Republic of China. Part I. *Bol Asoc Med P R.* 1990 Mar; 82(3):132–34.
4. Campbell TC. A study on diet, nutrition and disease in the People's Republic of China. Part II. *Bol Asoc Med P R.* 1990 Jul; 82(7):316–18. Review.
5. Jiang R, et al. Nut and peanut butter consumption and risk of type 2 diabetes in women. *JAMA.* 2002 Nov 27;288(20):2554–60.
6. Fung TT, et al. Dietary patterns, meat intake, and the risk of type 2 diabetes in women. *Arch Intern Med.* 2004 Nov 8;164(20): 2235–40.
7. Arya F, et al. Differences in postprandial inflammatory responses to a 'modern' v. traditional meat meal: a preliminary study. *Br J Nutr.* 2010 Sep;104(5):724–28.
8. Luopajärvi K, et al. Enhanced levels of cow's milk antibodies in infancy in children who develop type 1 diabetes later in childhood. *Pediatr Diabetes.* 2008 Oct; 9(5):434–41.
9. Frisk G, et al. A unifying hypothesis on the development of type 1 diabetes and celiac disease: gluten consumption may be a shared causative factor. *Med Hypotheses.* 2008;70(6):1207–9.
10. de Kort S, Keszthelyi D, Masclee AA. Leaky gut and diabetes mellitus: what is the link? *Obes Rev.* 2011 Jun;12(6)449–500.
11. Hoppe C, et al. High intakes of milk, but not meat, increase s-insulin and insulin resistance in 8-year-old boys. *Eur J Clin Nutr.* 2005;59:393–98.
12. Liljeberg EH, Bjorck I. Milk as a supplement to mixed meals may elevate postprandial insulinanemia. *Eur J Clin Nutr.* 2001;55:994–99.

Capítulo 20. Semana 2: Optimiza el metabolismo con suplementos nutricionales

1. Kelly GS. Insulin resistance: lifestyle and nutritional interventions. *Altern Med Rev.* 2000 Apr;5(2):109–32. Review.

2. Nikooyeh B, et al. Daily consumption of vitamin D- or vitamin D + calcium–fortified yogurt drink improved glycemic control in patients with type 2 diabetes: a randomized clinical trial. *Am J Clin Nutr.* 2011 Apr;93(4):764–71.

3. Ou HY, et al. Interaction of BMI with vitamin D and insulin sensitivity. *Eur J Clin Invest.* 2011 Nov;41(11):1195–1201.

4. Woods MN, et al. Effect of a dietary intervention and n-3 fatty acid supplementation on measures of serum lipid and insulin sensitivity in persons with HIV. *Am J Clin Nutr.* 2009 Dec;90(6): 1566–78.

5. Okuda Y, et al. Long-term effects of eicosapentaenoic acid on diabetic peripheral neuropathy and serum lipids in patients with type II diabetes mellitus. *J Diabetes Complications.* 1996 Sep-Oct;10(5): 280–87.

6. Singh U, Jialal I. Alpha-lipoic acid supplementation and diabetes. *Nutr Rev.* 2008 Nov;66(11): 646–57. Review.

7. Davì G, Santilli F, Patrono C. Nutraceuticals in diabetes and metabolic syndrome. *Cardiovasc Ther.* 2010 Aug;28(4):216–26. Review.

8. Larrieta E, et al. Pharmacological concentrations of biotin reduce serum triglycerides and the expression of lipogenic genes. *Eur J Pharmacol.* 2010 Oct 10;644(1-3): 263–68.

9. Kirkham S, et al. The potential of cinnamon to reduce blood glucose levels in patients with type 2 diabetes and insulin resistance. *Diabetes Obes Metab.* 2009 Dec; 11(12):1100–13.

10. Fenercioglu AK, et al. The effects of polyphenol-containing antioxidants on oxidative stress and lipid peroxidation in type 2 diabetes mellitus without complications. *J Endocrinol Invest.* 2010 Feb;33(2):118–24.

11. Vuksan V, et al. Beneficial effects of viscous dietary fiber from Konjacmannan in subjects with the insulin resistance syndrome: results of a controlled metabolic trial. *Diabetes Care.* 2000 Jan; 23(1):9–14.

12. Sood N, Baker WL, Coleman CI. Effect of glucomannan on plasma lipid and glucose concentrations, body weight, and blood pressure: systematic review and meta-analysis. *Am J Clin Nutr.* 2008 Oct;88(4):1167–75. Review.

13. Minich DM, Bland JS. Dietary management of the metabolic syndrome beyond macronutrients. *Nutr Rev.* 2008 Aug;66(8): 429–44. Review.

14. Pipe EA, et al. Soy protein reduces serum LDL cholesterol and the LDL cholesterol HDL cholesterol and apolipoprotein B: apolipoprotein A-I ratios in adults with type 2 diabetes. *J Nutr.* 2009 Sep;139(9):1700–6.

15. Yajima H, et al. Bitter acids derived from hops, activate both peroxisome proliferator-activated receptor alpha and gamma and

reduce insulin resistance. *J Biol Chem*. 2004 Aug 6;279(32): 33456–62.

16. Krawinkel MB, Keding GB. Bitter gourd (Momordica Charantia): a dietary approach to hyperglycemia. *Nutr Rev*. 2006 Jul;64(7 Pt 1):331–37. Review.

17. Kanetkar P, Singhal R, Kamat M. Gymnema sylvestre: a Memoir. *J Clin Biochem Nutr*. 2007 Sep; 41(2):77–81.

18. Hasani-Ranjbar S, et al. The efficacy and safety of herbal medicines used in the treatment of hyperlipidemia; a systematic review. *Curr Pharm Des*. 2010; 16(26):2935–47.

19. Katan MB, et al. Efficacy and safety of plant stanols and sterols in the management of blood cholesterol levels. *Mayo Clin Proc*. 2003 Aug;78(8):965–78. Review.

20. Houston MC. Nutrition and nutraceutical supplements in the treatment of hypertension. *Expert Rev Cardiovasc Ther*. 2010 Jun; 8(6):821–33. Review.

21. Walker AF, et al. Hypotensive effects of hawthorn for patients with diabetes taking prescription drugs: a randomised controlled trial. *Br J Gen Pract*. 2006 Jun; 56(527):437–43.

22. Tai MW, Sweet BV. Nattokinase for prevention of thrombosis. *Am J Health Syst Pharm*. 2006 Jun 15;63(12):1121–23.

23. Kasim M, et al. Improved myocardial perfusion in stable angina pectoris by oral lumbrokinase: a pilot study. *J Altern Complement Med*. 2009 May;15(5):539–44.

24. Diabetes Prevention Program Research Group, et al. 10-year follow-up of diabetes incidence and weight loss in the Diabetes Prevention Outcomes Study. *Lancet*. 2009 Nov 14;374(9702): 1677–86.

25. Hyman MA. The failure of risk factor treatment for primary prevention of chronic disease. *Altern Ther Health Med*. 2010 May–Jun;16(3):60–63. Review.

26. Taylor AJ, et al. Extended-release niacin or ezetimibe and carotid intima-media thickness. *N Engl J Med*. 2009 Nov 26;361(22): 2113–22.

27. Preiss D, et al. Risk of incident diabetes with intensive-dose compared with moderate-dose statin therapy: a meta-analysis. *JAMA*. 2011 Jun 22;305(24): 2556–64.

Capítulo 21. Semana 3: Relaja tu mente, sana tu cuerpo

1. Grossniklaus DA, et al. Biobehavioral and psychological differences between overweight adults with and without waist circumference risk. *Res Nurs Health*. 2010 Dec; 33(6):539–51.

2. Galvin JA, et al. The relaxation response: reducing stress and improving cognition in healthy aging adults. *Complement Ther Clin Pract*. 2006 Aug;12(3):186–91.

Capítulo 22. Semana 4: Ejercicios divertidos e inteligentes

1. Jorge ML, et al. The effects of aerobic, resistance, and combined exercise on metabolic control, inflammatory markers, adipocytokines, and muscle insulin signaling in patients with type 2 diabetes mellitus. *Metabolism.* 2011 Sep;60(9):1244–52.
2. Goodpaster BH, et al. Effects of diet and physical activity interventions on weight loss and cardiometabolic risk factors in severely obese adults: a randomized trial. *JAMA.* 2010 Oct 27;304(16): 1795–802.
3. Rosen RC, et al. Erectile dysfunction in type 2 diabetic men: relationship to exercise fitness and cardiovascular risk factors in the Look AHEAD trial. *J Sex Med.* 2009 May;6(5):1414–22.
4. Church TS, et al. Effects of aerobic and resistance training on hemoglobin A1c levels in patients with type 2 diabetes: a randomized controlled trial. *JAMA.* 2010 Nov 24;304(20):2253–62. Erratum in: *JAMA.* 2011 Mar 2;305(9):892.

Capítulo 23: Semana 5: Vive limpio y "verde"

1. Galletti PM, Joyet G. Effect of fluorine on thyroidal iodine metabolism in hyperthyroidism. *J Clin Endocrinol Metab.* 1958 Oct; 18(10):1102–10.

2. Xanthis A, et al. Advanced glycosylation end products and nutrition—a possible relation with diabetic atherosclerosis and how to prevent it. *J Food Sci.* 2007 Oct;72(8):R125–29.
3. Dolan M, Rowley J. The precautionary principle in the context of mobile phone and base station radiofrequency exposures. *Environ Health Perspect.* 2009 Sep; 117(9):1329–32.
4. Volkow ND, et al. Effects of cell phone radiofrequency signal exposure on brain glucose metabolism. *JAMA.* 2011 Feb 23; 305(8):808–13.
5. Genuis SJ. Fielding a current idea: exploring the public health impact of electromagnetic radiation. *Public Health.* 2008 Feb; 122(2):113–24.

Capítulo 24. Semana 6: Personaliza el programa

1. Persky VW, et al. Effect of soy protein on endogenous hormones in postmenopausal women. *Am J Clin Nutr.* 2002 Jan;75(1):145–53. Erratum in: *Am J Clin Nutr.* 2002 Sep;76(3):695.
2. Galletti PM, Joyet G. Effect of fluorine on thyroidal iodine metabolism in hyperthyroidism. *J Clin Endocrinol Metab.* 1958 Oct;18(10):1102–10.
3. Schellenberg R. Treatment for the premenstrual syndrome with agnus castus fruit extract: prospective, randomised, placebo

controlled study. *BMJ*. 2001 Jan 20;322(7279):134–37.

4. Estruch R. Anti-inflammatory effects of the Mediterranean diet: the experience of the PRED-IMED study. *Proc Nutr Soc*. 2010 Aug;69(3):333–40.

5. Church TS, Earnest CP, Wood KA, Kampert JB. Reduction of C-reactive protein levels through use of a multivitamin. *Am J Med*. 2003 Dec 15;115(9):702–7.

6. Cani PD, Delzenne NM. The role of the gut microbiota in energy metabolism and metabolic disease. *Curr Pharm Des*. 2009; 15(13):1546–58. Review.

7. Cecchini M, LoPresti V. Drug residues stored in the body following cessation of use: impacts on neuroendocrine balance and behavior—use of the Hubbard sauna regimen to remove toxins and restore health. *Med Hypotheses*. 2007;68(4):868–79.

8. Beever R. The effects of repeated thermal therapy on quality of life in patients with type II diabetes mellitus. *J Altern Complement Med*. 2010 Jun;16(6):677–81.

9. Kamenova P. Improvement of insulin sensitivity in patients with type 2 diabetes mellitus after oral administration of alpha-lipoic acid. *Hormones*. 2006 Oct–Dec; 5(4):251–58.

10. Wu G, et al. Arginine metabolism and nutrition in growth, health and disease. *Amino Acids*. 2009 May;37(1):153–68.

11. El-Ghoroury EA, et al. Malondi-aldehyde and coenzyme Q10 in platelets and serum in type 2 diabetes mellitus: correlation with glycemic control. *Blood Coagul Fibrinolysis*. 2009 Jun;20(4): 248–51.

12. Sadruddin S, Arora R. Resveratrol: biologic and therapeutic implications. *J Cardiometab Syndr*. 2009 Spring;4(2):102–6. Review.

13. Jiang WJ. Sirtuins: novel targets for metabolic disease in drug development. *Biochem Biophys Res Commun*. 2008 Aug 29; 373(3):341–44. Epub 2008 Jun 23. Review.

14. Solerte SB, et al. Nutritional supplements with oral amino acid mixtures increases whole-body lean mass and insulin sensitivity in elderly subjects with sarcopenia. *Am J Cardiol*. 2008 Jun 2; 101(11A):69E–77E.

15. Yin J, Zhang H, Ye J. Traditional Chinese medicine in treatment of metabolic syndrome. *Endocr Metab Immune Disord Drug Targets*. 2008 Jun;8(2):99–111. Review.

16. Xie JT, Mchendale S, Yuan CS. Ginseng and diabetes. *Am J Chin Med*. 2005;33(3):397–404. Review.

Capítulo 27. Salud para todos: Creación de un movimiento social

1. http://www.yaleruddcenter.org.
2. http://online.wsj.com/article/ SB124476804026308603.html.

3. http://bostonreview.net/BR35.3/angell.php.

4. Adams KM, Kohlmeier M, Zeisel SH. Nutrition education in U.S. medical schools: latest update of a national survey. *Acad Med.* 2010 Sep;85(9): 1537–42.

5. http://www.acpm.org/Lifestyle Medicine.htm.

Acerca del autor

El Dr. Mark Hyman ha dedicado su carrera a identificar y tratar las causas principales de las enfermedades crónicas por medio de un innovador método médico de sistemas completos conocido como medicina funcional. Este médico de familia y escritor incluido cuatro veces en la lista de libros más vendidos de *The New York Times*, es un líder prestigioso en su espccialidad. Por medio de su consulta privada, iniciativas de educación, escritos, investigaciones, abogacía y trabajo de política pública, se esfuerza en ampliar el acceso a la medicina funcional y la comprensión y práctica de la misma, empoderando a otras personas a dejar de controlar los síntomas y, por el contrario, darles tratamiento a las causas subyacentes de las enfermedades, combatiendo por tanto la epidemia de enfermedades crónicas que nos aqueja.

El Dr. Hyman es presidente de la junta del Institute for Functional Medicine, y en 2009 recibió el premio Linus Pauling al Liderazgo en la Medicina Funcional. Además, es miembro de la junta directiva del Center for Mind-Body Medicine y profesor de su programa de entrenamiento Food As Medicine. Asimismo, forma parte de la junta de asesores de Mehmet Oz's HealthCorps, que combate la epidemia de obesidad "educando al estudiantado" de las escuelas secundarias de los Estados Unidos en temas de nutrición, buena forma física y resistencia mental. Es trabajador voluntario de Partners in Health, con quienes trabajó inmediatamente después del terremoto en Haití, y sigue ayudando en la reconstrucción del sistema de salud del país. Su trabajo en la nación caribeña fue objeto de un reportaje en el programa de televisión *60 Minutes*.

El Dr. Hyman ha testificado ante la Comisión de Medicina Complementaria y Alternativa de la Casa Blanca (White House Commission on Complementary and Alternative Medicine), y ha sido consultor del Cirujano General sobre la prevención de la diabetes. Además, ha testificado ante el Grupo de Trabajo de la Reforma de Salud del Senado (Senate Working Group on Health Care Reform) sobre el tema de la medicina funcional, y participó en el Foro de Prevención y Bienestar de la Casa Blanca (White House Forum on Prevention and Wellness) en junio de 2009. El Dr. Hyman fue nominado por el senador Tom Harkin para el Grupo Asesor Presidencial de Prevención y Promoción de la Salud, y Salud Integrativa y Pública (President's Advisory Group on Prevention, Health Promotion, and Integrative and Public Health), un conglomerado de 25 personas que asesora la administración y el nuevo Concejo Nacional de Prevención, Promoción de la Salud y de Salud Pública (National Council on Prevention, Health Promotion and Public Health). Conjuntamente con los doctores Dean Ornish y Michael Roizen, creó y ayudó a presentar el anteproyecto de la Ley "Recuperemos Nuestra Salud" de 2009 (Take Back Your Health Act) ante el Senado de los Estados Unidos, que promovía reembolsos por tratamiento de estilo de vida en enfermedades crónicas. Sigue trabajando en Washington a favor de la reforma de salud, testificando recientemente en una audiencia del Congreso sobre medicina funcional, nutrición y el uso de suplementos dietéticos.

Por medio de su trabajo con empresas, grupos religiosos y entidades gubernamentales como CIGNA, la Veterans Administration, Google y Saddleback Church, contribuye a mejorar los resultados de salud y a reducir los costos en todo el mundo. También inició y es una pieza clave en el desarrollo continuo de una iniciativa religiosa en la que participaron más de 14,000 personas de la iglesia Saddleback Church en un programa de estilo de vida sano e investigación. Como reconocimiento a sus esfuerzos, recientemente fue galardonado con el Premio al Profesionalismo 2010 que otorga el Council on Litigation Management a personas que han demostrado el liderazgo con el ejemplo en los más altos principios de su profesión. Asimismo, recibió el Premio de Comunicación y Medios del American College of Nutrition en 2009 por su contribución a fomentar una mejor comprensión de las ciencias de la nutrición. Ha sido invitado en los programas de televisión *The Dr. Oz Show, 60 Minutes, Larry King Live*, así como en CNN y MSNBC.

El Dr. Hyman es fundador y director médico de The UltraWellness Center en Lenox, Massachusetts, donde está al frente de un equipo de médicos, nutricionistas, enfermeras y enfermeros que utilizan un método integral de salud. Antes de iniciar su consulta, fue codirector médico de Canyon Ranch Lenox, uno de los principales resorts turísticos de salud en el mundo. Allí fue co-autor del libro con récords de venta de *The New York Times, UltraPrevention: The 6-Week Plan That Will Make You Healthy for Life* (Scribner), que ganó el premio Books for a Better Life Award que distingue todos los años a los mejores libros de automejoramiento personal. Posteriormente escribió *UltraMetabolism: The Simple Plan for Automatic Weight Loss* (Ultrametabolismo: Un plan sencillo para bajar de peso automáticamente*) y un programa especial acompañante en la televisión pública. Su libro más reciente y programa especial en PBS, *The UltraMind Solution*, un método integral que aborda las causas de las enfermedades mentales y los trastornos cognitivos, fue publicado en diciembre de 2008.

El Dr. Hyman es licenciado de la Universidad Cornell y se graduó magna cum laude de la Facultad de Medicina de la Universidad de Ottawa. Hizo su residencia en el programa de Medicina Familiar de la Universidad de San Francisco en el Community Hospital de Santa Rosa.

Por favor únete a su movimiento para recuperar nuestra salud, visitando el sitio Web www.drhyman.com, siguiéndolo en Twitter @ markhymanmd, o en Facebook, facebook.com/drmarkhyman.